Gunther Dick
Ursula Dick-Ramsauer

Erste Hilfe in der
Psychotherapie

SpringerWienNewYork

Dr. Gunther Dick
Dr. Ursula Dick-Ramsauer
Salzburg, Österreich

Das Werk ist urheberrechtlich geschützt.
Die dadurch begründeten Rechte, insbesondere die der Übersetzung, des Nachdruckes, der Entnahme von Abbildungen, der Funksendung, der Wiedergabe auf photomechanischem oder ähnlichem Wege und der Speicherung in Datenverarbeitungsanlagen, bleiben, auch bei nur auszugsweiser Verwertung, vorbehalten.

© 1996 Springer-Verlag/Wien
Printed in Austria

Die Wiedergabe von Gebrauchsnamen, Handelsnamen, Warenbezeichnungen usw. in diesem Buch berechtigt auch ohne besondere Kennzeichnung nicht zu der Annahme, daß solche Namen im Sinne der Warenzeichen- und Markenschutz-Gesetzgebung als frei zu betrachten wären und daher von jedermann benutzt werden dürften.
Produkthaftung: Für Angaben über Dosierungsanweisungen und Applikationsformen kann vom Verlag keine Gewähr übernommen werden. Derartige Angaben müssen vom jeweiligen Anwender im Einzelfall anhand anderer Literaturstellen auf ihre Richtigkeit überprüft werden.

Druck: Manz, A-1050 Wien
Graphisches Konzept: Ecke Bonk
Zeichnungen, Abbildungen und Photos: Gunther Dick
Gedruckt auf säurefreiem, chlorfrei gebleichtem Papier – TCF

Mit 33 Abbildungen

Die Deutsche Bibliothek – CIP-Einheitsaufnahme

Dick, Gunther:
Erste Hilfe in der Psychotherapie / Gunther Dick ; Ursula Dick-Ramsauer. – Wien ; New York : Springer, 1996
  ISBN 3-211-82853-2
NE: Dick-Ramsauer, Ursula:

ISBN 3-211-82853-2 Springer-Verlag Wien New York

Geleitwort

Mit dem Psychotherapiegesetz 1990, BGBl. Nr. 361, wurde in Österreich die Ausübung der Psychotherapie und die Ausbildung hiezu gesetzlich geregelt. Es sieht eine Zweiteilung der Ausbildung vor, wobei dem Psychotherapeutischen Propädeutikum (allgemeiner Teil) die Aufgabe zukommt, eine fach- und wissenschaftsorientierte Grundausbildung zu vermitteln.

Als wir in Salzburg im Frühjahr 1991 daran gingen, die Errichtung eines Psychotherapeutischen Propädeutikums vorzubereiten, standen zunächst Fragen einer geeigneten Organisationsform im Vordergrund. Leitende Grundsätze waren, das Propädeutikum an der Universität einzurichten und die Zusammenarbeit mit interessierten und facheinschlägigen außeruniversitären Institutionen zu sichern, um einerseits eine wissenschaftsorientierte *und* praxisbezogene Ausbildung zu gewährleisten und andererseits durch Beistellung finanzieller und personeller Ressourcen durch die kooperierenden Institutionen die Kosten für die Teilnehmer/innen auf ein einigermaßen erträgliches Ausmaß senken zu können. Die Bemühungen waren erfolgreich. Mit Beginn des Wintersemesters 1992/93 konnte am Institut für Erziehungswissenschaften der Universität Salzburg in Kooperation mit der Pädagogischen Akademie des Bundes in Salzburg, der Salzburger Ärztekammer, der Landesnervenklinik in Salzburg, dem Landesverband für Psychotherapie und dem Amt der Salzburger Landesregierung das Psychotherapeutische Propädeutikum als fakultätsübergreifender Hochschullehrgang eröffnet werden.

Die Einführung neuer Ausbildungswege ist allemal eine Herausforderung und Chance, den damit verbundenen Intentionen sinnvolle Gestalt zu verleihen: wohlbegründete Ziele zu entwickeln und Inhalte festzulegen, Lehr- und Lernunterlagen zu erarbeiten, methodische Konzepte und Organisationsformen zu erproben und Lehrerfahrungen für die Konzeptentwicklung zu nutzen.

Allen Lehrenden stellte sich zu Beginn des Lehrgangs die Aufgabe, die vom Psychotherpiebeirat erarbeiteten und vom Gesundheitsministerium erlassenen Ausbildungsrichtlinien und die darin vorgegebenen Inhalte zu spezifizieren, Ziele zu formulieren und die Vermittlung auf das Gesamtausbildungsziel hin, nämlich „jenes Grundlagenwissen zu vermitteln über das *jeder zukünftige Therapeut* – unabhängig von seiner Zugehörigkeit zu einer bestimmten Psychotherapieschule – verfügen muß"[1], abzustimmen. Die Interpretation oblag der Eigenverantwortlichkeit der Vortragenden. Persönliche Gespräche, Lehrveranstaltungsevaluationen, Diskussionen in Zusammenhang mit Anrechnungsfragen und Lektorenbesprechungen trugen dazu bei, die einzelnen Fachcurricula weiter zu entwickeln.

---

[1] Erläuterungen zur Regierungsvorlage zum § 3 Psychotherapiegesetz.

In diesem Zusammenhang ist auch die Entstehung des vorliegenden Buches „Erste Hilfe in der Psychotherapie" zu sehen. Dr. Gunther Dick, Arzt und Psychotherapeut, ist seit der Einführung des Psychotherapeutischen Propädeutikums als Universitätslektor im Lehrgang tätig. Auch er war wie jeder andere vor die Aufgabe gestellt, sein Fach für den Lehrgang didaktisch und methodisch aufzubereiten. Das Buch ist ein Ergebnis dieser seiner Bemühungen. Seine Frau, Dr. Ursula Dick-Ramsauer, ist Klinische Psychologin und ebenfalls praktizierende Psychotherapeutin. Sie hat daran mitgearbeitet und ihr Wissen und ihre Erfahrungen eingebracht. So kommen in dem Buch medizinische, psychologische und psychotherapeutische Gesichtspunkte zur Geltung. Dies ist ein Charakteristikum, das es von anderen Erste Hilfe-Unterweisungen unterscheidet und speziell als Lehrbuch für angehende und ausübende Psychotherapeuten so wertvoll macht. Aber auch für andere Ausbildungs- und Studiengänge, vor allem für Personen, die mit Kindern, Jugendlichen und Erwachsenen in erzieherischem, pflegerischem oder sonst begleitendem Umgang stehen, ist es eine informative, hilfreiche Lektüre.

Ich freue mich, daß dieses Werk im Zusammenhang mit dem Hochschullehrgang an unserem Institut zustande kam. Es ist nicht nur ein Lehrbuch für angehende Psychotherapeuten, Psychologen, Pädagogen und andere Personen „helfender" Berufe sondern auch ein wichtiger Beitrag zur Definition des Faches Erste Hilfe im Rahmen der Psychotherapieausbildung.

Salzburg, März 1996

Univ.- Prof. Dr. Josef Schermaier
Leiter des Hochschullehrgangs
Psychotherapeutisches Propädeutikum
am Institut für Erziehungswissenschaften
der Universität Salzburg

Vorbemerkung

Wir sind überzeugt, daß die gesellschaftliche Realität von Frauen und Männern ihren Ausdruck auch in Sprache und Schrift findet.

Wir hatten ursprünglich vor, in diesem Buch immer die weibliche und die männliche Form von Personenbezeichnungen (z.B. der Klient/die Klientin, der Therapeut/die Therapeutin, Therapeuten/Therapeutinnen usw.) gleichberechtigt nebeneinander stehend zu verwenden.

Leider mußten wir schließlich feststellen, daß die Lesbarkeit des Textes davon nicht unerheblich beeinträchtigt wurde. Wir haben uns letztendlich gemeinsam mit dem Verlag entschieden, zur für uns zwar unbefriedigenden, aber besser lesbaren Variante, nämlich der üblichen Schreibweise, zurückzukehren. Unsere Leserinnen und Leser ersuchen wir um Verständnis für diese Vorgangsweise.

Danksagung

Es ist uns ein Anliegen, an dieser Stelle unseren Freunden und Kollegen herzlich zu danken, die uns mit ihrer Unterstützung geholfen haben, dieses Buch fertigzustellen. Wir haben viel Ermutigung und persönliche Begleitung erfahren, und wir haben vielfältige inhaltliche Anregungen von ärztlichen, psychologischen und psychotherapeutischen Kollegen aus ihren jeweiligen Spezialgebieten bekommen. Während unserer Arbeit an diesem Buch haben wir die positive Erfahrung gemacht, wie konstruktiv und konkurrenzfrei die interdisziplinäre Zusammenarbeit im psychotherapeutischen Feld sein kann.

Salzburg, August 1996
Gunther Dick
Ursula Dick-Ramsauer

Inhaltsverzeichnis

Einführung

Allgemeines	1
Rechtliche Grundlagen	4
Definition des Notfalles	8
Notfall versus Krise, Notfallintervention versus Krisenintervention – Versuch einer Differentialdiagnose	12
Inhaltsübersicht geordnet nach führenden klinischen Symptomen. Der Symptome-Kreis	14
1. Die anfallsartig auftretenden Krankheiten	14
2. Der Symptome-Kreis	18

Teil A: Allgemeines zum Schwerpunkt Psyche – psychologisch-psychotherapeutisches Grundlagenwissen

1 Phänomene der Notfallsituation im Rahmen der psychotherapeutischen Beziehung	23
1.1 Beschreibung der psychotherapeutischen Beziehung	23
1.2 Die Regression	24
1.3 Die Symbiose	26
1.4 Körperkontakt	27
1.5 Übertragung – Gegenübertragung	29
2 Die Psychische Erste Hilfe	32
2.1 Regeln der Psychischen Ersten Hilfe	32
2.2 Psychologische Interventionsformen bei Schmerzen	37

Teil B: Allgemeines zum Thema Soma

1 Medizinisches Grundlagenwissen – Anatomie der lebenserhaltenden Funktionskreise und deren Pathophysiologie	43
1.1 Das Herz-Kreislaufsystem	43
1.1.1 Anatomie, Physiologie	43
1.1.2 Die Funktionsweise von Herz und Kreislauf	46
1.1.3 Die Pathophysiologie der akuten Herz-Kreislaufstörung	49
1.2 Das Atmungssystem	50
1.2.1 Die Anatomie des Atmungssystems	50

	1.2.2 Die Atmungsmechanik	53
	1.2.3 Die Regulation der Atmung	55
	1.2.4 Die Pathophysiologie des respiratorischen Systems	56
1.3	Das vegetative Nervensystem	57
	1.3.1 Anatomie, Physiologie	57
	1.3.2 Aufgaben des vegetativen Nervensystems	59
	1.3.3 Das vegetative Nervensystem in der Notfallsituation	60
1.4	Das Bewußtsein – die Pathophysiologie der Bewußtseinsstörung	63
	1.4.1 Erkrankungen, die zur Veränderung der Sauerstoff- und Blutzuckerversorgung des Gehirnes führen	64
	1.4.2 Druckerhöhung im Gehirn	65
	1.4.3 Intoxikation	66

2 Erkennen einer vitalen Bedrohung ... 67

2.1 Definition des Notfallpatienten aus der Sicht der Notfallmedizin ... 67
  2.1.1 Erkennen der vitalen Störung des zirkulatorischen Systems ... 68
  2.1.2 Erkennen der vitalen Störung des respiratorischen Systems ... 70
  2.1.3 Erkennen der vitalen Störung des Bewußtseins ... 71

3 Der akute Schmerzzustand ... 73

Teil C: Die Notfälle

1 Akute vitale Störungen von Kreislauf, Atmung und Bewußtsein ... 81

1.1 Der akute Herz-Kreislauf- und Atemstillstand – der klinisch tote Patient ... 81
1.2 Die Bewußtseinsstörungen ... 88
  1.2.1 Die Bewußtlosigkeit ... 92

2 Notfälle aus dem Bereich der Inneren Medizin ... 97

2.1 Störung der Herz-Kreislauffunktion ... 97
  2.1.1 Allgemeine Symptome des Kreislaufversagens ... 97
  2.1.2 Die Herzinsuffizienz ... 98
  2.1.3 Der Herzinfarkt ... 101
  2.1.4 Der Kreislaufschock ... 108
  2.1.5 Die Herzrhythmusstörungen ... 113
  2.1.6 Blutdruckregulationsstörungen ... 117
    2.1.6.1 Die vasovagale Synkope ... 117
    2.1.6.2 Der orthostatische Kollaps ... 123
    2.1.6.3 Die Bluthochdruckkrise ... 125
  2.1.7 Die Lungenembolie ... 126
2.2 Störungen der Atemfunktion ... 128
  2.2.1 Allgemeine Symptome der Atemfunktionsstörung ... 128
  2.2.2 Die akute Ateminsuffizienz – die Verlegung der Atemwege ... 129
  2.2.3 Asthma bronchiale – der akute Asthmaanfall ... 130
  2.2.4 Das Hyperventilationssyndrom ... 138
2.3 Stoffwechselstörungen ... 144
  2.3.1 Das hypoglykämische Koma – die Hypoglykämie ... 144

Inhaltsverzeichnis

    2.3.2 Das hyperglykämische Koma 146
    2.3.3 Die Hyperthyreose 148

3 Notfälle aus dem Bereich der Neurologie 150

  3.1 Der epileptische Anfall 150
  3.2 Die Narkolepsie 159
  3.3 Der Schlaganfall 160
  3.4 Der akute Kopfschmerz 163
    3.4.1 Die akute Kopfschmerzattacke 163
    3.4.2 Der Kopfschmerz vom Migränetyp 164
    3.4.3 Der Kopfschmerz vom Spannungstyp 165
  3.5 Die Schwindelattacke 169

4 Notfälle aus dem Bereich der Hals-Nasen-Ohrenheilkunde 174

  4.1 Der Hörsturz 174
  4.2 Das akute Globusgefühl 176
  4.3 Der akute Stimmverlust 177

5 Notfälle aus dem Bereich der Psychiatrie 179

  5.1 Der akute Erregungszustand 179
  5.2 Der akute Verwirrtheitszustand 182
  5.3 Das akute Delir 186
  5.4 Der Stupor 187
  5.5 Die Katatonie 190
  5.6 Das suizidale Verhalten/der Suizidversuch 192
  5.7 Die akute Psychose 197
  5.8 Der Angstanfall, die Panikattacke 200
  5.9 Der Drogennotfall 205
    5.9.1 Allgemeine Symptome des Drogennotfalls 205
    5.9.2 Alkoholbedingte Notfälle 207
        5.9.2.1 Die Alkoholintoxikation 207
        5.9.2.2 Das Alkoholentzugssyndrom 209
    5.9.3 Die Intoxikation mit Sedativa (Hypnotika) und Barbituraten 211
    5.9.4 Das Sedativa-Entzugssyndrom 213
    5.9.5 Die Intoxikation durch trizyklische und andere heterozyklische Antidepressiva .. 214
    5.9.6 Die Intoxikation mit Neuroleptika 216
    5.9.7 Die Intoxikation mit Opiaten 217
    5.9.8 Das Opiatentzugssyndrom 219
    5.9.9 Die Intoxikation mit Kokain 221
    5.9.10 Die „erwünschte" suchtgiftwirksame Phase 224

6 Der psychische Notfall 225

  6.1 Psychogener Anfall 225
  6.2 Der respiratorische Affektkrampf 227
  6.3 Der gewalttätige Patient; das hoch aggressive Kind 228
    6.3.1 Erscheinungsformen 229
  6.4 Psychoreaktive Zustände 233
    6.4.1 Der psychische Schock 233
    6.4.2 Die akute Trauerreaktion 236

```
         6.4.3  Die Kurzschlußhandlung .................................  238
         6.4.4  Dissoziative Störungen ..................................  239
   6.5  Gewaltopfer ...................................................  244
         6.5.1  Vergewaltigungsopfer, das Vergewaltigungssyndrom ........  244
         6.5.2  Gewalt gegen Kinder und Jugendliche .....................  247
                6.5.2.1  Die Kindesmißhandlung ..........................  247
                6.5.2.2  Der sexuelle Mißbrauch .........................  254
```

Literatur 258

Sachverzeichnis 260

Einführung

Allgemeines

Dieses Buch entstand aus der Vorlesungstätigkeit im Rahmen des Psychotherapeutischen Propädeutikums an der Universität Salzburg, insbesondere aus der speziell für Psychotherapeuten vorgesehenen Lehrveranstaltung Erste Hilfe. Wie bei allen anderen Lehrveranstaltungen war es auch hier der Wunsch der Studenten, besonders auf die späteren Erfordernisse des psychotherapeutisch Tätigen Rücksicht zu nehmen.

Worin unterscheidet sich also die Erste Hilfe für Psychotherapeuten von einem üblichen Erste Hilfe-Kurs, wie er von verschiedenen Institutionen angeboten wird?

Zum einen liegt der Unterschied in der Auswahl spezieller Krankheitsbilder bzw. Notfälle, nämlich solcher, die – wie die psychotherapeutische Arbeit vieler Kollegen in Privatpraxis und Institution zeigt – dem Psychotherapeuten auf Grund der speziellen Patientengruppe, mit der er konfrontiert ist, signifikant häufiger begegnen. Zum anderen in der stärkeren Rücksichtnahme auf emotionale Phänomene in einer Notfallsituation sowohl beim Helfer als auch beim Patienten. Natürlich ist der Psychotherapeut, der vor der Notwendigkeit steht, einem Klienten/Patienten Erste Hilfe zu leisten, wie jeder Notfallhelfer gefordert, die „medizinisch" notwendigen Maßnahmen – soweit er dies als Laie kann und darf – zu setzen; darüber hinaus entsteht bei den vielen psychosomatischen und psychischen Notfällen verstärkt die Frage nach Psychischer Erster Hilfe, gleichwie die spezielle Beziehung Therapeut-Klient besondere Erfordernisse an den Umgang in der Notfallsituation stellt.

Abzugrenzen ist die Erste Hilfe für Psychotherapeuten von der sogenannten Krisenintervention. Dazu müssen die Begriffe des Notfalles und der Krise definiert und die Überschneidungen, die es zweifelsohne gibt, aufgezeigt werden. Im Anschluß an die Definition des in diesem Buch verwendeten erweiterten Notfallbegriffes wird der Versuch einer Differentialdiagnose unternommen.

Da sich das Buch nicht an Laien richtet, sondern an Fachleute mit speziellen Kenntnissen der Psychologie und Medizin oder aus den angrenzenden Gebieten, wird besonders auf die berufliche Situation des Psychotherapeuten sowie auf das „Umfeld" der Ersten Hilfe eingegangen. Damit sind auch Situationen gemeint, die nicht unbedingt zu einer lebensrettenden Sofortmaßnahme seitens des Therapeuten führen müssen, sondern wo durch rechtzeitiges Erkennen einer sich eventuell zukünftig ergebenden Notsituation und durch kompetente Überweisung an einen anderen Helfer, eben diese Notsituation verhindert oder vermieden werden kann.

Dieses Buch richtet sich an Psychotherapeuten (bzw. an Psychotherapeuten in Ausbildung) sowohl in der Privatpraxis als auch an solche, die in psychiatrischen, pädagogischen und sozialen Einrichtungen im weiteren Sinne tätig sind.

Eine weitgehende Verlagerung der Betreuungstätigkeit – wie sie aktuell ja stattfindet – weg von zentralen Großkrankenhäusern in kleine, „periphere" Einrichtungen wie Übergangsheime, psychiatrische Wohngemeinschaften, Kinder- und Jugendwohngemeinschaften, Behindertenheime etc. erfordert vom Betreuer Kompetenzen, die über die im engsten Sinne psychotherapeutischen hinausgehen und zu denen auch der adäquate Umgang mit den verschiedensten Notfällen gehört.

Darüber hinaus richtet sich das Buch naürlich auch an Angehörige anderer helfender Berufe, speziell an solche, die im medizinischen bzw. pflegerischen Bereich tätig sind (Krankenschwestern/pfleger, Arzthelferinnen, Hauskrankenpfleger, Sozialarbeiter ...).

Nicht zuletzt sollen mit diesem Buch auch Menschen erreicht werden, die in ihrer täglichen Arbeit mit dem medizinischen Notfall beschäftigt sind und immer wieder vor der Aufgabe stehen, einem Patienten nicht nur mit ihrer fachlichen, also ärztlichen oder sanitäterischen Kompetenz zu begegnen, sondern auch auf der sogenannten Beziehungsebene, und die dort emotionale Erste Hilfe zu leisten haben.

Jeder Psychotherapeut kann, im Rahmen seiner Privatpraxis wie in der institutionellen Arbeit, in eine Situation kommen, in der er zum Ersthelfer in einem akuten Notfall werden muß. Sehr wahrscheinlich hat er irgendwann im Laufe seines Lebens einen Kurs für Erste Hilfe besucht, vielleicht in der Schule, während eines Führerscheinkurses, in einem Sportverein. Und vielleicht beherrscht er (idealerweise) auch wirklich die grundlegenden Erste Hilfe-Maßnahmen wie Lagerung und Reanimation.

Wenn der Psychotherapeut nun jedoch einem Klienten Erste Hilfe leisten muß, steht er aufgrund seiner beruflichen Rolle in einer Situation, die zusätzliche Kompetenz erfordert. Zudem hat (leider) niemand, der einen Kursus für Erste Hilfe besucht hat, dort auch Regeln für die Psychische Erste Hilfe erlernt, also für jene Bedürfnisse eines Notfallopfers, die jenseits der medizinischen Erstversorgung den emotionalen Zustand des Patienten betreffen und die in direkter Wechselwirkung zum körperlichen Empfinden stehen.

Nicht nur für Psychotherapeuten, sondern für jeden „Helfer" im psychosozialen, medizinischen Bereich scheint uns die Sicherheit im psychischen Umgang mit dem Patienten im akuten Notfall wichtig. Zum einen, weil – wie eine Untersuchung von F. Lasogga zeigt – Patienten im Notfall neben fachlicher Kompetenz der Helfer auch die emotionale Unterstützung in ihrer Lage dringend brauchen, zum anderen, weil auch Helfer selbst in akuten Krisensituationen manchmal hilflos werden und Stabilisierung brauchen können.

Mit der Betonung der Notwendigkeit Psychischer Erster Hilfe soll jedoch keinesfalls die Wichtigkeit der herkömmlichen Erste Hilfe-Ausbildung und -Anwendung herabgesetzt werden. Eine fundierte medizinische Erste Hilfe-Ausbildung sollte klarerweise zu jeder Ausbildung im psychosozialen Feld gehören; eine geglückte Integration der psychologischen und der medizinischen Maßnahmen ist die wünschenswerte Zielvorstellung.

Jedes Notfallgeschehen versteht sich als psychosomatisch in dem Sinne, daß Seele und Körper immer Wechselwirkungen aufeinander ausüben und körperliche Traumen auch mit seelischen Belastungen einhergehen (Herzrhythmusstörung – Angst) sowie seelische Notfälle körperliche Begleiterscheinungen zur Folge haben (psychischer Schock – vegetative Symptome).

Im Zusammenhang damit erscheint es auch wichtig, daß Psychotherapeuten – so sie nicht-ärztliche Psychotherapeuten sind –

Allgemeines

ihre Beziehung zur Medizin im allgemeinen und zu eigener Hilfeleistung in diesem Bereich reflektieren.

Es ist anzunehmen, daß vorerst für den nicht-ärztlichen Psychotherapeuten ähnliches gilt wie für andere Laien, die in einem akuten Notfall Erste Hilfe leisten sollen: Die Befürchtung, etwas Falsches oder gar Schädliches zu tun, ist meist relativ groß, aus Unsicherheit wird gezögert, ob man überhaupt aktiv werden soll. Wie gefährlich dieser Standpunkt ist, belegen Zahlen. Gerade Psychotherapeuten nun, die mit Risikopatienten (Alkoholikern, Drogenpatienten, Psychotikern, Gewaltopfern ...) arbeiten, haben die Verpflichtung, kompetent als Ersthelfer aktiv zu werden bzw. die angemessenen Schritte zu setzen, die den Patienten einer medizinischen Abklärung oder, wenn nötig, Behandlung zuführen.

Auch eine kompetente Zusammenarbeit mit dem ärztlichen Fachpersonal gehört zu dieser Verantwortung, ebenso wie die möglichst genaue körperliche Anamnese eines jeden Psychotherapieklienten, um etwaige Risken frühzeitig einschätzen zu können und Patienten an (Fach-) Ärzte weiterzuverweisen.

Daß von Ärzten und medizinischem Personal andererseits erwartet werden kann, daß sie im akuten Notfall auch die emotionale Situation der Betroffenen einzubeziehen in der Lage sind und auf dieser Ebene adäquate Unterstützung geben können, versteht sich von selbst. Zu medizinischer Kompetenz gehört selbstverständlich ebenfalls die Zusammenarbeit mit Fachleuten anderer Disziplinen, also etwa die Überweisung zur psychologischen oder psychotherapeutischen Behandlung oder allenfalls Diagnostik.

Wir verstehen dieses Buch als eine Sammlung von Informationen und Empfehlungen. Da jede menschliche Erkrankung und ebenso jede Notfallsituation ein individuelles Geschehen ist, das erst durch die Persönlichkeit des einzelnen Patienten mit seiner seelischen und körperlichen Lebensgeschichte wirklich einordenbar und verstehbar wird, kann es keine allgemeingültigen Gesetze zum Umgang damit geben.

Ebenso ist jede therapeutische Beziehung zwischen einem Klienten und einem Therapeuten individuell und einzigartig.

Was in diesem Buch angeboten werden kann, sind Anregungen zum Umgang mit akuten Notfällen sowohl auf der körperlichen als auch auf der seelischen Ebene, basierend auf medizinischem und psychotherapeutischem Fachwissen.

Manche der Maßnahmen mögen dem Leser zu speziell erscheinen, sei es nun eine medizinische Maßnahme wie die Reanimation oder eine psychotherapeutische wie ein Non-Suizid-Vertrag. Wie für alle Bereiche menschlichen Lernens gilt auch hier, daß kognitives Wissen alleine nicht für sicheren Umgang in der Praxis ausreicht. Wir verweisen hier entschieden auf Kurse in Erster Hilfe, auf Seminare zu Psychischer Erster Hilfe (soweit diese angeboten werden), auf Kriseninterventionsseminare, Supervision und Selbsterfahrung.

Aus Platzgründen wurde auf ein Glossar medizinischer Fachausdrücke verzichtet. Wir verweisen auf die im Literaturverzeichnis genannten medizinischen Lexika.

Rechtliche Grundlagen

§ 94 und § 95 des österreichischen Strafgesetzbuches regeln die gesetzlichen Bestimmungen zum Thema *Hilfeleistung*.

§ 95 sagt über die Unterlassung der Hilfeleistung Folgendes:

(1) Wer es bei einem Unglücksfall oder einer Gemeingefahr unterläßt, die zur Rettung eines Menschen aus der Gefahr des Todes oder einer beträchtlichen Körperverletzung oder Gesundheitsschädigung offensichtlich erforderliche Hilfe zu leisten, ist mit Freiheitsstrafe bis zu sechs Monaten oder mit Geldstrafe bis zu 360 Tagessätzen, wenn die Unterlassung der Hilfeleistung jedoch den Tod eines Menschen zur Folge hat, mit Freiheitsstrafe bis zu einem Jahr oder mit Geldstrafe bis zu 360 Tagessätzen zu bestrafen, es sei denn, daß die Hilfeleistung dem Täter nicht zuzumuten ist.

(2) Die Hilfeleistung ist insbesondere dann nicht zuzumuten, wenn sie nur unter Gefahr für Leib oder Leben oder Verletzung anderer ins Gewicht fallender Interessen möglich wäre.

Durch diesen Paragraphen ist also jeder, der „in einer räumlich-zeitlichen Nahbeziehung" zum Verunglückten steht und dem „die Hilfeleistung physisch-real möglich" ist, zur Hilfeleistung auch gesetzlich verpflichtet. Die Verpflichtung entfällt, wenn der Helfer sich mit seiner Hilfeleistung selbst in Gefahr bringen würde oder es sogenannte andere Unzumutbarkeitsgründe wie eine Schock- oder Panikreaktion des potentiellen Helfers gibt. Wer selbst nicht Hilfe leisten kann, ist jedoch zumindest verpflichtet, auf andere Art für Hilfe zu sorgen, z.B. durch die Benachrichtigung eines Notarztes.

Als Unglücksfälle gelten einerseits die „wirklichen" Unfälle im Straßenverkehr, am Arbeitsplatz, beim Sport, andererseits aber auch akute körperliche Störungen, wie z.B. Herzinfarkt, Schlaganfall, epileptischer Anfall, Kreislaufkollaps und Suchtgiftrausch, außerdem auch Unglücksfälle im Zusammenhang mit körperlicher Gewalt sowie Selbstmordversuche.

Als besonders bemerkenswert erscheint in diesem Zusammenhang, daß der Gesetzgeber in die Hilfeleistungen sehr umfassend alle Maßnahmen miteinbezieht, die dazu dienen, „die physische oder psychische Lage, in der sich der Verletzte befindet, zu erleichtern, insbesondere seine Schmerzen zu lindern und ihm *psychischen Beistand zu leisten*" (Hervorh. durch die Verf.). Weiters spricht er davon, daß auch wenn die Rettung bereits verständigt ist, der Hilfeleistende „bis zum Eintreffen des Arztes dem Verletzten zumindest psychisch (allein durch sein Verweilen neben ihm und gegebenenfalls tröstenden Zuspruch) beistehen" muß (§ 94 StGB, Imstichlassen eines Verletzten).

Auch bei der Beschreibung der Erforderlichkeit einer Hilfeleistung ist der psychische Zustand eines Verletzten dort miteinbezogen, wo es unter anderem heißt: „... wenn ... dessen physische oder psychische Lage verbessert werden kann".

Wenn Hilfe erforderlich ist, endet die Verpflichtung zu helfen laut Gesetz erst dann, „wenn das Opfer der Hilfe nicht bedarf, weil ihm bereits von anderer Seite *sachkundig und ausreichend* geholfen wird" (Hervorh. durch d. Verf.). Die bloße Anwesenheit von anderen Personen, die gleichfalls Hilfe leisten müssen, aber tatsächlich nicht helfen (können), beendet die eigene Pflicht zur Hilfeleistung nicht.

Hingegen kennen beide Paragraphen, sowohl § 94 als auch § 95 StGB den Verzicht des Betroffenen auf die Hilfe. Ein solcher Verzicht unterliegt aber strengen Kriterien: So ist er rechtlich nur wirksam, wenn der Verzichtende sein Risiko richtig einschätzen kann und wenn er zu einer vernünftigen Entscheidung fähig ist, das heißt, er muß einsichts- und urteilsfähig sein, was z.B. bei Alkoholisierung, Psychosen, Bewußtseinstrübung oder Schockzustand nicht der Fall ist. Auch Jugendliche oder unmündige Personen können nicht rechtswirksam auf Hilfeleistung verzichten.

Für Psychotherapeuten wichtig, vor allem im Zusammenhang mit psychiatrisch bzw. schwer psychisch erkrankten Menschen, ist das sogenannte *Unterbringungsgesetz*, das mit 1. 1. 1991 in Kraft getreten ist und zum einen die Persönlichkeitsrechte psychisch Kranker schützt, zum anderen genaue Voraussetzungen für die Unterbringung auf eigenes Verlangen des Patienten sowie die Unterbringung ohne Verlangen definiert.

In § 3 UbG heißt es:

In einer Anstalt darf nur untergebracht werden, wer
1. an einer psychischen Krankheit leidet und im Zusammenhang damit sein Leben oder seine Gesundheit oder das Leben anderer oder die Gesundheit anderer ernstlich und erheblich gefährdet und
2. nicht in anderer Weise, insbesondere außerhalb einer Anstalt, ausreichend ärztlich behandelt oder betreut werden kann.

Die Voraussetzung für die Ausstellung einer Bescheinigung nach § 8 (Unterbringung ohne Verlangen) muß von einem „im öffentlichen Sanitätsdienst stehenden Arzt oder Polizeiarzt" untersucht werden; eine zwangsweise Einweisung in eine psychiatrische Abteilung und die damit verbundene Einschränkung des Selbstbestimmungsrechtes des Patienten darf nur erfolgen, wenn angenommen werden muß, daß der Patient nicht in der Lage ist für sich selbst zu entscheiden. Konkret wird also angenommen, daß der Patient unter einer schweren psychiatrischen Erkrankung leidet, eine Fremd- und/oder Selbstgefährdung gegeben ist oder er außerhalb einer Anstalt nicht ausreichend betreut werden kann.

Die Zwangsbefugnisse liegen dabei ausschließlich bei den Sicherheitsbehörden. Die Einhaltung der gesetzlichen Bestimmungen ist wichtig, da im Unterbringungsgesetz jede Verletzung einen Eingriff in das Selbstbestimmungsrecht des Patienten bedeutet und dafür auch eine Haftungspflicht der Republik besteht.

In Ausnahmefällen kann die Einweisung in eine Klinik auch ohne vorhergehende Bescheinigung des Arztes im Sanitätsdienst erfolgen, nämlich dann, wenn *Gefahr im Verzug* (§ 9 (2) UbG) besteht. Das heißt, daß zum Beispiel ein Patient, der gerade dabei ist, einen Suizidversuch zu unternehmen, ohne vorausgehende Untersuchung und Bescheinigung durch den Amtsarzt mit Hilfe der Exekutive sofort in eine psychiatrische Anstalt gebracht werden kann.

Außer dem Amtsarzt sind auch andere „im öffentlichen Sanitätsdienst stehende Ärzte" berechtigt, als Kontrollorgane bei der Überstellung des Patienten in die psychiatrische Anstalt tätig zu werden, und zwar die Gemeinde-, Sprengel- und Distriktsärzte.

Die Rettungspflicht, der der Helfer unterliegt, wird dem Selbstbestimmungsrecht vorangestellt. Die Vernachlässigung der Rettungspflicht stellt ein sogenanntes Offizialdelikt dar, unterliegt also der Verfolgung durch den Staatsanwalt.

Der Patient hat im nachhinein die Möglichkeit, die Einschränkung seines Selbstbestimmungsrechtes zu beklagen. Die Mißachtung des Selbstbestimmungsrechtes stellt ein Privatanklagedelikt dar, wird also nicht vor dem Strafgericht sondern vom Zivilrichter behandelt.

Die *Verschwiegenheitspflicht* von Ärzten, Psychologen und Psychotherapeuten ist einerseits in § 26 ÄrzteG, andererseits in § 14

PsychologenG und § 15 PsychotherapieG geregelt.

Für Ärzte gelten jedoch Einschränkungen ihrer Verschwiegenheitspflicht erstens im öffentlichen Interesse, das sind z.B. gesetzliche Meldepflichten wie Geschlechtskrankheiten oder AIDS, sowie die *Anzeigepflicht* gemäß § 27 ÄrzteG. Die Entscheidung, ob er sich zu einer Offenbarung entschließt, muß der Arzt nach Interessensabwägung selbst treffen (Geheimhaltungsinteresse versus Rechtspflegeinteresse). Zweitens gilt die Einschränkung bei Individualgefahren. Droht einem Menschen unmittelbar ein bedeutender Nachteil für Leben, Gesundheit oder Freiheit, so ist die Verletzung der Geheimhaltung durch den Arzt gerechtfertigt. Beide Einschränkungen sind wichtig, wo es um die Frage nach Verdacht auf Kindesmißhandlung oder sexuellen Mißbrauch geht. Wesentlich ist, daß dabei ein bedeutender Nachteil für eine bestimmte Person unmittelbar bevorsteht.

Im übrigen zählen auch bereits Verwahrlosung und Vernachlässigung zu den strafbaren Handlungen.

Manchmal kann es auch eine Pflicht des Arztes geben, seine Verschwiegenheit aufzugeben, nämlich z.B. dann, wenn er von einer Suizidabsicht weiß. Wenn er sie aber nicht verhindert, weil er sein Wissen nicht an Dritte weitergibt, die den Selbstmord abwenden könnten, würde er sich sogar strafbar machen (fahrlässige Tötung durch Unterlassung).

Aus dem Recht zur Preisgabe eines Geheimnisses kann eine Pflicht des Arztes werden, die sich daraus ergibt, daß der Arzt für die Gesundheit eines Patienten eine Garantenstellung (§ 2 StGB) innehat, d.h. daß er eine Verantwortung zum Schutz seiner Klienten/Patienten hat. Ebenso strafbar würde er sich machen, wenn er seine ärztliche Schweigepflicht „überdehnt", und, indem er Dritte nicht einbezieht, nicht verhindert, daß eine vorsätzliche Tat geschieht, die mit einer Freiheitsstrafe von über einem Jahr bedroht ist.

Für Psychotherapeuten und Psychologen gibt es keine Einschränkung ihrer Verschwiegenheitspflicht im öffentlichen Interesse, und es besteht außerdem ein uneingeschränktes Aussageverweigerungsrecht, wohingegen Ärzten (ausgenommen Psychiatern) grundsätzlich kein Zeugnisverweigerungsrecht im Strafverfahren zukommt; in zivilgerichtlichen und verwaltungsbehördlichen Verfahren reicht das Aussageverweigerungsrecht der Ärzte so weit wie die ärztliche Verschwiegenheitspflicht.

Wenngleich in § 15 PsychotherapieG die Verschwiegenheitspflicht ohne (ausdrückliche) Einschränkung beschrieben ist, kann die Verletzung der Verschwiegenheitspflicht dort gerechtfertigt sein, wo wiederum von einem unmittelbar drohenden Nachteil für Leben und Gesundheit ausgegangen werden muß, der verhindert werden kann. Es muß aber genau abgewogen werden, ob die drohende Gefahr schwerer wiegt als das Geheimhaltungsinteresse. Bei der Güterabwägung ist zu berücksichtigen, daß der Gesetzgeber das Geheimhaltungsinteresse bei Psychologen und Psychotherapeuten offenbar höher bewertet hat als allgemein bei Ärzten.

Eine Pflicht die Verschwiegenheit zu durchbrechen, gibt es für den Psychotherapeuten dann, wenn z.B. im Fall einer Suizidabsicht eines Klienten, die Mitteilung an Dritte den Suizid verhindern könnte. Man spricht sowohl bei Arzt als auch bei Psychotherapeut in diesem Fall von einer Garantenstellung.

Wenn ein Psychotherapeut, gleiches gilt für den Arzt, ein Geheimnis preisgibt, um damit eine Straftat Dritter (etwa der mißhandelnden Eltern) zu verhindern, also seine Verschwiegenheitspflicht verletzt, werden wohl trotzdem nicht die Voraussetzungen für

§ 121 Abs 1 StGB (Verletzung des Berufsgeheimnisses) erfüllt sein. Hier wird die *behandelte Person* davor geschützt, daß ihre berechtigten Interessen beeinträchtigt werden, außerdem wird die Offenlegung eines Geheimnisses dann gerechtfertigt, wenn ein berechtigtes privates Interesse vorhanden ist.

Eine *Anzeigepflicht* sieht § 27 ÄrzteG vor:

Jeder Arzt ist verpflichtet, wenn er in Ausübung seines Berufes Anzeichen dafür feststellt, daß durch eine gerichtlich strafbare Handlung der Tod oder die schwere Körperverletzung (§ 84 Abs. 1 StGB, BGBl. Nr. 60/1974) eines Menschen herbeigeführt worden ist, oder daß durch das Quälen oder Vernachlässigen eines Unmündigen, Jugendlichen oder Wehrlosen (§ 92 StGB) dieser am Körper verletzt oder an der Gesundheit geschädigt worden ist (§ 83 Abs. 1 StGB), unverzüglich der Sicherheitsbehörde die Anzeige darüber zu erstatten.

(Eine vergleichbare Anzeigepflicht für Psychotherapeuten existiert jedoch nicht.) § 286 StGB bezieht sich auf die Unterlassung der Verhinderung einer mit Strafe bedrohten Handlung.

Wer es mit dem Vorsatz, daß vorsätzlich eine mit Strafe bedrohte Handlung begangen werde, unterläßt, ihre unmittelbar bevorstehende oder schon begonnene Ausführung zu verhindern oder in den Fällen, in denen eine Benachrichtigung die Verhinderung ermöglicht, der Behörde oder dem Bedrohten mitzuteilen, ist, wenn die strafbare Handlung zumindest versucht worden und mit einer ein Jahr übersteigenden Freiheitsstrafe bedroht ist, mit Freiheitsstrafe bis zu zwei Jahren zu bestrafen.

Die Straftat, die verhindert werden muß, muß unmittelbar bevorstehen oder auch schon begonnen worden sein; gleichgültig ist, auf welche Weise die Tat hätte verhindert werden können. Von der Strafbarkeit ausgenommen ist jemand, dem die Verhinderung nicht zumutbar ist, das heißt, dem die Verhinderung nur möglich ist, wenn er sich z.B. einem „beträchtlichen Nachteil" aussetzen würde, weiters ausgenommen ist ein Seelsorger, der im Rahmen seiner beruflichen Funktion eine Mitteilung über die zu verhindernde Tat bekommen hat, und schließlich gibt es eine Ausnahme von der Strafbarkeit der Unterlassung dort, wo eine rechtlich anerkannte Verschwiegenheitspflicht (z.B. die der Psychotherapeuten) verletzt würde und die Nachteile aus dieser Verletzung der Verschwiegenheit schwerwiegender sind als die Nachteile der Nichtverhinderung. In diesem Fall ist eine sogenannte Interessensabwägung vorzunehmen.

Tritt also für einen Psychotherapeuten der Fall ein, daß er in einen Gewissenskonflikt gerät, ob er seine Verschwiegenheitspflicht zugunsten einer Anzeige verletzen soll, so hat er eine Interessensabwägung hinsichtlich der verschieden Rechtsgüter wie Schutz von Leib und Leben oder Schutz des anvertrauten Geheimnisses für sich selbst vorzunehmen. Die Verletzung der Verschwiegenheitspflicht kann also dann in einer Notstandslage entschuldbar sein, wenn sie dazu dient, einen unmittelbar drohenden und bedeutenden Nachteil von sich oder einer anderen Person abzuhalten.

Für den in der freien Praxis tätigen Arzt gibt es auf Grund der Anzeigepflicht gemäß § 27 ÄrzteG, in dem keine Interessensabwägung vorgesehen ist, also grundsätzlich nicht die Möglichkeit, auf eine Anzeige zu verzichten. Verzichtet er dennoch aus gutem Grunde darauf, ist allerdings nicht anzunehmen, daß ihm daraus ein aus juristischer Sicht bedeutsamer Schaden (z.B. ein eventuelles Disziplinarverfahren) erwächst. Es gibt bisher keine in dieser Richtung bekannten Fälle.

Klar geregelt ist die Situation für den in der Institution tätigen Arzt durch die Strafprozeßordnung. § 84 StPO regelt die Anzeigepflicht, die eine „Behörde oder öffentliche Dienststelle" betrifft, wenn ihr eine *von Amts wegen zu verfolgende strafbare Handlung bekannt wird.* Nach § 84 Absatz 2 besteht dann keine Pflicht zur Anzeige, *wenn die Anzeige eine amtliche Tätigkeit beeinträchtigen würde, deren Wirksamkeit eines persönlichen Vertrauensverhältnisses bedarf.* Solche amtliche Tätigkeiten führen etwa Mitarbeiter von Jugendämtern, Familienberatungsstellen, Bewährungshilfe und pädagogisch und sozialarbeiterisch tätige Personen aus sowie Ärzte an öffentlichen Krankenhäusern. Damit wird einmal ein bestehendes Vertrauensverhältnis geschützt und gleichzeitig auch hilfsbedürftigen Personen für zukünftige Inanspruchnahme von Hilfe Vertraulichkeit zugesichert. Besonders Kinder als Opfer z.B. von sexuellem Mißbrauch oder Mißhandlung sollen durch diese Einschränkung der Anzeigepflicht verstärkt geschützt werden.

Definition des Notfalles

Der erweiterte Notfallbegriff

Was also ist – aus unserer Sicht als psychotherapeutisch Tätige – ein Notfall?

Gehen wir mit einer medizinischen Definition, so ist darunter eine „Elementargefährdung" zu verstehen, eine schwere Verletzung, eine akute, lebensbedrohliche Erkrankung oder eine Vergiftung, die immer mit einer Störung der vitalen Funktionen einhergeht und ohne sofortige Hilfeleistung zu erheblichen gesundheitlichen Schäden oder gar zum Tod des Patienten führt.

Eine Erweiterung erfährt der Begriff Notfall, wendet man sich dem psychiatrischen Gebiet zu. Hier ist einerseits die akut lebensbedrohliche Situation bekannt (z.B. der katatone Stupor, die Suizidalität), andererseits sind als psychiatrische Notfälle auch seelische Leidenszustände einzuordnen, die subjektiv bedrohlich erlebt werden und in denen der Klient/Patient auf sofortige, fremde Hilfe angewiesen ist. Außerdem werden auch jene Zustände miteinbezogen, in deren Rahmen außenstehende Dritte erheblich gefährdet sein können (z.B. der akute Erregungszustand).

Zudem gibt es in den psychiatrischen Randbereichen Zustände – meist bei Patienten/Klienten, die nicht im engeren Sinne psychiatrisch erkrankt sind –, die als Folge emotional höchst dramatischer Ereignisse entstehen und vom Klienten als psychisch existentiell bedrohlich erlebt werden (z.B. dissoziative Zustände nach dem Erleben von Gewaltanwendung).

Für diese Gruppe von Notfällen wird hier der Begriff psychischer Notfall verwendet, weil zum einen damit vom psychiatrischen im engeren Sinne abgegrenzt werden kann, zum anderen auch schwerpunktmäßig die seelischen Konsequenzen und Verarbeitungsversuche von traumatischen Erlebnissen – ob nun mit oder ohne gleichzeitige körperliche Traumen – bei „normalneurotischen" Personen hervorgehoben werden sollen.

Und nicht zuletzt gibt es die zahlenmäßig große Gruppe – die Notaufnahmestatistiken der Krankenhäuser weisen darauf hin – der psychosomatischen Notfälle. Diederichs (1988) spricht von 46% aller Notfallpatienten als psychosomatischen Notfallpatienten, d.h. daß die Patienten deutlich wahrnehmbar seelische Störungen aufweisen, bzw. die Ätiologie der betreffenden Erkrankungen psychosomatisch ist (Abb. 1 stellt den erweiterten Notfallbegriff unter Berücksichtigung ätiologischer Faktoren schematisch dar).

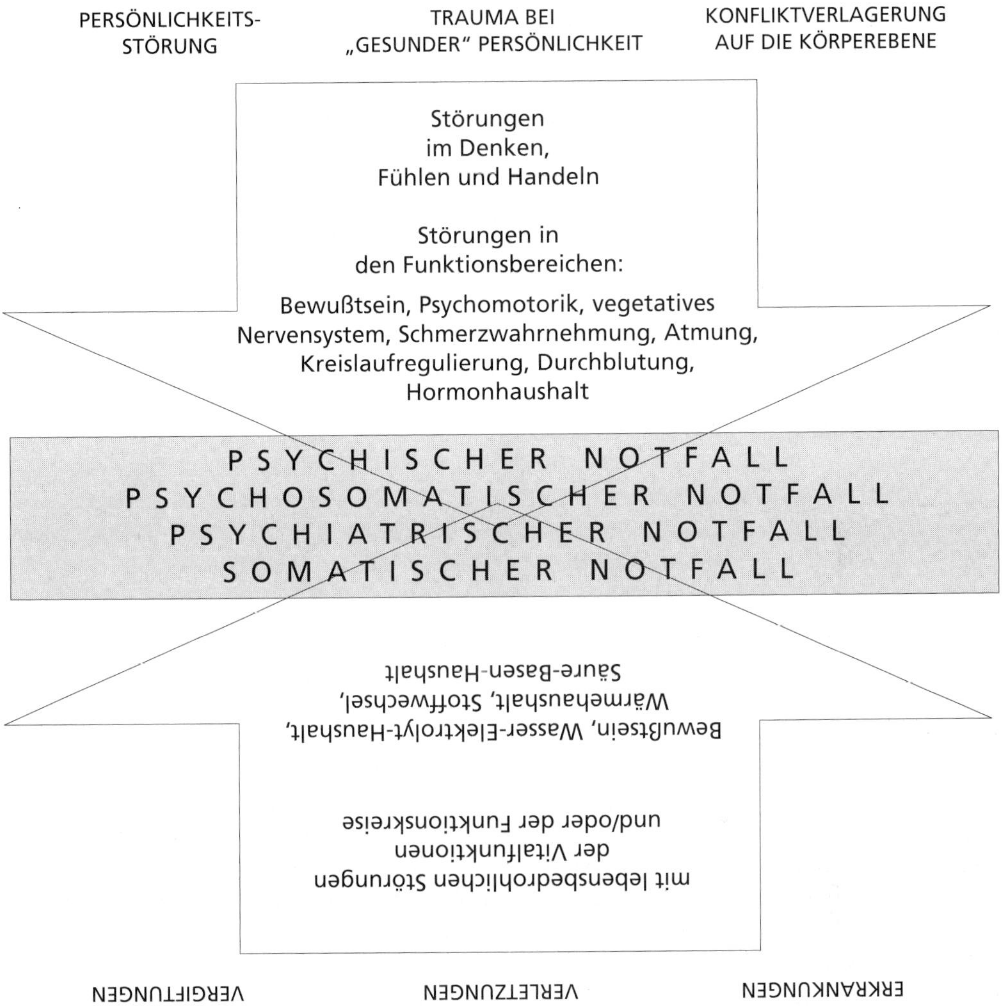

Definition des Notfalles

| PERSÖNLICHKEITS-STÖRUNG | TRAUMA BEI „GESUNDER" PERSÖNLICHKEIT | KONFLIKTVERLAGERUNG AUF DIE KÖRPEREBENE |

Störungen
im Denken,
Fühlen und Handeln

Störungen in
den Funktionsbereichen:

Bewußtsein, Psychomotorik, vegetatives
Nervensystem, Schmerzwahrnehmung, Atmung,
Kreislaufregulierung, Durchblutung,
Hormonhaushalt

PSYCHISCHER NOTFALL
PSYCHOSOMATISCHER NOTFALL
PSYCHIATRISCHER NOTFALL
SOMATISCHER NOTFALL

mit lebensbedrohlichen Störungen
der Vitalfunktionen
und/oder der Funktionskreise

Bewußtsein, Wasser-Elektrolyt-Haushalt,
Wärmehaushalt, Stoffwechsel,
Säure-Basen-Haushalt

| VERGIFTUNGEN | VERLETZUNGEN | ERKRANKUNGEN |

Abb. 1

Die psychosomatischen Notfälle sind gekennzeichnet durch von den Patienten subjektiv äußerst bedrohlich und angstbesetzt erlebte Symptome (z.B. Herzneurose, akute Abdominalbeschwerden, anfallsweise Atemnot ...), jedoch meist geringe somatische Befunde sowie fehlende vitale Bedrohung. Allerdings kann es auch in dieser Patientengruppe wiederum durchaus lebensbedrohliche Situationen geben, wenn z.B. ein Asthmapatient in einen Status asthmaticus kommt. (Die Einteilung in die verschiedenen Notfallgruppen kennt klarerweise etliche Überschneidungen; siehe Abb. 2.)

Ohne hier auf den Begriff der Psychosomatik, seine Definition und Klassifizierung näher eingehen zu können – wir verweisen auf einschlägige Lehrbücher –, sei darauf hingewiesen, daß sowohl aus der Gruppe der sogenannten Psychosomatosen, bei denen or-

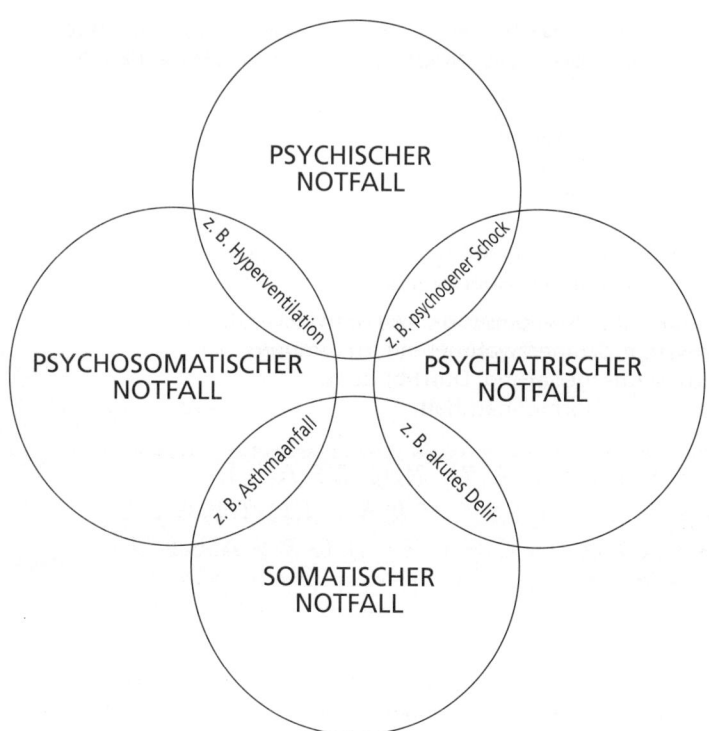

Abb. 2

ganpathologische Befunde vorliegen, Notfälle hervorgehen können, z.B. das Asthma bronchiale, Ulcus duodeni, als auch bei den funktionellen Störungen und den Konversionssymptomen.

Die durchaus auch vital bedrohlichen Krankheitsbilder der Psychosomatosen (etwa die akute Blutung aus einem Magenschwür) sind aber vom Blickwinkel des Ersthelfers als rein somatische Notfälle zu bewerten. Zu den funktionellen Störungen kann man z.B. die vasovagale Synkope rechnen, die zumindest kurzfristig auch organische Veränderungen mit sich bringt. Andere psychosomatische Notfälle wiederum gehören, wie erwähnt, zu den Konversionssymptomen, die Krankheit hat hiebei oft eine starke sinnbildhafte Ausdrucksgestalt und betrifft meist Sinnesorgane und Willkürmotorik, wodurch vorerst der Eindruck entsteht, daß es sich um eine neurologische Erkrankung handelt (z.B. beim pseudoepileptischen Anfall), weist jedoch keine pathophysiologischen Veränderungen auf. Die Frage der Veränderung des Organbefundes ist im eigentlichen Notfall natürlich weder unmittelbar klärbar noch relevant; erst nachfolgend gewinnt sie im Hinblick auf die Therapie der Störung große Bedeutung.

Im vorliegenden Buch soll nun dieser weite, all den angeführten Bereichen Rechnung tragende Notfallbegriff zur Anwendung kommen, zumal für uns als Psychotherapeuten die vitale Bedrohung durchaus auch die seelische und/oder geistige und die zwischenmenschliche im Sinne der Fremdgefährdung miteinschließt. Ebenso ist das subjektiv erlebte Gefühl der Existenzbedrohung gerade dort (in der psychotherapeutischen Beziehung) ernstzunehmen, wo eine Validierung

Definition des Notfalles

Tabelle 1. Stufenmodell der Lebensbedrohlichkeit

Sofortige Reanimation notwendig
schwer Schockierte, Atemstillstand, Kreislaufstillstand, mehrfach Schwerverletzte

Akute Lebensgefahr, die ohne sofortige Behandlung wahrscheinlich tödlich enden wird (Helfer in Reanimationsbereitschaft)
z.B. Herzinfarkt mit Rhythmusstörung, tiefe Bewußtlosigkeit, Magen-Darmblutungen, Embolie, Wirbelfrakturen mit neurologischen Ausfällen, offene Brustraum- oder Bauchverletzung

Keine akute Lebensgefahr, eine kurzfristig sich entwickelnde Lebensgefahr kann aber nicht ausgeschlossen werden
Herzinfarkt, ausgeprägte Herzrhythmusstörungen, Schädelhirntrauma (über 15 Minuten bewußtlos), Intoxikationen, Drogennotfälle, Bewußtlosigkeit, Brustkorb- oder Bauchverletzungen, Kreislaufschock, Status asthmaticus, Schlaganfall, Delir, Suiziddrohung, gewalttätige Patienten

Der Notarzt- (bzw. Rettungs-)ruf ist erforderlich und in der Regel mit nachfolgender stationärer Aufnahme verbunden; eine akute Lebensgefahr ist jedoch nicht zu erwarten
Einfache Herzrhythmusstörungen (z.B. paroxysmale Tachykardie, vereinzelte Extrasystolen = Herzstolpern), noch unbehandelte Angina pectoris, schwerer Asthmaanfall, epileptische Anfälle, wiederholt auftretende Synkopen (kurzzeitige Bewußtlosigkeit), Bluthochdruckkrise, komplizierte Frakturen, Weichteil-, Nerven-, Gefäßverletzungen, alle nicht sofort beherrschbaren psychiatrischen Notfälle, schwere Rauschzustände, Abstinenzsyndrome

Eine rasche ärztliche Abklärung ist notwendig, es bedarf aber nicht unbedingt eines stationären Aufenthaltes
Psychosomatische Notfälle: Wiederholt auftretende Hyperventilationstetanie, komplikationsloser Asthmaanfall, vasovagale Synkope, Herzneurose, Panikattacke, funktionelle Bauchschmerzen (Koliken), Kopfschmerzen, Schwindelattacken, Hörsturz, psychogene Hörminderung

Psychischer Notfall: Psychogener Anfall, respiratorischer Affektkrampf, der aggressive Patient, psychogener Schock, akute Trauerreaktion, Kurzschlußreaktion, dissoziative Zustände, Gewalt- und Katastrophenopfer, Vergewaltigungsopfer, Kindesmißhandlung und sexueller Mißbrauch

Psychiatrische Notfälle, unkomplizierte Frakturen, anhaltendes Nasenbluten

Geringfügige Erkrankungen, die keiner Abklärung bedürfen und nur sehr selten eine Therapie erfordern
Orthostatischer Kollaps, Hitzekollaps, leichte Verletzungen, leichter Alkoholrauschzustand

der Gefühle auf Grund des fehlenden organischen Befundes von medizinischer Seite nicht erfolgen kann.

Demnach gehen die als Notfallmaßnahmen beschriebenen Interventionen weit über medizinische Erste Hilfe-Leistung hinaus – oder fangen schon lange vor dieser an. Das Spektrum reicht also vom reinen mitmenschlichen Zuspruch über die medizinisch-therapeutische Handlung (Reanimation, Lagerung ...) bis zur – verbalen oder nonverbalen – psychotherapeutischen Intervention.

Im akuten Notfall sollte der Ersthelfer in möglichst kurzer Zeit eine Beurteilung der Situation im Hinblick auf die Dringlichkeit einer ärztlichen Notfallintervention treffen können. Diese ist abhängig von der unmittelbaren Lebensgefahr für den Patienten, was im schwierigsten Fall eine sofortige Reanimation notwendig macht, im günstigeren Fall bedeutet, daß Zeit für einen Rettungsruf bleibt oder daß es sogar genügt, den Patienten zu einem späteren Zeitpunkt zur ärztlichen Abklärung zu schicken. In Anlehnung an ein von Notärzten verwendetes Schema zur Klassifizierung der Dringlichkeitsstufe von Notfällen, wird im Anschluß ein Überblick über die Lebensbedrohlichkeit der verschiedenen Notfallsituationen gegeben (Tabelle 1; Stufenmodell der Lebensbedrohlichkeit).

Notfall versus Krise, Notfallintervention versus Krisenintervention – Versuch einer Differentialdiagnose

Was der Notfallmedinziner unter einem Notfall versteht, ist klar definiert (siehe dazu Teil B, 2.1). Der Notfall in der Psychiatrie ist hingegen schon schwerer zu klassifizieren, zumal der Begriff der Krise, 1961 von Caplan definiert, immer weitere Verbreitung und Anwendung, nicht nur aber auch im psychiatrischen Feld findet. Häufig werden die beiden Begriffe Notfall und Krise synonym verwendet. Eine Beschäftigung mit der umfangreichen Literatur zum Thema zeigt auch, daß offensichtlich im psychiatrischen Feld und Umfeld sowohl für „Notfall" als auch für „Krise" sich nicht jeweils nur eine Definition durchsetzen konnte.

Für das vorliegende Buch ist eine Unterscheidung von Notfall und Krise dort wichtig, wo es um die Unterscheidung der notwendigen Maßnahmen, Notfallhilfe – Krisenintervention, geht.

Beiden Situationen gemeinsam sind eine besondere Dringlichkeit, die (subjektive) Bedrohtheit des Patienten, zeitliche Begrenztheit und ungewisser Ausgang – und die Aufforderung an den Arzt/Helfer/Therapeuten, unmittelbar zu intervenieren und dann erst weitere diagnostische Überlegungen anzustellen.

Gerade bei der Dringlichkeit läßt sich aber bereits ein wesentlicher Unterschied festmachen. Der Notfall erfordert im allgemeinen wesentlich rascheres Handeln, oft geht es hier um Minuten bis maximal Stunden, während der zeitliche Rahmen im Fall einer Krisenintervention durchaus Stunden bis ein, zwei Tage beträgt. Die unmittelbare Intervention, die ein Helfer im Notfall setzt, besteht generell in aktivem, handelndem Eingreifen und/oder Entscheiden, im Krisenfall steht vorrangig Verstehen der Situation des Klienten am Beginn weiterer Maßnahmen. Natürlich kann das aktive Handeln im Notfall nicht nur im Be-handeln bestehen, sondern kann auch ein Beurteilen oder Einordnen der für den Patienten bedrohlichen Symptomatik darstellen.

Notfallpatienten sind in den allermeisten Notfällen nicht mehr in der Lage, selbst um Behandlung oder Betreuung zu fragen, ein Notfall zeichnet sich ja durch die „plötzliche und unmittelbare Gefährdung des Lebens, der körperlichen Integrität oder der Gesundheit" (Häfner und Helmchen 1978, zit. nach Sauvant, Schnyder 1996) aus. Krisenpatienten hingegen nehmen in vielen Fällen noch selbst Kontakt zu Beratungsstellen, Ambulanzen usw. auf oder werden von Angehörigen dorthin begleitet. So ist im Notfall die Rollenverteilung auch klar definiert als das Gegenüberstehen von einem Verantwortung tragenden Arzt/Therapeuten und einem passiv erleidenden Hilfesuchenden. In der Krisensituation wird sich die Verantwortung ein Stück auf den Klienten hin verlagern, von dem man ein gutes Maß an Kooperationsfähigkeit erwarten kann. Notfallpatienten müssen häufig bei fehlender Kooperation behandelt werden.

An diesem Punkt fällt allerdings wieder die Überschneidung der beiden Situationen Notfall und Krise auf, denn wenn auch im allgemeinen der Notfall rasches Handeln und Verantwortungsübernahme vom Helfer erfordert, gibt es sicher Notfälle, bei denen schon am Beginn der Intervention auf die Ressourcen des Patienten zurückgegriffen werden kann. Grundsätzlich gilt, daß Notfall und Krise einander nicht ausschließen müssen, es gibt Krisen, aus denen ein Notfall (z.B. eine akute psychotische Episode) entsteht, es gibt Notfälle (z.B. Herzinfarkt), aus denen sich eine Lebenskrise entwickelt.

Oft folgt einer Notfallmaßnahme, in der ein Therapeut, Ersthelfer oder Arzt ein hohes Ausmaß an Aktivität setzt, eine Phase der gemeinsamen Bearbeitung der schweren subjektiven Notlage, in der der Klient sich befindet. Dabei ist die Kooperationsfähigkeit des Klienten vermehrt vonnöten und die Aktivität des Helfers kann zurückgenommen werden; in solchem Falle steht wiederum die lebensgeschichtliche Krise eines Menschen mit dem damit verbundenen Leiden, aber auch der darin immanenten Möglichkeit einer Neuorientierung im Mittelpunkt.

Inhaltsübersicht geordnet nach führenden klinischen Symptomen. Der Symptome-Kreis

Die gebräuchliche Praxis der Klassifizierung von Erkrankungen folgt einem pathophysiologischen System (Zuordnung einer Störung zu einem Organsystem), wodurch die Ätiologie der Störungen bereits berücksichtigt ist. Nach diesem Gesichtspunkt sind auch alle Erste-Hilfe-Bücher aufgegliedert.

Gerade der Ersthelfer aber, der einen Notfallpatienten vor sich hat, ist vorrangig mit der Phänomenologie einer Störung befaßt. Aus diesem Grunde sollen an dieser Stelle die wichtigsten, im Notfall auftretenden klinischen Leitsymptome den möglichen Grunderkrankungen zugeordnet werden. Eine Differentialdiagnose bleibt klarerweise dem erfahrenen Arzt vorbehalten.

1. Die anfallsartig auftretenden Krankheiten

Anfallskrankheiten sind Erkrankungen, deren Symptomatologie innerhalb kurzer Zeit (Sekunden, Minuten, bis längstens Stunden) einsetzt und wieder abklingt und eine Wiederholungstendenz mit gleichförmiger Verlaufscharakteristik zeigt. Nach Abklingen des Anfalls ist subjektiv normalerweise ein beschwerdefreier Zustand wiederhergestellt; der Anfall stellt jedoch lediglich eine Episode im gesamten Krankheitsgeschehen dar.

Anfälle sind auf Grund ihres plötzlichen und in der Regel unerwarteten Auftretens, verbunden mit der Unklarheit über ihre Äthiologie – sofern es sich nicht um ein bekanntes Anfallsleiden handelt – geradezu klassische Notfallsituationen.

1.1 Kurzdauernde Bewußtseinseinschränkung – Bewußtlosigkeit (Synkopen)

Häufig handelt es sich hier um Bewußtseinseinschränkungen, die von so kurzer Dauer sind, daß sie manchesmal gar nicht realisiert oder auch vom Patienten nur als Unwohlsein erlebt werden. Meist liegt die Ursache entweder in einer Störung des Blutdruckes bzw. der Gehirndurchblutung, oder dem Auftreten einer untypischen Epilepsieform oder dem kurzen Absinken des Blutzuckers.

Innere Medizin/Störungen der Herz-Kreislauffunktion
Die Herzrhythmusstörungen
Die vasovagale Synkope
Der orthostatische Kollaps

Innere Medizin/Atmungsorgane
Das Hyperventilationssyndrom

Neurologie
Der Schlaganfall
Der epileptische Anfall
Die Narkolepsie

Inhaltsübersicht

Psychischer Notfall
Hysterischer (psychogener) Anfall

Psychiatrie/Drogennotfall
Intoxikationen

1.2 Krämpfe (Konvulsionen) mit oder ohne Bewußtlosigkeit

Krämpfe sind unwillkürliche Muskelkontraktionen. Nach Ablauf und Ausdehnung werden folgende Formen unterschieden:
1. Klonische Krämpfe, das sind rasch aufeinander folgende kurzdauernde rhythmische Zukkungen antagonistischer (= gegenspielender) Muskeln.
2. Tonische Krämpfe, das sind Kontraktionen von starker Intensität und langer Dauer.
3. Tonisch-klonische Krämpfe als kombinierte Form kommen bei der generalisierten Form von Epilepsie, bei Eklampsie, beim Entzugssyndrom oder beim psychogenen Anfall vor.
4. Lokalisierte Krämpfe einzelner Muskeln oder Muskelgruppen. Beispiele sind fokal-motorische epileptische Anfälle oder der Wadenkrampf.
Die Ursachen von Krämpfen können sehr unterschiedlich sein. Sie reichen von zentralen Störungen (z.B. Epilepsie) über allgemeine Stoffwechselveränderungen (z.B. Hyperventilation) bis zu lokalen Veränderungen im Muskelgewebe.
Sauerstoffmangel im Gehirn geht sehr oft mit kurzen generalisierten Krämpfen einher, sie haben häufig ähnliche Ursachen wie die Bewußtlosigkeit.

Neurologische Notfälle
Der epileptische Anfall

Innere Medizin/Störung der Atemfunktion
Das Hyperventilationssyndrom

Innere Medizin/Störungen der Herz-Kreislauffunktion
Die Herzrhythmusstörungen
Der orthostatische Kollaps

Psychiatrie/ Drogennotfall
Intoxikationen

Akute vitale Störungen
Die Bewußtseinsstörungen

1.3 Lähmungen (Paresen)

Anfallsartige Lähmungen sind immer von kurzer Dauer (Sekunden bis Stunden). Mit großer Wahrscheinlichkeit sind sie die Folge einer flüchtigen Durchblutungsstörung im Gehirn oder der Extremitäten. Primäre Muskelerkrankungen und psychische Ursachen als Auslöser sind relativ selten.

Psychiatrischer Notfall
Der Stupor

Neurologischer Notfall
Der Schlaganfall

1.4 Atemnot (Dyspnoe)

Tritt plötzlich oder innerhalb kurzer Zeit eine Dyspnoe auf, dann kann es sich um eine Erkrankung des Respirationstraktes, des Herzkreislaufsystems oder um eine Störung des seelischen Gleichgewichts handeln.

Innere Medizin/Störung der Atemfunktion
Die Verlegung der Atemwege
Asthma bronchiale
Das Hyperventilationssyndrom

Innere Medizin/Störung der Herz-Kreislauffunktion
Die Herzinsuffizienz
Die Herzrhythmusstörungen
Der Herzinfarkt
Der Kreislaufschock
Die Lungenembolie

Psychischer Notfall
Der respiratorischer Affektkrampf
Der Angstanfall, die Panikattacke

1.5 Schmerzen

Neurologischer Notfall
Der akute Kopfschmerz

Innere Medizin/Störung der Herz-Kreislauffunktion
Der Herzinfarkt (Angina pectoris, psychovegetatives Herzsyndrom)

Akuter Schmerzzustand (Teil B)
Das akute Abdomen
Die Gallenkolik
Die Nierenkolik

1.6 Plötzliche Beeinträchtigung des Wohlbefindens

Dazu gehören alle Zustände raschen Blutdruckabfalls oder plötzliche Veränderungen im Hormonhaushalt, weiters Stoffwechselstörungen und vor allem emotionale Störungen. Auch chronischer Blutniederdruck (Hypotonie) begünstigt derartige Zustände. Die Symptomatik läßt sich meist nicht eindeutig einem bestimmten Organsystem oder einer bestimmten Ursache zuordnen. Angst und vegetative Begleitsymptome sind aber immer vorhanden. Bei den emotionalen Störungen sind es vor allem ängstliche, depressive, hypochondrisch veranlagte Patienten, die unter der plötzlichen Beeinträchtigung des Wohlbefindens leiden.

Inhaltsübersicht

Innere Medizin/Störung der Herz-Kreislauffunktion
Die Herzinsuffizienz
Die Herzrhythmusstörungen
Die vasovagale Synkope (Vorstadium)
Der orthostatischer Kollap (Vorstadium)
Die Bluthochdruckkrise

Innere Medizin/Stoffwechselstörungen
Das hypoglykämische Koma
Die Hyperthyreose

Innere Medizin/Störung der Atemfunktion
Das Hyperventilationssyndrom

Psychiatrische Notfälle
Die akute Verwirrtheit
Der Angstanfall, die Panikattacke
Intoxikation und Entzug

Neurologischer Notfall
Die akute Schwindelattacke

Hals-Nasen-Ohren-Notfälle
Der Hörsturz
Das akute Globusgefühl

1.7 Plötzliche Veränderung des Denkens und der Affekte

Psychiatrische Notfälle
Der akute Erregungszustand
Das akute Delir
Das suizidale Verhalten/Der Suizidversuch
Die akute Psychose
Der Stupor
Der Drogennotfall

Psychische Notfälle
Der psychogene Anfall
Der respiratorische Affektkrampf
Der gewalttätige Patient – das hochaggressive Kind
Psychoreaktive Zustände
Der psychische Schock
Die akute Trauerreaktion
Die Kurzschlußhandlung
Dissoziative Zustände
Gewaltopfer

2. Der Symptome-Kreis

Um eine rasch einprägsame, optische Erfassung der Leitsymptomatik der einzelnen, beschriebenen Notfallsituationen zu ermöglichen, wurde als Darstellungsform der Kreis, in welchem die wichtigsten Kategorien des körperlich-seelischen Ausdrucks bzw. der Befindlichkeit benannt werden, gewählt.

Der Kreis faßt schematisch die speziellen Leitsymptome in wenige Phänomene, die sowohl für den Patienten erfahrbar als auch für den Ersthelfer (meist) unmittelbar beobachtbar sind. Die Stärke der eingezeichneten Pfeile entspricht annäherungsweise der Intensität der Symptome, die im allgemeinen im speziellen Notfall zu erwarten ist (Abb. 3).

Die Kategorie „Bewußtseinszustand" signalisiert qualitative und quantitave Störungen des Wachheitsgrades – er erstreckt sich von der Bewußtseinstrübung bis zur Bewußtlosigkeit – und des Bewußtseinsinhaltes. Der qualitative Aspekt der Bewußtseinsstörung beschäftigt sich mit der Fähigkeit bzw. dem (teilweisen) Verlust der Fähigkeit, in kognitive Auseinandersetzung mit dem Erlebten und Wahrgenommenen zu treten, und die Möglichkeit zu Reflexion und Selbstreflexion zu nutzen. Ein durchbrochener Pfeil (z.B. beim Stupor oder beim psychogenen Anfall) soll andeuten, daß das Bewußtsein nur „scheinbar" von einer schweren Störung betroffen ist.

Die Kategorie „Denken" stellt den qualitativen Zustand der Hirnleistung dar, wobei hier sowohl somatische als auch psychiatrische Störungen wirksam sein können.

Unter die Kategorie „Affekte" fallen sämtliche vom Ersthelfer beobachteten oder vom Patienten selbst berichteten Gefühle und Stimmungen, die in ihrer Quantität und Qualität auffallend sind.

Unter „Motorik" sind die willkürlich kontrollierten Bewegungsvorgänge sowie die Psychomotorik, also alle durch psychische Vorgänge beeinflußten Bewegungen, zu verstehen.

Die Muskelbewegungen können auffallend überschießend (etwa die motorische Unruhe beim akuten Erregungszustand oder epileptische Krämpfe), auffallend unkoordiniert (wie etwa bei Intoxikationen durch Alkohol oder Tranquilizer), und auffallend vermindert sein, „wie gelähmt" (z.B. bei Bewußtseinsstörungen, Kreislaufstillstand oder Schlaganfall).

Das vegetative Nervensystem, im Symptome-Kreis abgekürzt mit „Vegetativ", spielt in krisenhaften Situationen des Körpers bzw. der Psyche eine wichtige spür- und sichtbare Rolle. Die verstärkte Aktivität vor allem des Sympathikus (siehe Teil B 1.3) kann zu Herzklopfen, nasser, oft auch kalter Haut, Zittern, motorischer Unruhe, Schwindel, Kälte- und Wärmeschauer, manchmal auch zu auffallenden Veränderungen der Augen (seltener Lidschlag, erweiterte Pupillen) führen. Auch Durchfall und Erbrechen können, z.B. auf Grund von Schmerzen oder Aufregung, vegetativ ausgelöst werden. Das vegetative Nervensystem spielt bei fast allen Intoxikationen eine zentrale Rolle.

Die Färbung der „Haut" bzw. die Lippenfärbung ist äußerlich erkennbarer Ausdruck der Kreislauffunktion einerseits und der At-

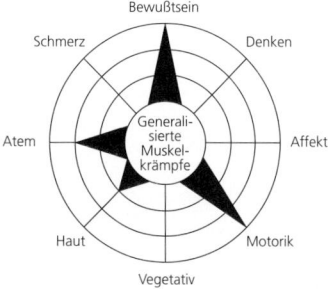

Abb. 3. Symptomekreis. Beispiel großer Epileptischer Anfall

mung, die wiederum die Sauerstoffsättigung des Blutes beeinflußt, andererseits. Im Schock wird die Haut blaß und feucht, bei Sauerstoffmangel blau (vor allem die Lippen) bzw. grau.

Die Kategorie *„Atem"* umfaßt Auffälligkeiten in der Art der Atmung – z.B. behinderte Atmung etwa beim Asthma bronchiale oder bei Aspiration eines Fremdkörpers –, im Tempo – z.B. verlangsamt bis zum Atemstillstand, etwa bei einer Intoxikation oder beim Zusammenbruch der Kreislauffunktion oder verstärkt, wie bei einer Hyperventilation oder einer allgemeinen Atemnot.

Oft gehen Notfälle mit *„Schmerz"* einher, der von den Patienten entweder unaufgefordert beschrieben oder durch den charakteristischen Gesichtsausdruck oder die Körperhaltung zum Ausdruck gebracht wird. In der Regel ist mit den Schmerzen auch eine Stimulation des vegetativen Nervensystems verbunden.

Bei Erkrankungen, die kein einheitliches Symptombild bieten, wie z.B. der Bluthochdruckkrise, wurde auf die Darstellung durch den Symptome-Kreis verzichtet, ebenso bei Erkrankungen deren Symptomatik allseits gut bekannt ist, wie etwa Kopfschmerzen.

Teil A

Allgemeines zum Schwerpunkt Psyche – psychologisch-psychotherapeutisches Grundlagenwissen

1. Phänomene der Notfallsituation im Rahmen der psychotherapeutischen Beziehung

1.1 Beschreibung der psychotherapeutischen Beziehung

Das psychotherapeutische Setting, mit dem wir uns in diesem Buch beschäftigen, umfaßt ein relativ weites Feld. Zum einen geht es um die „klassische" therapeutische Beziehung, wo ein hilfesuchender Klient einen Psychotherapeuten in freier Praxis oder an einer Institution aufsucht, um sich bei ihm in psychotherapeutische Behandlung zu begeben. Je nach gewählter Psychotherapiemethode werden das eine bis mehrere zeitlich klar begrenzte Sitzungen pro Woche sein, in denen Therapeut und Klient miteinander arbeiten. Handelt es sich um Gruppenpsychotherapie, so treffen, ebenfalls zeitlich klar strukturiert, mehrere Klienten mit einem, manchmal auch zwei, therapeutischen Gruppenleitern zusammen.

Immer finden diese therapeutischen Begegnungen unter sehr klaren vertraglichen Bedingungen statt, deren wesentlichste Freiwilligkeit und gegenseitiges Einverständnis über Setting (Frequenz, Dauer der Sitzungen, Finanzielles), Art der Zusammenarbeit und die Ziele der therapeutischen Arbeit sind. Die beiderseitige Vereinbarung über die Art der Beziehung – das WIE (zwischen Therapeut und Klient) steht also vor dem WAS (will der Klient verändern) – ist natürlich vor allem auch bei Patienten wichtig, deren Krankheitseinsicht nur beschränkt oder gar nicht vorhanden ist. Sie kann z.B. (in Therapierichtungen, deren Schwerpunkt die Bearbeitung des Hier und Jetzt ist) die Möglichkeit zu Feedback beinhalten, sie umfaßt (in tiefenpsychologisch orientierten Methoden) den Bereich der Übertragung und Gegenübertragung.

Zum anderen gibt es therapeutische Beziehungen in einem weiteren Rahmen in den vielen verschiedenen Institutionen, die kurz- bis mittel- oder sogar langfristig Klienten betreuen. Diese Betreuung kann von einer reinen Wohnunterbringung z.B. chronisch psychiatrisch Erkrankter in Wohngemeinschaften bis zum Versuch der Resozialisierung mit Arbeitstraining, gemeinsamen Aktivitäten, medizinischer Betreuung und psychotherapeutischer Behandlung im engeren Sinn, wie das in Übergangswohnheimen oder in Wohngemeinschaften für sozial schwierige Jugendliche geschieht, reichen. In diesen Fällen sind die Grenzen zwischen psychotherapeutischen Kontakten, sozialarbeiterischen, pflegerischen und medizinischen nicht immer so klar zu ziehen. Und die oben für die psychotherapeutische Beziehung im engeren Sinne postulierten Voraussetzungen scheinen nicht mehr so eindeutig erfüllbar.

Nicht immer wird es möglich sein, einen Behandlungsvertrag mit dem Klienten/Patienten zu schließen, der das Ziel der therapeutischen Behandlung im gemeinsamen Einvernehmen definiert, bei psychotischen Patienten ohne Krankheitseinsicht sogar unmöglich, trotzdem wollen wir von einer psychotherapeutischen Beziehung sprechen, bei der eben der sogenannte Verhaltensvertrag im Vordergrund steht, darunter ist ein Vertrag zu verstehen, der sich unmittelbar auf das Hier und Jetzt mit bestimmten Regeln bezieht, z.B. wäre das im Falle einer Wohngemeinschaftsunterbringung die Einhaltung bestimmter Ausgangszeiten, regelmäßige Kontakte zu den Betreuern oder die Erfüllung von Tätigkeiten im Rahmen der therapeutischen Gemeinschaft.

Wie immer die therapeutische Beziehung jedoch auch aussehen mag, in welchem Umfeld auch immer sie stattfindet, wieviel gesunde Anteile und wieviel Autonomie der Patient auch mitbringt, die Rollen – hier Therapeut, da Klient – sind definiert und beinhalten ihnen zugeordnete Verantwortlichkeiten. Definiert ist die psychotherapeutische Rolle einmal durch das Berufsbild des Psychotherapeuten (wie es z.B. auch im österreichischen Psychotherapiegesetz festgelegt ist), die individuelle Rollenauffassung des jeweiligen Psychotherapeuten und dann durch die jeweilige Abmachung zwischen Therapeut und Klient.

Eine klare Benennung der therapeutischen Beziehung mit ihren Möglichkeiten und Grenzen, die die autonomen Anteile des Klienten anerkennt und fördert, stellt eine große Sicherheit dafür dar, daß psychologische Spiele (z.B. Retter – Opfer) vermieden und symbiotische Angebote des Klienten, auch für ihn selbst, bewußt werden und bearbeitet werden können.

1.2 Die Regression

Regression ist ein in Psychotherapie und Psychologie häufig verwendeter Begriff. Ganz allgemein und umfassend beschreibt er die Rückkehr zu in der Entwicklung bereits durchlaufenen Stadien in Situationen erhöhter Belastung. Die Psychoanalyse, der Terminus Regression geht auf Sigmund Freud zurück, bezeichnet damit eine Rückkehr des Subjektes zu libidinösen Stufen, Objektbeziehung, Identifizierungen.

Nun kann eine Rückkehr zu bereits durchgemachten Entwicklungsstadien ein durchaus „normaler" Prozeß sein. Eine solche partielle (und wahrscheinlich sogar bewußte) Regression zu einer frühen Form und zu einem frühen Objekt der Lustbefriedigung praktiziert der erwachsene Mann, der mit seinem kleinen Sohn gemeinsam mit der Eisenbahn aus Kindertagen spielt und dabei die kindliche Freude wiedererlebt. Eine ähnlich „aufbauende" Wirkung hat auch die Regression, die jemand dadurch erfährt, daß er sich über Saunabesuch und Massage körperlich wohltun und pflegen läßt.

Von einer pathologischen Regression muß allerdings gesprochen werden, wenn sie als Abwehr eines Konfliktes entsteht. Wenn in Situationen erhöhter Belastung massive Angst auftritt, die nicht bewältigt werden kann, wenn ein Konflikt unbewältigt bleibt, dann entstehen regressive Impulse.

Als Beispiel sei hier eine Klientin mit dem Symptom Eßstörung genannt, die immer dann, wenn sie in einer ehelichen Auseinandersetzung mit ihrer Wut und ihrem Ärger in Kontakt kommt, anfallsartig zu essen beginnt, auf eine orale Ebene also regrediert.

Die Übertragung, die vor allem in den tiefenpsychologisch orientierten Therapierichtungen, in denen sie als Instrumentarium wirksam wird, aber natürlich auch in anderen therapeutischen Beziehungen entsteht, fördert regressive Impulse, die dann psychotherapeutisch bearbeitet werden können.

Das bedeutet, daß Psychotherapeuten daran gewohnt sind, bei ihren Klienten in den verschiedenen Phasen der therapeutischen Arbeit immer wieder Regressionen unterschiedlicher Dauer und Intensität zu erleben. Meist sind wir mit Regressionen auf einer seelisch-geistigen oder Verhaltensebene konfrontiert, in Träumen und Phantasien oder auf der Verhaltensebene in Symptomen wie etwa der Enuresis oder dem Waschzwang. Andere psychopathologische Zustände spielen sich bereits auf einer deutlich körperlichen Ebene ab: Der katatone Patient, der in einer fötalen Haltung verharrt, der Patient in einem hysterischen Anfall zum Beispiel.

Im Notfall haben wir es also in diesem Sinne – nämlich durch die gezeigten, im Vergleich zum bereits erreichten Entwicklungsstadium primitiveren Verhaltens- und Ausdrucksmerkmale – mit einem regressiven Phänomen zu tun. Während bei einer seelischen Regression des Patienten/Klienten der Spielraum des Therapeuten hinsichtlich seiner Intervention meist erheblich größer ist, verlangt der akute Notfall und die Regression des Klienten auf die körperliche Ebene rasches und direktives Eingreifen. Die sonst für die psychotherapeutischen Beziehung postulierten Grundvoraussetzungen des gegenseitigen Einverständnisses und der Ausgewogenheit hinsichtlich Leistung und Gegenleistung, sind nicht mehr gegeben.

Wenn nun der Psychotherapeut zum Notfallhelfer für den Klienten wird, erfährt die ursprünglich klar definierte therapeutische Beziehung eine deutliche Änderung. Außerdem können sowohl beim Klienten als auch beim Therapeuten auf Grund der Situation wichtige Übertragungs- bzw. Gegenübertragungsgefühle entstehen, die an anderer Stelle noch besprochen werden.

Regression entsteht aber auch dann, wenn durch Krankheit oder Unfall jemand zum Patienten wird und sich nun in dieser Rolle anderen gegenüber findet, die professionelle Helfer sind. Tätigkeiten und Verhaltensweisen, die für den Gesunden selbstverständlich sind (An- und Auskleiden, Körperpflege, das Einnehmen von Mahlzeiten und vieles mehr), können nun erschwert oder gar unmöglich sein. Pflegepersonal, Ärzte, Betreuer übernehmen es, den Patienten in diesen Handlungen zu unterstützen oder sie zur Gänze für ihn auszuführen. Für manche Patienten kann diese erzwungene Regression ein großes Problem darstellen, sie erleben dabei Hilflosigkeit, Niedergeschlagenheit, Kränkung, wollen Hilfe nicht annehmen, fühlen Ungeduld und Ärger. Anderen Patienten gelingt es, die mit ihrem körperlichen Zustand verbundene Regression anzunehmen, wieder andere verfallen in einen Zustand, der gekennzeichnet ist von symbiotischer Haltung mit Wünschen nach Versorgung, die wohl über das körperlich notwendige Ausmaß hinausgehen und ein Ausdruck der seelischen Bedürftigkeit des Patienten sind.

1.3 Die Symbiose

Der Symbiosebegriff hat in den letzten Jahren eine stetige Modifizierung erfahren; ursprünglich verwendet als Bezeichnung für das Zusammenleben zweier Organismen, die einander durch die Lebensgemeinschaft nützen (lockere Symbiose) oder einander gar erst lebensfähig machen (vitale Symbiose), ist er heute auch im psychotherapeutischen Vokabularium ein gängiger Begriff.

Dabei gilt die Beziehung zwischen der menschlichen Mutter und ihrem Kind als Sinnbild für eine (Lebens-) Gemeinschaft, die sich dadurch auszeichnet, daß bei mindestens einem der Partner mangelnde Eigenständigkeit angenommen werden muß. Bei der Mutter-Kind-Symbiose handelt es sich um eine durchaus gesunde Lebensgemeinschaft, die vorerst, in der Zeit der Schwangerschaft, der Geburt und der Stillperiode durch eine intensive körperliche Verbundenheit gekennzeichnet ist, die nach und nach auf dieser Ebene sich lockert und in eine „nur" emotionale Bindung übergeht, bis sich schließlich nach Auflösen der Symbiose zwei eigenständige, autonome Individuen gegenüberstehen.

Auch zu dieser gesunden Symbiose gehört die mangelhafte Abgrenzung der beteiligten Partner im Sinne eines „Wir"-Gefühles, die vitale und emotionale Abhängigkeit des Kindes und sein unausgesprochener Anspruch auf Versorgung sowie die unausgesprochene und selbstverständliche Übernahme der Verantwortung durch die Mutter.

Unter neurotischer symbiotischer Haltung soll die mangelhafte Abgrenzung zwischen Erwachsenen verstanden werden, das Negieren der persönlichen Eigenständigkeit im Hinblick auf Bedürfnisse, Gefühle, Handlungen und Entscheidungen oder der Eigenständigkeit des Gegenübers.

Gerade in den sogenannten „helfenden" Berufen stellt sich die Frage nach Überverantwortlichkeit und dem Überschreiten der Grenze der Autonomie des anderen immer wieder. Einmal aus Gründen der Persönlichkeitsstruktur des Helfers – oft (über-) fürsorglich – und der beruflichen Rolle – aktiv, handelnd, verantwortungsvoll; daraus resultieren dann häufig Gefühle der Unentbehrlichkeit verbunden mit Gefühlen der Überlastung. Zum anderen steht dem Helfer ja im Patienten/Klienten jemand gegenüber, der Hilfe braucht und/oder verlangt und sich bestenfalls entlastet fühlt, manchmal wohl aber auch entmündigt und in seiner Selbständigkeit beschränkt.

An dieser Stelle soll der Begriff der funktionellen Symbiose eingeführt werden; darunter wird eine Art gegenseitig akzeptierte und allen Beteiligten bewußte Arbeitsteilung verstanden, bei der Mitglieder einer Gemeinschaft verschiedene Rollen, verschiedene Aufgaben übernehmen, in der Überzeugung, daß der eine nicht tun kann, was der andere kann. Für den professionellen Bereich gilt die eindeutige Abmachung als wichtige Sicherheit zur Vermeidung von symbiotischen Handlungen bzw. zur Zurückweisung von symbiotischen Einladungen vom Klienten.

Nicht symbiotisch im neurotischen Sinn ist es, wenn körperlich Kranken im Rahmen einer Abmachung, geistig Kranken oder körperlich Kranken ohne Interaktionsfähigkeit gegebenenfalls auch ohne Übereinkunft Hilfestellung gegeben wird – wenn eine noch mögliche Selbständigkeit dabei nicht eingeschränkt wird.

Der Übergang von der gesunden zur behindernden Symbiose scheint allerdings im therapeutischen Bereich diffizil zu sein und bedarf ständiger Reflexion. In der psychotherapeutischen Beziehung werden von Klienten immer wieder symbiotische Wünsche an den Therapeuten herangetragen, auf der körperlichen Ebene im akuten Notfall kann die Eindringlichkeit dieser Einladung im wahrsten Sinne unwiderstehlich sein und der Therapeut hat oftmals nicht die Möglichkeit, bei seiner Hilfeleistung zu überprüfen, ob der Klient eine mögliche Selbständigkeit nicht mehr wahrnimmt. Umso wichtiger erscheint es uns, daß der Psychotherapeut sobald als irgend möglich, im akuten Notfall seine Verantwortung weitergeben kann – wenn nötig an medizinische Helfer oder an Personen, die zum sozialen Netz des Klienten gehören –, damit er wieder seine ursprüngliche Funktion einnehmen kann. Was an regressiven Elementen, an symbiotischen Wünschen in der Notfallsituation beim Patienten erlebt wurde, die Übertragungs- und Gegenübertragungsphänomene, die bei Therapeut und Klient aufgetreten sind, muß Thema in einer späteren Therapiesitzung sein.

1.4 Körperkontakt

Im Notfall bekommt neben den beiden auch in jeder anderen mitmenschlichen Beziehung ständig praktizierten Kontaktebenen, nämlich der verbalen und der visuellen (Reden und Blickkontakt) eine dritte mögliche Ebene, der Körperkontakt, eine erhebliche Bedeutung.

In sehr vielen Notfallsituationen ist der Helfer veranlaßt, Körperinterventionen zu setzen, das kann vom Pulsmessen bis zur Herzmassage reichen. In den meisten Fällen, in denen Psychotherapeuten zum Ersthelfer in medizinischen Notfällen werden, gibt es keine Zeit und Möglichkeit, in der Situation selbst das eigene Handeln zu reflektieren oder gar in Frage zu stellen. In anderen Fällen, in denen aus medizinischer Sicht keine Berührung des Patienten notwendig ist, kann aus psychologischer Sicht mehr als ein bloßes verbales Halt-Geben angezeigt sein, Anwesenheit spüren lassen statt Anwesenheit zeigen oder aussprechen. Hier kann es durchaus, vor allem auch für den weiteren therapeutischen Verlauf, sinnvoll sein, die Bedeutung und die Konsequenzen körperlicher Nähe für Therapeut und Klient zu überlegen.

Eine „körperliche" Erste Hilfe-Maßnahme, die ein Psychotherapeut seinem Klienten im akuten Notfall leistet, bedeutet natürlich in jedem Fall eine erhebliche Veränderung der bisherigen Beziehung, die zu gegebener Zeit sicher auch thematisiert werden muß. In einer therapeutischen Beziehung, die Körperkontakt zwischen Klient und Therapeut ausgespart hat – entweder aus grundsätzlichen Überlegungen heraus oder einfach weil bisher diese Art von Kontakt nicht notwendig oder angemessen erschien – ist eine Berührung noch bedeutender zu sehen. Vor allem die Übertragungsbeziehung wird von dieser Veränderung betroffen sein.

Wenn aus medizinischer Sicht keine Notwendigkeit zu einem körperlichen Eingriff besteht, stellt sich sehr häufig im Notfall trotzdem die Frage, ob und wenn ja wie eine Berührung des Hilfebedürftigen angezeigt ist. Die Untersuchung von F. Lasogga (1992) an verunfallten Menschen bringt ja deutlich zu Tage, daß die Betroffenen sehr wohl neben verbaler Hilfe auch nonverbale Stützung erwarten. Notfallhelfer ihrerseits verspüren häufig den Impuls, Betroffenen außer fachlich kompetenter Hilfe auch Zuspruch und körperliche Zuwendung zu geben.

Im psychotherapeutischen Bereich ist der Körperkontakt sowohl zwischen einzelnen therapeutischen Schulen als auch innerhalb der Therapieschulen zwischen einzelnen Vertretern ein kontroversielles Thema. Auf jeden Fall ist er ein Thema, das einen höchst differenzierten Umgang erfordert. Mehr als bei der seelisch-geistigen Nähe zwischen Klient und Therapeut ist zu überlegen, wie körperliche Nähe die Bereiche Abstinenz, Übertragung- und Gegenübertragung, Triebbefriedigung und Verwöhnung, Autonomie und Grenzüberschreitung beeinflußt.

Ausgehend von der Annahme, daß eine Notfallsituation immer zugleich eine regressive Situation ist, stellt sich die Frage nach dem Grad der Regression des Klienten bzw. nach seiner Ur-Bedürftigkeit nach Halt und Gehaltenwerden. Der Psychotherapeut macht sich im Laufe der therapeutischen Beziehung bzw. auch schon während der Erhebung der Anamnese ein entwicklungsgeschichtliches Bild darüber, wo sein Klient Ausfallserscheinungen an Halt und integrierender Hilfe hat. Klienten, die in ihrer Kindheit nicht genügend Halt(en) erfahren haben, entwickeln neben einem Kontakttabu zugleich ein großes Kontaktbedürfnis, was gerade auch bei Menschen mit psychosomatischer Problematik deutlich wird. Ein Kind, das mit seinen Affekten alleine gelassen wird und diese nicht in die Beziehung zur haltenden Mutter einbringen kann, bleibt alleine mit den dadurch entstehenden Gefühlen wie Verlassenheit, Sehnsucht, Wut und Ärger und erfährt eine Steigerung seiner Hilflosigkeit. Wenn eine Mutter auszudrücken vermag: „Ich bin bei Dir, ich halte Dich, ich gebe Dir Hilfe für den Umgang mit Deinen Gefühlen", dann werden diese bewältigbar, müssen nicht abgespalten oder verleugnet oder somatisiert werden und müssen nicht zu Phänomenen wie psychischer Erstarrung und Energieverlust führen.

Wenn ein Therapeut seinen Klienten berührt, kann er ihm vermitteln, daß er zu ihm in Beziehung ist, das erscheint uns in Notfallsituationen, auch wenn der Klient vielleicht gar nicht mehr aktions- und reaktionsfähig ist, wichtig. In Berührung bleiben heißt auch immer, den Kontakt nicht abbrechen lassen. Wenn die Kommunikation von Seiten des Patienten eingeschränkt oder gar vollkommen beendet ist, ist dieser Patient doch häufig erreichbar. So wie in solchem Fall die Aufrechterhaltung der verbalen Kommunikation sinnvoll sein kann – informieren, beruhigen – drückt die nonverbale Kommunikation vor allem die emotionale Präsenz aus, und die Beziehungsaufrechterhaltung zwischen Patient und Helfer bedeutet auch ein Stück Kontakt zur fühlbaren Realität.

Zugleich vermittelt der Therapeut dem Klienten, daß er ihn als körperliches Wesen wahrnimmt und mitsamt seiner Krankheit, seinem Anfall usw. akzeptiert. Etwaige Phantasien des Patienten, daß der (kranke) Körper, körperliche Zustände und dazu gehörende Affekte abstoßend seien, nicht auszuhalten, schlecht seien ... werden nicht genährt.

Berühren bringt auch häufig Bewegung in den affektiven Fluß, oft finden erst durch körperliche Nähe Empfindungen wie Trauer, Verzweiflung oder Angst ihren Ausdruck, in dessen Folge es dann wieder zur Entspannung kommen kann. Dort, wo körperliche Berührung Erinnerungen mobilisiert, kann die Nähe Zutrauen in die Dosierbarkeit der Affekte und – mehr als verbaler Zuspruch das vermag – Vertrauen in mitmenschliche Unterstützung geben

Immer ist auch die körperliche Geste der Unterstützung „nur" als Symbol zu verstehen, das die Bereitschaft verdeutlicht, dem geschwächten, regressiven Ich des Patienten, im medizinischen Notfall auch dem geschwächten Körper, beim Zulassen ängstigender Gefühle zur Seite zu stehen. Sie ist das jedoch auf einer tieferen Ebene als der verbale Zuspruch.

Auch bei einer grundsätzlichen Bejahung von Körperkontakt in Situationen, in denen er aus medizinischer Sicht nicht notwendig, aber aus psychologischen Überlegungen heraus angezeigt erscheint, sind Zurückhaltung und Vorsicht geboten. Im Idealfall hat der Therapeut die Möglichkeit, seinen Klienten nach dessen Bedürfnissen zu fragen oder ihm ein Angebot zu machen, das dieser nutzen kann oder auch nicht. Ist das nicht möglich, soll ein Halten „ein Berühren mit geringstmöglicher eigener Aktivität" von seiten des Therapeuten sein. Die schon an anderer Stelle zitierte Erhebung von Lasogga et al. hat als von betroffenen Patienten angenehm erlebten körperlichen Zuspruch Handhalten, Berührung an der Schulter und an der Stirn ausgewiesen.

Alexander Lowen (1975) beschreibt wie die Berührung des Therapeuten zu sein hat; von seinen Postulaten: warm, freundlich, vertrauenerweckend, frei von persönlichen Interessen und einfühlsam vs. mechanisch, sollen die beiden letztgenannten noch unterstrichen werden. Wie in jedem Kontakt zwischen Helfer und Hilfsbedürftigem ist die Motivation des Helfers unbedingt zu reflektieren. Wie immer die Motive eines „Retters" entstanden sind, sei es aus eigenen Defiziten, aus der eigenen Vergangenheit usw. ist die Identifizierung und die Bearbeitung dieser Motive wichtig, um dann Handlungen und Reaktionen ungetrübt und situationsbezogen setzen zu können.

Die Klärung der eigenen Bedürfnisse des Therapeuten am Kontakt ist auch zur Beibehaltung von genügend Distanz wichtig, die bei aller Nähe unabdingbar ist, um emotionale Verwicklungen und Rollenkonfusion zu vermeiden.

Daß ein körperlicher Kontakt niemals mechanisch gegeben werden darf, soll noch angesprochen werden, auch wenn der Vorwurf der Selbstverständlichkeit nahe liegt. Es gibt sicher gute Gründe, die dafür sprechen, in akuten Notfallsituationen neben kompetenten Erste Hilfe-Maßnahmen und verbalem Zuspruch auch mehr oder weniger sparsame körperliche Zuwendung zu geben. Allerdings gilt auch hier wie für andere „Maßnahmen", daß vom Helfer gesetzte Handlungen mit den persönlichen Fähigkeiten und Möglichkeiten übereinstimmen müssen. Ein unehrliches Halten ist, gerade bei psychiatrischen Patienten und bei allen Menschen, die in der Regression sehr empfindsame Antennen für die Gefühle des Gegenübers haben, oft mehr traumatisierend als kein Gehaltenwerden.

1.5 Übertragung – Gegenübertragung

Bei der Übertragung handelt es sich um die Wiederholung infantiler Vorbilder, die mit einem Gefühl der Aktualität erlebt werden. Unbewußte Wünsche in Zusammenhang mit frühen Objekten – das sind im allgemeinen die Eltern – werden aktualisiert; Sigmund Freud spricht von „Neuauflagen, Nachbildungen von Regungen und Phantasien" und von der „charakteristischen Ersetzung einer frühen Person durch die Person des Arztes".

Obwohl Freud diesen Mechanismus zuerst ganz klar als Haupthindernis, das sich dem Erinnern des Verdrängten widersetzt und als Form des Widerstandes bezeichnet, bemerkt er später, daß „diese Übertragung, welche sowohl in ihrer positiven wie in ihrer negativen Form in den Dienst des Widerstandes tritt, ... zum mächtigsten Hilfsmittel der Behandlung wird".

Nach der Psychoanalyse haben viele tiefenpsychologischen Therapierichtungen die Übertragung zu einem der wichtigsten Instrumentarien der therapeutischen Technik gewählt.

Im akuten Notfallgeschehen ist die Übertragung, die vom Klienten zum Psychotherapeuten besteht, möglicherweise einer Veränderung ausgesetzt – beziehungsweise kann es notwendig sein, die Übertragungsaktion, die gerade in diesem Rahmen eine Rolle spielt, zu erkennen.

Wie waren die frühen Erfahrungen des Klienten mit regressiven Zuständen, wie war seine Beziehung zur haltenden, oder eben nicht haltenden Mutter? Gab es elementare Ausfälle des frühen Objektes, gab und gibt es Gefühle des Alleingelassenwerdens, der Versagung, der Verlassenheit, Gefühle von Wut und Ärger beim Klienten. Und wo sind möglicherweise die Ausfallserscheinungen an Halt beim Klienten, welche Ur-Bedürftigkeit nach Halt ist vorhanden? Was von all dem wird in der Notfallsituation wieder aufgelegt? Was an unbewußten Wünschen und damit verbundenen Phantasien transportiert der Klient in die aktuelle Beziehung und Situation?

All dies sind Fragen, die zum speziellen Verständnis des Übertragungsgeschehens in der Notfallsituation, in der der Psychotherapeut zugleich Ersthelfer sein muß, hilfreich sein können.

Darüberhinaus stellt sich natürlich auch die Frage, wie der psychotherapeutische Ersthelfer vom Klienten erlebt wird – hilfreich, fürsorglich, allmächtig, gewährend, nährend, versagend, abweisend ... – und was davon der Realität entspricht bzw. welcher Teil der Wahrnehmung mit Übertragung zu tun hat. Welche Rolle nimmt der Therapeut ein, und welche Rolle versucht der Klient ihm möglicherweise zuzuweisen.

Unter *Gegenübertragung* ist – wenn man den Begriff eng faßt – die Gesamtheit der unbewußten Reaktionen des Therapeuten auf den Klienten und auf dessen Übertragung zu verstehen oder – wenn man den Begriff der Gegenübertragung weiter fassen möchte – alles das, was von der Persönlichkeit des Therapeuten in die Behandlung eingreifen kann.

Sowie die Übertragung ein spezielles Erlebens- und Verhaltensmuster des einzelnen Klienten, basierend auf seiner Lebensgeschichte meint, bezeichnet der Begriff Gegenübertragung ein spezielles Erlebens- und Handlungsmuster des einzelnen Therapeuten, das in Zusammenhang steht mit seiner ganz persönlichen Geschichte. Um als wichtiges Instrumentarium der therapeutischen Arbeit klar und möglichst ungetrübt zu sein, muß der Therapeut immer wieder bewußt darüber werden, wo er beziehungsmäßig und thematisch betroffen ist, vielleicht auch in Schwierigkeiten gerät, und wie der Zusammenhang zu seiner Lebensgeschichte ist.

Zum Thema der Ersten Hilfe im Notfall wird sich der Psychotherapeut fragen, wie es ihm emotional mit den körperlichen, aber auch seelisch-geistigen Zuständen geht, denen er im akuten Notfall begegnen kann, im Umgang mit welchen Krisen er sich sicher fühlt, wo seine Schwierigkeiten anfangen. Wichtig ist natürlich gerade im Fall Erster Hilfe auch die Reflexion zum Umgang mit körperbezogenen Interventionen – allgemein, also wie ist mein Zugang als Psychotherapeut zu Körperlichkeit, mein Umgang mit dem Körper (auch meinem eigenen) und speziell, wie geht es mir mit einem bestimmten Klienten, der meine Notfallhilfe braucht.

Welche Emotionen entstehen bei mir als Therapeut, vielleicht Angst, Ärger, Ekel, Fürsorge ... und warum? Ein weiteres Augenmerk wird der Therapeut auch auf die Frage lenken, ob es ihm gelingt, einerseits mit dem Klienten in Kontakt zu bleiben und andererseits zugleich auch genügend Distanz zu bewahren, was für die Objektivität und die eigene Handlungsfähigkeit wichtig und notwendig ist, um emotionale Verwicklung zu vermeiden und die objektive Konzentration auf das Problem und seine Lösung nicht zu gefährden.

Gelingt es dem Therapeuten/Ersthelfer außerdem, die nötige Fürsorge und Zuwendung aufzubringen, zugleich aber in Kontakt zu sich selbst und seinen Emotionen zu bleiben?

Die Bewußtmachung der angesprochenen Themen ist sowohl wichtig für den durch die Notfallsituation veränderten therapeutischen Prozeß, als auch für den nicht (im engeren Sinne) psychotherapeutisch tätigen Ersthelfer, weil angenommen werden kann, daß die Reflexion über Gegenübertragungsphänomene einen wesentlichen Verarbeitungsmechanismus von emotional berührenden Ereignissen darstellt.

2. Die Psychische Erste Hilfe

2.1 Regeln der Psychischen Ersten Hilfe

Der Bereich der Psychischen Ersten Hilfe bleibt bislang in Erste Hilfe-Kursen und Lehrbüchern zu diesem Thema weitgehend ausgespart.

Da jedes körperliche Trauma zugleich eine psychische Belastung bedeutet, erscheint es unbedingt notwendig, einem Notfallpatienten neben der medizinischen Ersten Hilfe auch psychische Hilfe zukommen zu lassen.

In Lehrbüchern der Klinischen Psychologie gibt es genauso wenig konkrete Hinweise zu diesem Thema wie in sozialpsychologischen Richtungen. Einen an Psychische Erste Hilfe angrenzenden Bereich stellt sicherlich die sogenannte Krisenintervention dar, die aber speziell im psychiatrischen und im psychopathologischen Bereich ihren Schwerpunkt hat. Auch für Psychotherapeuten ist die seelische Erste Hilfe auf Grund ihrer Ausbildung und Praxis zwar ein naheliegendes Thema, geradedort aber, wo für den akutmedizinischen Notfall Strategien gefragt sind, herrscht viel Unsicherheit, weil wohl psychotherapeutische Grundhaltungen hilfreich sind, erlernte Techniken hingegen nicht.

Wenn eine umfassende Erste Hilfe, also eine, die den hilfebedürftigen Menschen in seiner „psychosomatischen" Gesamtheit ernstnimmt, geleistet werden soll, scheinen klare und konkrete Handlungsanweisungen nicht nur im medizinischen Bereich unumgänglich, sondern auch im seelischen. Auch wenn viele der Regeln, die für emotionale Erste Hilfe als grundsätzliche Ratschläge gegeben werden können, wie Selbstverständlichkeiten klingen, scheint es auch in diesem Bereich eine Lücke zwischen der kognitiven Erfassung solcher Inhalte und der Umsetzung im Notfall zu geben. Zudem tritt bei vielen Menschen – vor die plötzliche Notwendigkeit gestellt, psychische und/oder medizinische Hilfestellung geben zu müssen – Angst ein, „etwas falsch zu machen", und die Unsicherheit führt oft letztendlich zu Passivität der nicht betroffenen Anwesenden.

Bierhoff (1990) hat in einer Studie zu Helferverhalten in Experimenten erhoben, wer wem hilft, das „Wie" der Hilfeleistung war aber auch in diese Untersuchung nicht miteinbezogen.

Schließlich haben an der Universität Dortmund F. Lasogga und B. Gasch ein Projekt ins Leben gerufen, das sich mit dem psychologischen angemessenen Umgang mit Unfallopfern beschäftigt. In einer Untersuchung, Interviews mit Betroffenen und professionellen Helfern, wurde von beiden Seiten her erhoben, was die wichtigen Faktoren zur Ersten Hilfe sind. Dabei wurde klar, daß betroffene Patienten neben professioneller Kompetenz soziale Kompetenz in Form von Einfühlungsvermögen, verbaler und non-verbaler Zuwendung und Schutz ihrer Intimsphäre erwarten.

Im Lehrgang „Psychotherapeutisches Propädeutikum" an der Universität Salzburg wurden Studenten in imaginativen Rollenspielen (Techniken aus Katathymen Bilderleben und geleiteten Phantasieübungen) aufgefordert, die Bedürfnisse von Notfallopfern nachzuempfinden zu versuchen, bzw. sich auch in Personen hineinzuversetzen, die Zeugen eines Notfalles werden und sich vor die Notwendigkeit gestellt sehen, Erste Hilfe zu leisten.

Interessanterweise decken sich die Ergebnisse der Rollenspiele der Studenten mit den Ergebnissen, die Lasogga und Gasch aus der Befragung von Unfallopfern und professionellen Helfern gewonnen haben.

Neben den Bedürfnissen der „Opfer" nach Verständnis, menschlicher Nähe und Zuwendung, verbalem Zuspruch und Information über das Geschehen im allgemeinen und Maßnahmen im besonderen wurde hier auch der Wunsch der Patienten nach einer Art „Hilfs-Ich" oder „Sprachrohr" artikuliert. Darunter soll eine Person verstanden werden, die auf der emotionalen Ebene nachfühlen kann, was im Patienten vorgeht, die gegebenenfalls – vorsichtig – formuliert, was an Gefühlen wie Angst, Schmerz, Hilflosigkeit usw. in der Situation auftreten kann, die einen Schutzschild nach außen darstellt, indem sie z.B. Neugierige fernhält und unbeteiligte oder störende Personen wegschickt, und die eine Verbindung zur Außenwelt in der Form hält, daß sie Angehörige oder Freunde verständigt.

In der Besprechung der Rollenspiele wurde von den „Notfallopfern" immer wieder betont, daß Hilflosigkeit und Angst des Helfers in der Situation sehr deutlich wahrgenommen wurden und eine zusätzliche massive Belastung darstellten. Hingegen wurde mehrfach betont, daß ein Helfer, der einfache Aktivitäten setzte, z.B. den Patienten zudeckt, ein Glas Wasser bringt, vom baldigen Eintreffen eines Arztes spricht, bereits als große Unterstützung und emotionale Sicherheit erlebt wird. Ebenso wurde in beinahe allen Fällen beruhigende verbale Kommunikation, z.B. in Form von einfacher Information, als entlastend erlebt, Schweigen des Ersthelfers hingegen in hohem Maße als Verunsicherung und teilweise sogar als „schlechtes Zeichen".

In der Rolle des Ersthelfers wurde relativ oft von der Erfahrung berichtet, daß das anfangs meist bestehende Gefühl der Unsicherheit bis Angst, mit der Situation zurecht zu kommen und das „Richtige" zu tun, sich erheblich verminderte, wenn der „Therapeut" begann, irgendwelche einfache Maßnahmen zu setzen (z.B. Beine hochlagern, Hand auf die Schulter des Patienten legen, fragen, informieren ...) und mit der dadurch gewonnenen Sicherheit auch die Fähigkeit wiederkehrte, kompliziertere – früher erlernte – Maßnahmen durchzuführen.

Psychische Erste Hilfe hat nun folgenden Forderungen gerecht zu werden (siehe Abb. 4).

An erster Stelle der Psychischen Erste Hilfe-Maßnahmen muß immer der *direkte, mitmenschliche Kontakt* stehen, das kann lediglich Augenkontakt sein, das sollte (fast) immer *verbaler Kontakt* sein – auch bei Personen, von denen man annimmt, daß sie selbst nicht sprechen wollen oder können und bei solchen, die bewußtlos oder bewußtseinsgetrübt sind. Dies weil aus Untersuchungen mit narkotisierten Patienten bekannt ist, daß die Hörfunktion länger als andere Sinneswahrnehmungen aufrecht bleibt, und weil außerdem auch jenseits des verbalen Inhaltes wichtige emotionale Botschaften vermittelt werden.

Zum verbalen Kontakt gehört wesentlich auch das *Zuhörenkönnen des Helfers*; durch „Spiegeln" und durch Bestätigung des Gehörten kann dem Patienten immer wieder Verständnis für seine Situation signalisiert werden.

Bei jedem Kontakt, ob *Augenkontakt, verbalem Kontakt* oder *vorsichtigem Kör-*

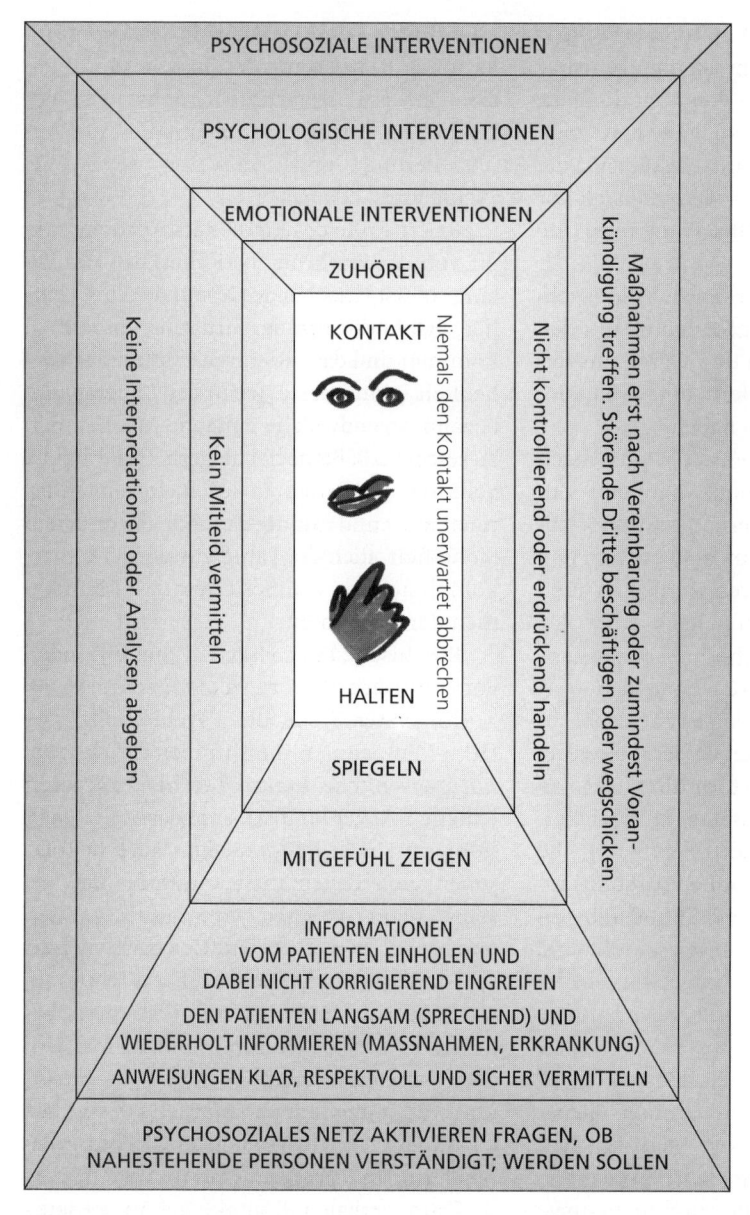

Abb. 4

```
PSYCHOSOZIALE INTERVENTIONEN
  PSYCHOLOGISCHE INTERVENTIONEN
    EMOTIONALE INTERVENTIONEN
      ZUHÖREN
        KONTAKT
        HALTEN
        SPIEGELN
      MITGEFÜHL ZEIGEN
    INFORMATIONEN
    VOM PATIENTEN EINHOLEN UND
    DABEI NICHT KORRIGIEREND EINGREIFEN
    DEN PATIENTEN LANGSAM (SPRECHEND) UND
    WIEDERHOLT INFORMIEREN (MASSNAHMEN, ERKRANKUNG)
    ANWEISUNGEN KLAR, RESPEKTVOLL UND SICHER VERMITTELN
  PSYCHOSOZIALES NETZ AKTIVIEREN FRAGEN, OB
  NAHESTEHENDE PERSONEN VERSTÄNDIGT; WERDEN SOLLEN
```

Seitliche Beschriftungen: Keine Interpretationen oder Analysen abgeben · Kein Mitleid vermitteln · Niemals den Kontakt unerwartet abbrechen · Nicht kontrollierend oder erdrückend handeln · Maßnahmen erst nach Vereinbarung oder zumindest Vorankündigung treffen. Störende Dritte beschäftigen oder wegschicken.

perkontakt muß darauf geachtet werden, daß er für den Patienten nicht erdrückend und kontrollierend wirkt, sondern auch in dieser Situation darf es, bei konstant bleibender emotionaler Unterstützung, den Wechsel aus Zuwendung und Abwendung wie in jeder anderen zwischenmenschlichen Beziehung geben.

Grundsätzlich kann angenommen werden, daß bei Patienten in Notfallsituationen meist ein starkes Bedürfnis besteht, nicht alleine gelassen zu werden und in der eigenen Hilfsbedürftigkeit und Hilflosigkeit Sicherheit und Unterstützung zu erhalten. Neben der bloßen Anwesenheit eines anderen Menschen und der *emotionalen Unterstützung* in Form von *Mitgefühl* (nicht Mitleid!) sind natürlich fachliche Erste Hilfe-Kompetenz und das Vermitteln dieser Kompetenz durch *Information* und *Erklärungen über getroffene Maßnahmen* sicherheitsvermittelnde Faktoren.

In seiner Regression sprechen den Notfallpatienten sicherlich emotionale „Interventionen" an, für manche Patienten ist es allerdings wichtig, so lange als möglich „zu funktionieren" und Kontrolle zu behalten; gerade für sie müssen genügend Informationen gegeben werden. Bei den meisten Notfallpatienten dienen genügend Informationen zusätzlich auch dazu Angst und Abwehr zu vermindern.

Grundsätzlich ist bei Notfallopfern immer wichtig, zuerst so weit als möglich, regressive Bedürfnisse wahrzunehmen und zu erfüllen, also Bedürfnisse beruhigt zu werden, berührt zu werden, verstanden zu werden usw., erst dann kann zwischen Helfer und Betroffenem wieder eine Kommunikation auf der Erwachsenenebene entstehen.

Wenn es der körperlich-seelische Zustand des Notfallpatienten erlaubt, ist es günstig im Sinne der Respektierung der Grenzen des Betroffenen, *Maßnahmen* erst *nach Vereinbarung oder nach Vorankündigung* zu treffen. Auch das kann beim Patienten das Gefühl mindern, völlig hilflos und ausgeliefert zu sein und dadurch die Compliance, die Bereitschaft zur Mitarbeit, erhöhen.

Da als Kernstück jeder Psychischen Ersten Hilfe der Kontakt, die menschliche Beziehung angesehen werden kann, ist neben den verschiedenen Möglichkeiten des Kontaktes von Augenkontakt bis Körperkontakt und neben der konstanten Verläßlichkeit auch die Beendigung sehr maßgeblich. Für einen Menschen in einer Notsituation, der seelisch oder körperlich existentiell bedroht ist oder sich bedroht fühlt, kann plötzliches Alleingelassenwerden äußerst traumatisierend sein. Gerade wenn eine Vertrauensbasis zwischen Ersthelfer und Notfallopfer entstanden ist, was ja auf Grund der hohen Bedürftigkeit des Patienten in vielen Notfällen rasch geschieht, bedeutet der „Verlust" dieser Person oft auch neue Hoffnungslosigkeit.

Wo die konstante Anwesenheit einer Person in der akuten Notsituation nicht möglich ist, soll daher unbedingt für Ersatz gesorgt werden und außerdem auch eine erklärende Mitteilung darüber gemacht werden.

Praktisch alle dieser genannten Maßnahmen dienen nicht zuletzt dazu, den Patienten zu beruhigen, ihm zu helfen, die Position der Aufregung, der Angst und der Unruhe verlassen zu können, auch in einer Extremsituation Sicherheit erleben zu können; in etlichen Notfällen, gerade psychosomatischer und psychischer Art, kann damit fallweise bereits eine Beendigung der Akutsituation erreicht werden, in anderen Notfällen eine Basis entstehen, daß der Patient vertrauensvoll die notwendige medizinische Versorgung über sich ergehen läßt.

Unbedingt zu vermeiden sind in akuten Notfallsituationen Interpretationen und Analysen des Geschehens, auch und gerade bei psychosomatischen und psychischen Notfällen, lediglich eine Beschreibung des augenblicklichen Zustandes ist angemessen, jegliche Art von Bearbeitung kann erst später, d.h. nach der Notfallsituation, am besten in einer psychotherapeutischen Arbeit im engeren Sinn erfolgen.

Weiters ist es wichtig, Erfahrungen, die der Patient macht, nicht zu korrigieren zu versuchen. Was immer der Patient fühlt und erlebt, ob auf körperlicher oder seelisch-gei-

```
            100%      VITALE BEDROHUNG      0%
                                              Ende der PEH
                                              KOGNITIV

KÖRPERBEZOGENE                                PSYCHISCHE ERSTE HILFE
INTERVENTIONSFORMEN                           (= SOZIALE KOMPETENZ
                                              UND PSYCHOLOGISCHE
                                              INTERVENTIONSFORMEN)

                                              AFFEKTIV
                                              Beginn der PEH
```

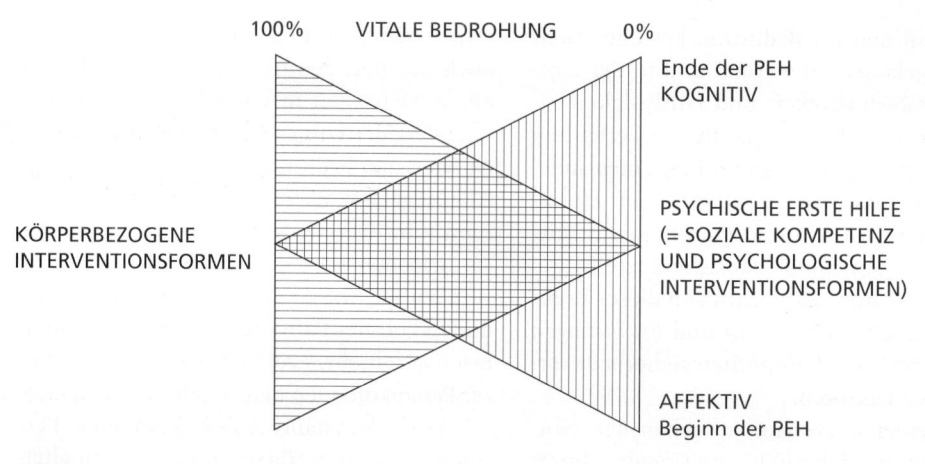

Abb. 5

stiger Ebene, ist ernst zu nehmen und damit in seiner Subjektivität auch zu akzeptieren.

Gleichermaßen soll im akuten Notfall dem Betroffenen so wenig als möglich verboten werden, es sei denn, er schade sich selbst. Daß es für die Helfer-Patienten-Beziehung kontraproduktiv ist, Vorwürfe zu machen, erübrigt sich beinahe zu sagen. Zusätzlich können natürlich durch Vorhaltungen auch Schuldgefühle des Patienten wachgerufen werden, was statt Beruhigung wieder Aufregung fördert.

Ebenfalls vermieden sollte es werden, daß mehrere anwesende Helfer vor dem Patienten Diagnosen austauschen, die (ohne Erklärung) den Betreffenden verunsichern und ängstigen; auch anscheinend bewußtlose Patienten nehmen häufig mehr an Information auf als angenommen.

Zusammenfassend kann also gesagt werden, daß Erste Hilfe im Idealfall „zweigleisig" laufen müßte: hier die medizinische Erste Hilfe, die sich in den adäquaten körperbezogenen Notfallmaßnahmen zeigt, dort die Psychische Erste Hilfe, die auf etlichen verschiedenen Stützpfeilern ruht, die sich vom affektiven Bereich in den kognitiven erstrecken (Abb. 5).

Der Beginn jeder Psychischen Ersten Hilfe ist die Begegnung mit dem Patienten in seinem regressiven Zustand, ist das Bei-ihm-Bleiben, das Nicht-alleine-Lassen, die Einfühlung. Dann beginnt die Phase der (verbalen) Kontaktaufnahme, des Sprechens, Beruhigens, Zuhörens. Damit wird schon übergeleitet in eine Phase der Zuwendung, des Mitfühlens, möglicherweise mit Hilfe von vorsichtigem Körperkontakt (Hand, Arm, Schulter). Nun ist auch der Schutz der Intimsphäre des Patienten wichtig, er muß vor unbeteiligten bzw. störenden Dritten abgeschirmt werden, bzw. ihm vertraute, nahestehende Personen können zu Hilfe gerufen oder informiert werden. Schließlich soll der Notfallpatient Informationen bekommen über das Geschehen bzw. über geplante oder getroffene Maßnahmen; wenn er dazu in der Lage ist, können mit ihm auch Vereinbarungen getroffen werden. Gelassene Aktivität der/des Helfers ist wichtig für das Notfallopfer, Passivität oder hektische, ziellose Aktivität verunsichern und belasten Helfer und Opfer.

Zusammenfassung der Regeln der Psychischen Erste Hilfe

1. Kontakt herstellen
   (reden, anschauen, berühren)
2. Zuhören (einfühlen, „spiegeln")
3. Informieren, ankündigen
4. Abschirmen, benachrichtigen
5. Bleiben (Ersatz besorgen)

Nicht:
1. *Alleine lassen*
2. *Interpretieren*
3. *Verbieten*
4. *Diagnose mitteilen*
5. *Korrigieren*

2.2 Psychologische Interventionsformen bei Schmerzen

Wenn der Schmerz nicht mehr lediglich als direkter Ausdruck einer organischen Schädigung gesehen sondern in einer ganzheitlichen, psychosomatischen Sicht wahrgenommen wird, liegt es auf der Hand, daß auch die Methoden der Schmerzbekämpfung ganzheitlich sein müssen. Neben bekannte Methoden wie die medikamentöse Schmerzbehandlung treten Techniken der Entspannung, der aktiven Schmerzkontrolle durch den Patienten und der Beeinflussung des Schmerzverhaltens.

Die notwendigen somatischen Erste Hilfe-Maßnahmen bei akuten Schmerzzuständen sind im Kapitel „Der akute Schmerzzustand" B, 3. angeführt. Voraussetzung für die gezielte psychologische Intervention ist immer eine bereits vorgenommene oder unmittelbar geplante somatische Abklärung der Schmerzen.

Gerade bei Schmerzkrankheiten ist die Einstellung gegenüber dem Symptom und die Art und Weise der Verarbeitung ein entscheidender Faktor im subjektiven Erleben. Dies wird besonders bei den chronischen Schmerzzuständen deutlich, bei denen die Schmerzursache nicht oder nicht mehr therapeutisch behandelt werden kann. Patienten, die unter ständig wiederkehrenden Schmerzen leiden (Kopfschmerzen, Rückenschmerzen etc.) können sich in ihrer Gesamtpersönlichkeit verändern. Die verstärkte Beschäftigung mit dem Körper und den Körperwahrnehmungen führt unter Umständen zu einer Herabsetzung der Reizschwelle für die Schmerzwahrnehmung. Reizbarkeit, Apathie und Resignation können folgen. Die Schmerzwahrnehmung stellt einen sich selbst verstärkenden Regelkreis dar, in dem vorhandene Ängste und Hoffnungslosigkeit die Schmerzintensität verstärken. Umgekehrt kann Entspannung helfen, diesen Regelkreis zu durchbrechen. Eine aktive Auseinandersetzung mit dem eigenen seelisch-körperlichen Zustand vor allem durch psychologische Verfahren ist eine noch viel zu wenig praktizierte Möglichkeit, Schmerzzustände erträglicher zu gestalten und gleichzeitig die Chronifizierung, etwa durch weitere schmerzhafte Muskelverspannungen oder weitreichende psychische und soziale Konsequenzen, hintanzuhalten.

Über die Regeln der Psychischen Ersten Hilfe hinaus können an dieser Stelle nur allgemeine Anregungen, den Umgang mit Schmerzpatienten betreffend, gegeben werden.

Die Ansatzpunkte der psychologischen Interventionen lassen sich grundsätzlich in zwei Gruppen einteilen, wobei in der Anwendung die Grenzen oft fließend gestaltet werden.

Maßnahmen

→ Entspannungstechniken (Fremd- und Autosuggestivtechnik)

Entspannungsmethoden verfolgen das Ziel, das physiologische Erregungsniveau zu dämpfen und dadurch den Teufelskreis Schmerz–Verspannung–Befindlichkeitsstörung–Schmerz zu unterbrechen.

Neben Entspannungstechniken wie z.B. Autogenem Training, Progressiver Muskelentspannung und entspannenden Atemtechniken, kommen auch hypnotherapeutische Techniken in der Schmerzbekämpfung zur Anwendung.

Selbst entzündliche Veränderungen der Haut nach Verbrennungen, die mit großen Schmerzen verbunden sind, können durch die Verwendung von fremd- und autosuggestiven Methoden nachhaltig positiv beeinflußt werden.

Sehr gut als Einstieg in eine Entspannung eignet sich die Imagination eines angenehmen Motives, eventuell auch eines Motives, das der Patient aus seiner eigenen Lebenserfahrung gerne wählen möchte. Beispiele dafür sind die Phantasiereise auf eine Sommerwiese, die Reise auf einen erholsamen Strand, eine schöne Landschaft usw. Eine spezielle und sehr wirksame Form dieser Entspannungstechnik stellt die Chakrencode-Übung dar, auf die im nachfolgenden Text noch genauer eingegangen wird.

→ Konkretisierungstechniken (affektiv-psychotherapeutisch)

Unter Konkretisierung versteht man den Versuch, mittels Visualisierung, also der bildlichen Vorstellung von einem Schmerz, dem psychophysiologischen Phänomen des Schmerzes eine neue Bühne der Darstellung zu bieten. Durch die Veränderung der Wahrnehmung des Schmerzes kann sich gleichzeitig eine Veränderung des subjektiven Schmerzerlebens ergeben. Die Imagination des Schmerzes kann ähnlich wie in der Katathym-Imaginativen Psychotherapie (KIP) anhand einer alle Sinnesqualitäten (optisch, akustisch ...) umfassenden Phantasie zur Ausführung gelangen.

Eine Konkretisierung kann aber auch, eventuell ohne vorhergehende Imagination, etwa dadurch erfolgen, daß der Patient angeleitet wird, dem Schmerz eine Stimme zu geben und ein Gespräch mit ihm zu führen. Zeichnerische oder psychodramatische Darstellungen des Schmerzerlebens bzw. des Schmerzes dienen gleichfalls der Konkretisierung, die in jedem Fall die Gefühle der Hilflosigkeit und des Ausgeliefertseins dem Schmerz gegenüber verändert, weil der Patient mit welcher Art der Darstellung auch immer, den Schmerz – als Bild, als Geschichte, als Symbol – selbst aktiv gestaltet. Eine Möglichkeit, bei der sowohl die Entspannungs- als auch die Konkretisierungstechnik je nach individueller Situation zur Anwendung kommen kann, ist die Schaffung eines Überganges von einem genau vorgegebenen Entspannungsmotiv zu einer Anleitung für den Patienten, mit der Unterstützung durch den Therapeuten, Kontakt mit dem Schmerz aufzunehmen und ihn zu visualisieren.

Die Visualisierung ermöglicht es, die Hintergründe des Schmerzgeschehens auf einer Symbolebene zu artikulieren, was nicht unbedingt mit dem Hintergrund der Erkrankung, sondern eher mit der aktuellen Schmerzverarbeitung und deren Ursachen in Zusammenhang steht.

Als spezielle Form einer Imagination ist natürlich auch die Vorstellung des Heilungsprozesses bzw. des betroffenen Organes oder Körperteiles im Zustand der Wiederherstellung möglich.

Der Schmerz kann sich in unterschiedlichsten Formen symbolisieren. Ist seine Intensität ausreichend, dann zeigt er sich im Bild des Patienten entweder direkt oder indirekt als Symbol. Wichtig für den Therapeuten ist zu wissen, daß der Schmerz sich immer zeigen wird, und das aller Wahrscheinlichkeit nach innerhalb kürzester Zeit.

Regeln

1. Konkrete und strukturierte Vorgaben machen!
2. Je größer der Schmerz, desto konkretere Vorgaben sind notwendig!
3. Je Ich-schwächer der Patient, desto konkretere Vorgaben sind notwendig!
4. Je regredierter der Patient, desto konkretere Vorgaben sind notwendig!
5. Kein direkter Bezug zum Thema Schmerz, sondern Symbolebene.
6. Nie gegen den Widerstand des Patienten, immer Freiraum zur Annahme/Ablehnung lassen.

Als Beispiel einer Entspannungsübung, die bei der Behandlung von Schmerzzuständen unterschiedlicher Genese zur Anwendung kommt, sei hier die sogenannte Chakren-Übung* vorgestellt. Die sieben Chakren stellen Energie-Zentren des Körpers dar; jedes Chakra hat einen eigenen Wirkungsbereich, der sich sowohl auf das körperliche als auch auf das geistig-seelische Befinden erstreckt. Auch hier besteht die Möglichkeit, nach dem Entspannungsteil auf die Ebene der Konkretisierung zu gehen und konkrete Schmerzstellen zu visualisieren und weiter zu bearbeiten.

Die Chakren-(Entspannungs-)Übung
(Modell einer Anleitung)

Der Patient wird zuerst in einen entspannten Zustand versetzt. Nun könnte etwa folgende Anleitung vorgegeben werden:

---

* Persönliche Mitteilung von Mag. Franz Wendtner, Institut für kooperative Psychologie, München.

– Am Ende der Wirbelsäule entsteht ein roter Punkt. Er strahlt in Ihre Beine hinein. In die Oberschenkel, die Unterschenkel, die Füße – bis in die Zehen. Alles ist frei und locker, schwer und warm.

– An Ihrer Wirbelsäule, in der Höhe des Schambeines, entsteht ein oranger Punkt. Er strahlt in Ihren Beckenraum hinen und lockert alle inneren Organe, lockert alle Muskeln. Alles ist frei und weit, alles ist locker, schwer und warm.

– An Ihrer Wirbelsäule, in der Höhe des Herzens entsteht ein grüner Punkt. Er strahlt in Ihren Bauchraum hinein – lockert alle inneren Organe, lockert die gesamte Brustmuskulatur, strahlt hoch in die Schultern, die Oberarme, die Unterarme, die Hände- bis in die Fingerspitzen. Alles ist frei und weit, alles ist locker, schwer und warm.

– An Ihrer Wirbelsäule, in der Höhe des Kehlkopfes entsteht ein blauer Punkt. Er strahlt in ihren Halsraum hinein – lockert alle inneren Organe, lockert alle Muskeln, alles ist frei und weit, alles ist locker, schwer und warm.

– An Ihrer Stirn entsteht ein lila Punkt. Er strahlt in Ihren Kopf hinein- lockert die gesamte Kopfhaut, die Stirn, die Brauen, die Nase, die Lippen, die Wangen, das Kinn, die Ohren und die Augen – alles ist frei und weit, alles ist locker, schwer und warm.

Der Patient wird aufgefordert, sich aus der Entspannung zu lösen.

Fallbeispiel

Eine 46jährige Patientin im fortgeschrittenen Stadium einer Mammakarzinomerkrankung wird wegen ihres psychischen und körperlichen Zustandes seit einiger Zeit psychoonkologisch betreut. Zwischen ihr und ihrem Therapeuten hat sich inzwischen eine sehr vertrauensvolle Beziehung aufgebaut. Gegen ihre Schmerzen wird sie medikamentös mit Morphium behandelt. Eines Tages kommt sie mit beinahe unerträglichen Schmerzen zur psychoonkologischen Sitzung, sie kann sich trotz der Medikamente kaum auf den Beinen halten.

Der Therapeut entschließt sich, mit der Patientin eine Entspannungsübung, nämlich die sogenannte Chakren-Übung zu machen. Als der Therapeut die Patientin am Ende der Übung fragt, ob sie die Stelle ihres Schmerzes sehen kann, beginnt sie gleich ein Bild zu beschreiben, das sie dort gehabt habe. Sie beschreibt eine Hölle in finsteren roten Farben, mit riesigen Flammen und großer Hitze. Da sehe sie auch eine Gestalt, das sei der Teufel, er habe eine schaurige Maske auf. Er habe auch zu ihr gesprochen: „Ich will Dir Schmerzen machen, es macht mir Spaß, Dich zu quälen." Auf die Frage des Therapeuten, ob sie hinter die Maske schauen wolle, erzählt sie, wie sie der Teufelsgestalt die Maske herunterreiße und dahinter ihren Mann erkennen könne.

In der Nachbesprechung der Phantasie schildert sie die momentane Beziehungssituation mit ihrem Mann als entsetzliche Belastung, die sie kaum aushalten kann. Er habe auf ihre Krankheit sehr negativ reagiert, lasse sie völlig im Stich und sie nimmt an, daß er sich trennen wolle. Überdies habe sie nun die Gewißheit, daß er seit kurzem eine Freundin habe. Nach etwa 20 Minuten Gespräch berichtet die Patientin, daß ihre Schmerzen verschwunden seien und sie sich viel wohler und kräftiger fühle. Sie bleibt für den Rest des Tages schmerzfrei!

Auch in nachfolgenden Sitzungen gelingt es der Patientin immer wieder, in der Entspannung Bilder entstehen zu lassen; in den Nachbesprechungsphasen stellt sie mit Hilfe des Therapeuten die Bezüge ihrer Bilder und Symbole zu ihrer Lebensgeschichte und ihrer Krebserkrankung her. Im Anschluß an die Sitzungen ist sie jeweils für mindestens einige Stunden bis maximal ein, zwei Tage schmerzfrei.

Teil B
Allgemeines zum Thema Soma

1. Medizinisches Grundlagenwissen – Anatomie der lebenserhaltenden Funktionskreise und deren Pathophysiologie

1.1 Das Herz-Kreislaufsystem

1.1.1 Anatomie, Physiologie

Das *Herz* liegt umgeben vom Herzbeutel, der die Reibung mit dem umliegenden Gewebe verhindert, etwa in der Mitte des Brustkorbs hinter dem unteren Teil des Brustbeins direkt auf dem Zwerchfell (Abb. 6). Zwei Drittel seines Umfanges liegen in der linken Brustseite, etwa ein Drittel in der rechten Brusthälfte. Von der Seite wird dieser Raum durch die beiden Lungenflügel, von hinten durch die Speiseröhre, die Aorta und die Wirbelsäule begrenzt. Oberhalb des Herzens befinden sich die vom Herz weg- bzw. zuführenden Blutgefäße und die Luftröhre. Die Herzspitze liegt im linken Brustkorb, etwa in der Höhe des Brustbeinendes in einer gedachten Linie, die durch die Mitte des Schlüsselbeines geht. Dort, zwischen der 5. und der 6. Rippe kann man eventuell den sogenannten Herzspitzenstoß tasten. Die *Herzgröße* entspricht beim Gesunden ungefähr der Größe der geballten Faust des betreffenden Menschen.

Funktionell (Abb. 7) kann man das Herz in zwei annähernd gleich große *Hälften* teilen, die von der längs der Herzachse verlaufenden Herzscheidewand (Septum) voneinander getrennt werden. Eine zweite, querverlaufende, mit Herzklappen versehene Abgrenzung trennt jede Herzseite in einen Vorhof und eine Kammer (Ventrikel). Die *Segelklappen* (Trikuspital und Mitralklappe) und die *Taschenklappen* (Aortenklappe und Pulmonalklappe) sorgen während der Herzaktion für einen gerichteten Blutstrom. Über die großen Hohlvenen gelangt das Blut in den rechten Vorhof. Der rechte Ventrikel pumpt das sauerstoffarme Blut über die Lunge in den linken Vorhof (kleiner Kreislauf). Der linke Ventrikel wirft das sauerstoffreiche Blut in den großen Körperkreislauf.

Die *Muskulatur* der Vorhöfe ist geringer entwickelt als die der Kammern. Die Kammermuskulatur des linken Herzens ist deutlich stärker entwickelt als die des rechten. Die Fasern der Muskulatur verlaufen spiral und ringförmig um die Kammern und verringern daher bei jeder Erregung deren Inhalt.

Das *Erregungsbildungs-und Erregungsleitungssystem* des Herzens besteht aus speziell modifizierten Muskelfasern, die für eine rhythmische Arbeitsweise des Herzens sorgen. In den sogenannten Knoten des Erregungsleitungssystems entstehen die Impulse, in den Leitungsbahnen werden diese weitergeleitet.

Der Sinusknoten befindet sich in der Wand des rechten Vorhofes, er ist der Schrittmacher des Herzens. In körperlicher Ruhe bildet er Impulse mit einer Frequenz von 60–80 Schlägen pro Minute. Das vegetative Nervensystem beeinflußt den Sinusknoten über sympathische Nervenfasern im Sinne einer Frequenzsteigerung und über parasympathische (Nervus vagus) im Sinne einer Impulsverminderung. Die im Sinusknoten gebildete Erregungswelle breitet sich über die umgebende Vorhofsmuskulatur aus und erreicht den am Boden des Vorhofes gelegenen Atrioventrikularknoten (AV-Knoten). Bei einem Ausfall der Erregungsbildung im Sinusknoten übernimmt der AV-Knoten die Schrittmacherfunktion mit einer Frequenz von 40–60 Schlägen. Parasympathische Impulse verzögern die Reizweiterleitung bzw. Reizbildung im AV-Knoten, sympathische bewirken das Gegenteil. Vom AV-Knoten ziehen zwei Bündel von Nervenfasern getrennt in jeweils eine Kammer.

Bei Ausfall des AV-Knotens wird die Erregungsübertragung unterbrochen und die Kammern beginnen in ihrem Eigenrhythmus, der bei 30–40 Schlägen/min liegt, zu schlagen. Das Herz behält also eine gewisse Autonomie, die besonders während eines Herzinfarktes deutlich wird, indem es in der Lage ist, bei Unterbrechung von Teilen des Reizleitungssystems weiterzuschlagen. Da die Erregungsbildung vom Sinusknoten ausgeht und über die Vorhofmuskulatur in die Kammern gelangt, kontrahieren sich zuerst die Vorhöfe (Ende der Diastole) und dann die Kammern (Systole).

Die beiden *Koronararterien* (Herzkranzgefäße) entspringen oberhalb der Taschenklappen der Aorta. Die rechte Koronararterie versorgt die Muskulatur der rechten Herzhälfte und die Hinterwände beider Ventrikel, die linke Kranzarterie vornehmlich die linke Herzmuskulatur.

Das *Blutgefäßsystem* besteht aus den vom Herz wegführenden Arterien (Schlagadern) und den zum Herz führenden Venen (Blutadern). Große Arterien, die das Blut unter hohem Druck weiterleiten, verlaufen weitgehend geschützt von Muskulatur und

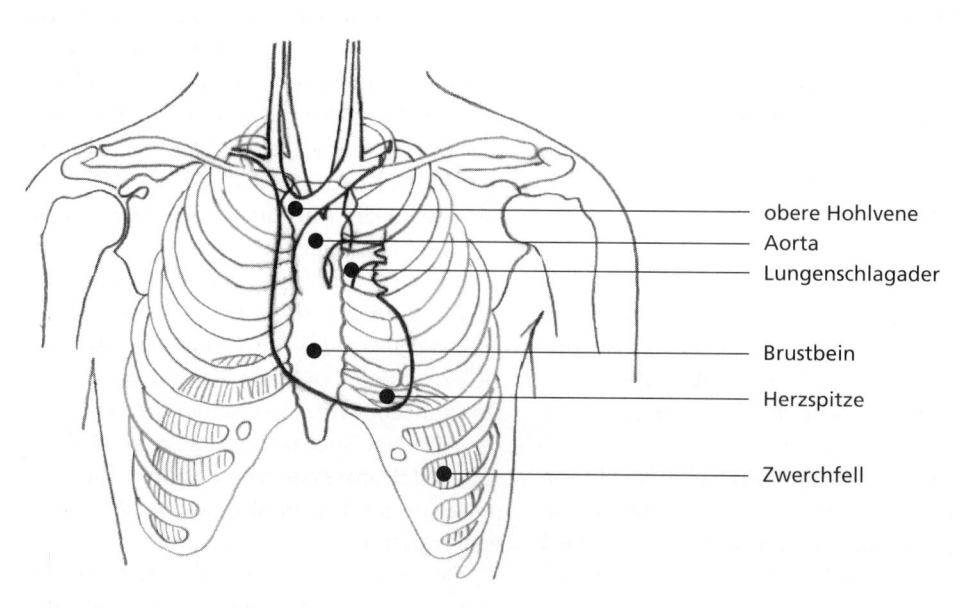

Abb. 6

Das Herz-Kreislaufsystem

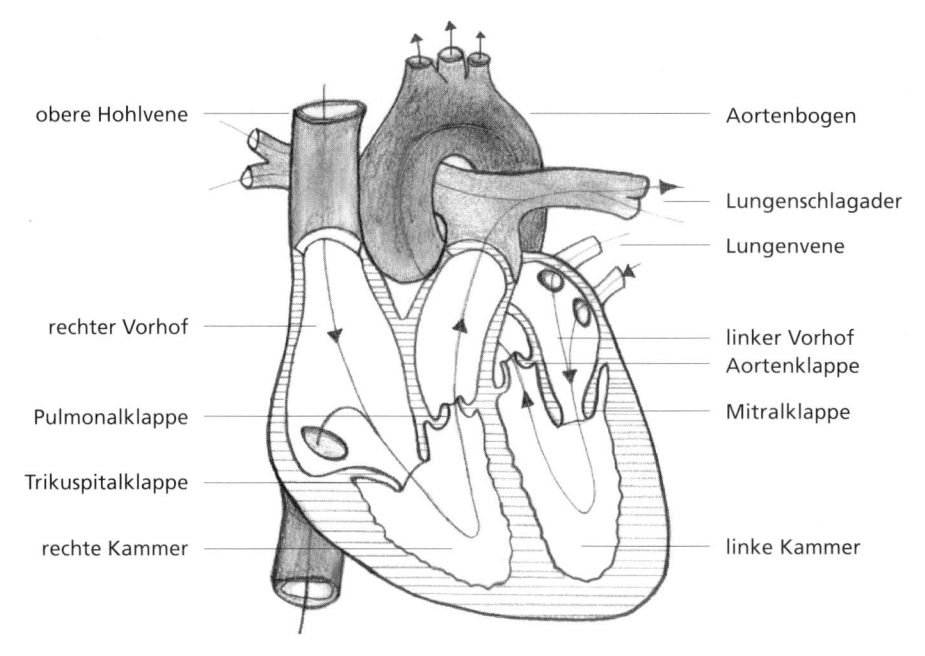

obere Hohlvene
Aortenbogen
Lungenschlagader
Lungenvene
rechter Vorhof
linker Vorhof
Aortenklappe
Pulmonalklappe
Mitralklappe
Trikuspitalklappe
rechte Kammer
linke Kammer

Abb. 7

Gewebe in der Tiefe. Arterien sind in ihren Wänden außerdem mit einer eigenen Muskelschicht ausgestattet und regulieren, beeinflußt durch das vegetative Nervensystem, über die Verengung oder Erweiterung ihres Gefäßdurchmessers wesentlich den Blutdruck und den Blutzufluß in einzelne Körperregionen. Die „Prinzmetal Angina" zum Beispiel, eine auf Koronarspasmen zurückzuführende Angina pectoris, hat in diesem Mechanismus ihren Ursprung. Wird eine Arterie durchtrennt, so kann sie sich an dieser Stelle kontrahieren und den Blutverlust dadurch gering halten. Die Venen verlaufen in der Tiefe mit den entsprechenden großen Arterien. Mit den oberflächlichen Venen, welche die „Aderzeichnung" des Körpers bilden, stehen sie in Verbindung. Die Venenwand ist wesentlich dünner und weniger elastisch als die der Arterien. Bei Verletzungen der Haut und der Weichteile sind daher vornehmlich Venen betroffen. In den Venen wird Blut mit niedrigem Druck transportiert und um den herzwärts gerichteten Blutstrom entgegen der Schwerkraft zu erleichtern, besitzen die Venen in Beinen und Armen in regelmäßigen Abständen Taschenklappen. Die kleinsten Blutgefäße, die Kapillaren, haben neben der Transportfunktion auch eine Austauschfunktion und sind für Blutflüssigkeit und einzelne Blutzellen durchlässig. Beim Kreislaufschock, allergischen Erkrankungen und Entzündungen ist das Gleichgewicht dieser Austauschfunktionen empfindlich gestört.

1.1.2 Die Funktionsweise von Herz und Kreislauf

Herzmechanik

Vereinfacht kann man sich das Herz als zwei hintereinandergeschaltete Pumpen vorstellen. Beide fördern die gleiche Blutmenge, nämlich ca. 60 ml bei einer Pumpaktion. Das rechte Herz pumpt Blut über den „kleinen Kreislauf" durch die Lunge in das linke Herz, dieses pumpt die gleiche Menge in den „großen Kreislauf" (Abb. 8).

Die linke Kammer benötigt, um mit der rechten Schritt zu halten, unvergleichlich mehr Druck und damit mehr Arbeit, um das gleiche Volumen durch den ganzen Körper zu bewegen. Entsprechend unterschiedlich dick ist auch die Muskulatur. Das linke Herz ist auch anfälliger für Sauerstoffmangel oder Überbelastung. Bei abfallender Leistung des linken Herzens kann es daher passieren, daß sich das vom rechten Herzen angelieferte Blut vor dem linken Herzen in der Lunge (Lungenödem) zu stauen beginnt.

Im Schlaf fördert das Herz in der Minute ca. 3,6 Liter (60 ml Schlagvolumen × 60 Schläge/min). Bei körperlicher Belastung steigt sowohl das Schlagvolumen als auch die Herzfrequenz, eine Steigerung der Fördermenge bis zum 5–6 fachen unter Ruhebedingung ist dadurch möglich. Das durchschnittliche Herzminutenvolumen beträgt ca. 5 Liter in der Minute. Um den Blutbedarf einzel-

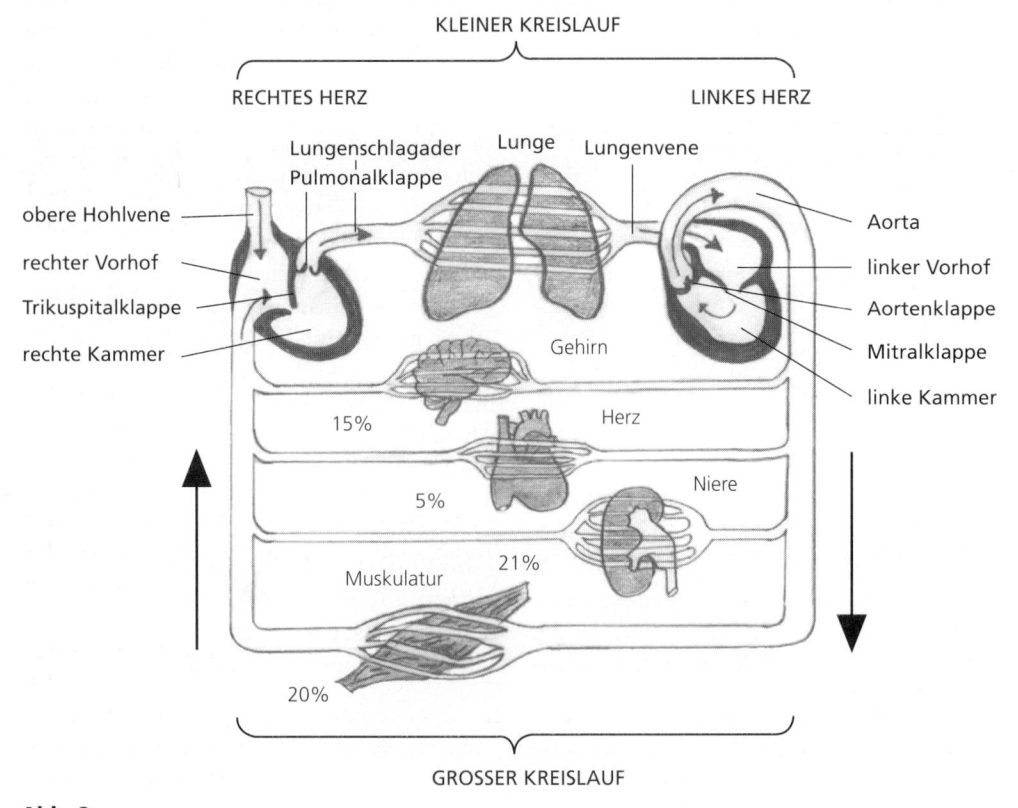

Abb. 8

Das Herz-Kreislaufsystem 47

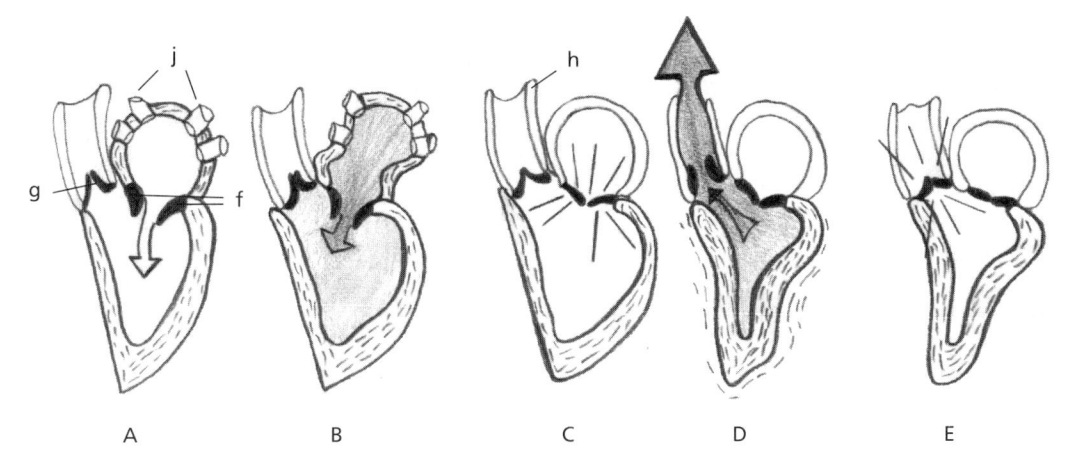

Abb. 9. Aktionsphasen des Herzens (dargestellt am linken Herzen). *A* Füllung des Ventrikels, *B* Vorhofkontraktion, *C* ventrikuläre Kontraktion, *D* ventrikulärer Auswurf, *E* ventrikuläre Erschlaffung, *f* AV-Klappe (Mitralklappe), *g* Aortenklappe, *h* Aorta, *j* Pulmonalvene

ner Organe zu verdeutlichen, wurde in Abb. 8 deren Anteil am Herzzeitvolumen in Prozent angegeben.

Die *Herzaktion* (Abb. 9) wird in zwei Zyklen eingeteilt: In die Diastole (= Füllungsphase) und in die Systole (= Auswurfphase). In der Diastole (Abb. 9A) strömt von den Vorhöfen über die geöffneten AV-Klappen (= Klappen zwischen Vorhof und Kammern) Blut in die Kammern. Im rechten Herz ist dies das venöse Blut aus dem großen Kreislauf, im linken Herz das soeben mit Sauerstoff angereicherte Blut aus der Lunge. Sowohl die Pulmonalklappe als auch die Aortenklappen sind dabei geschlossen, damit nicht das gerade in der Systole ausgeworfene Blut in die Kammern zurückströmen kann.

Die rasche Füllphase der Herzkammern ist durch das Zurückgehen der AV-Klappen in die Ausgangslage bedingt, wobei sich bildlich gesprochen die Kammern über den Vorhofinhalt „stülpen". Am Ende der Diastole kontrahieren sich die Vorhöfe (Abb. 9B), um noch die Kammern maximal zu füllen. In der nun folgenden Systole (Abb. 9C und D) spannt sich die Muskulatur beider Kammern um das von ihnen eingeschlossene Blut. Dadurch steigt der Kammerdruck schlagartig an, und die AV-Klappen schließen sich. Sobald der Druckanstieg in der linken Kammer den Druck der Hauptschlagader (Aorta) und der in der rechten Kammer den der Lungenarterie überschreitet, öffnen sich die Aorten und Pulmonalklappen, und die ventrikuläre Auswurfphase beginnt (Abb. 9D). Das gesamte Kammerblut wird nun in den großen (linkes Herz) und in den kleinen (rechtes Herz) Kreislauf ausgeworfen. Danach kommt es zu einer Erschlaffung der Ventrikel, zurückschlagendes Blut aus Aorta und Pulmonalarterie verschließt sofort die jeweiligen Klappen (Abb. 9E). Der Druck in den Kammern sinkt weiter ab und sobald er unter den Druck der Vorhöfe fällt, öffen sich die AV-Klappen, die Ventrikelfüllung (Diastole Abb. 9A) beginnt von Neuem.

Die Druckverhältnisse der beiden Kammern sind sehr unterschiedlich. Die linke Kammer erzeugt in der Systole einen Druck von etwa 125 mm Hg die rechte Kammer von ca. 25 mm Hg (mm Hg = Millimeter Quecksilbersäule).

Der *Blutbedarf* der verschiedenen Organe ist sehr unterschiedlich. Den größten Sauerstoffbedarf und damit Durchblutungsbedarf haben Gehirn und Herz, irreversible Organschäden treten bei mangelhafter Durchblutung oder Sauerstoffversorgung daher an diesen Organen am schnellsten auf.

Der *Blutdruck* entsteht durch die pulsatorischen Volumens- und Druckschwankungen im linken Ventrikel. Die elastischen Wände der großen Blutgefäße werden in der Austreibungsphase gedehnt, speichern dabei fast die Hälfte des Schlagvolumens und geben diese in der Phase nachlassenden Druckes (Diastole) an die nachfolgenden Blutgefäße ab. Damit verringert sich auch die Bandbreite der pulsatorischen Druckschwankungen. Die an den Oberarmen gemessenen Druckschwankungen werden als oberer (= systolischer) und unterer (= diastolischer) Blutdruck bezeichnet. Beim Gesunden beträgt dieser etwa 120/90 mm Hg. Beim älteren Menschen steigt der systolische Blutdruck stärker als der diastolische an, sollte aber den Wert von 160/95 mm Hg nicht überschreiten. Bestimmt wird der Blutdruck von der Druck-Volumen-Arbeit des Herzens, der Elastizität der Blutgefäße, dem Blutvolumen und dem Widerstand in den kleinen Blutgefäßen. Deren Widerstand steigt, sobald sich ihr Gefäßdurchmesser, etwa durch Einfluß des sympathischen Nervensystems, verringert – der Blutdruck steigt. Umgekehrt sinkt der Blutdruck bei sinkendem Gefäßwiderstand.

Die Kreislaufregulation

Das Ziel der Kreislaufregulation ist es, das Herzzeitvolumen dem aktuellen Bedarf des Organismus anzupassen (Leistungsanpassung), den Blutdruck konstant zu halten und die Durchblutung einzelner Organe auf den jeweiligen Funktionszustand anzupassen (lokale Selbststeuerung der Gefäße). Soll die Herzleistung gesteigert werden, so kann dies durch die Beschleunigung der Herzfrequenz und die Verstärkung der Kontraktionskraft geschehen. Die Kontraktionskraft kann neural (zentral), humoral oder durch eine Erhöhung der Vordehnung des Herzmuskels (während der Diastole) erfolgen. Die neurale Steuerung erfolgt über sympathische und parasympathische Nervenbahnen. Sympathikus-Stimulierung wirkt steigernd, Parasympathikus-Reizung vermindernd auf die Herzfrequenz. Druckfühler in Aorta und Halsschlagader (Sinus caroticus) melden Blutdrucksteigerungen an das im Hirnstamm (Medulla oblongata) liegende Kreislaufzentrum, welches reflektorisch durch Verminderung der Sympathikuswirkung und dadurch mit Blutdruckabfall reagiert.

Darüber hinaus gibt es noch an anderen Stellen Dehnungsrezeptoren (Barorezeptoren), die eine Rückkoppelung mit dem Kreislaufzentrum ermöglichen und so den Blutdruck konstant halten. Eine der Ursachen für die „essentielle" Hypertonie dürfte in der Störung dieses Regelkreises liegen.

Wird nun plötzlich, etwa bei Muskelarbeit, mehr Herzarbeit notwendig, so führt über die Erwartung der Muskelarbeit eine neurale Stimulation (verstärkter Sympathikotonus) zur Erhöhung der Herzfrequenz, Erweiterung der Koronararterien mit verstärktem Sauerstoffangebot für den Herzmuskel, Erhöhung der Herzkraft und zur Ausschüttung von Katecholaminen aus dem Nebennierenmark (humorale Steuerung). Die Katecholamine, vor allem Adrenalin, bewirken ihrerseits wiederum eine Verstärkung aller Effekte des sympathischen Nervensystems. Der Stoffwechsel im Herzmuskel wird maximal beschleunigt, die Blutgefäße in der Muskulatur erweitern sich, die der Haut und des Bauchraumes werden verengt. Durch den mechanischen Effekt der sich rasch kontrahierenden Skelettmuskulatur (Muskelpumpe) und der verstärkten Atembewegung wird vermehrt Blut zum rechten Herzen zurückgeführt und die Vordehnung des Herzmuskels vergrößert. Nach dem sogenannten Starlingschen Gesetz kommt es bei einer vermehrten Dehnung der Herzmuskelfaser zur einer verstärkten Kontraktionskraft. Dieser Mechanismus garantiert auch, daß es zu einer exakten Angleichung der Schlagvolumina des rechten und linken Ventrikels kommt, sodaß sich im Lungenkreislauf weder eine Stauung (Lungenödem) noch ein Leerpumpen ereignen kann. Die allgemeine Stimulation des Sympathikus führt zur Ausschaltung der Barorezeptoren (Dehnungsrezeptoren in der Aorta) und verhindert damit eine negative, und in diesem Fall unerwünschte, Rückkoppelung auf das Kreislaufzentrum. Langes, starkes Drücken auf die Halsschlagader kann wegen dieser Reflexbahnen zu unerwünschtem Blutdruck- und Frequenzabfall am Herzen führen und sollte daher auf Notfälle beschränkt werden. In Extremfällen ist damit auch ein Herzstillstand auslösbar (Stimulation des Nervus vagus). Die Herzkraft wird also von mehreren Faktoren gleichzeitig bestimmt. Bei gleicher Vordehnung werden die Herzkraft und das Herzminutenvolumen auch vom Stoffwechselzustand des Herzens beeinflußt und dieser wieder von der Koronardurchblutung. Diese hängt von der direkten Wirkung der sympathischen Herznerven und den über das Blut zugeführten Nebennierenhormonen ab. Eine effektive Steigerung der Herzleistung ist durch eine Erhöhung der Herzfrequenz möglich, aber nur bis auf das 2–3fache des Ruhewertes. Bci hoher Herzfrequenz wird die Zeit zur Füllung der Ventrikel immer kürzer und erreicht ab 180 Schlägen/min eine natürliche Grenze. In Zeiten erhöhten Bedarfes kann eine Leistung, die bis zum 10fachen des Ruhevolumens gehen kann, erforderlich sein; dies ist nur durch die Verstärkung der Kontraktionskraft und die Ausschöpfung der Kraftreserve des Herzens möglich. Das sogenannte Sportlerherz verfügt auf Grund der vermehrten Muskelkraft über eine langsamere Ausgangsfrequenz und damit auch über eine größere Bandbreite der Leistungsanpassung. Die initiale Frequenzsteigerung bei Arbeitsbeginn kann nach Steigerung der Kontraktionskraft wieder sinken; nicht so beim untrainierten Herzen, hier bleibt die erhöhte Herzfrequenz bestehen.

Muskelarbeit führt zu einer Erhöhung der Herzleistung bis zu 700%, Angst und Erregung zwischen 50–100% und reichliche Nahrungsaufnahme immerhin bis etwa 30%. Zu einer deutlichen Steigerung der Herzleistung kommt es auch in der Spätschwangerschaft oder bei Temperaturerhöhung des Körpers oder der Körperoberfläche (Fiebertachykardie, Hitzekollaps!). Zu einer deutlichen Abnahme des Herzminutenvolumens kommt es zum Beispiel beim Aufstehen aus dem Liegen (20–30% Verminderung – orthostatischer Kollaps!), bei Herzrhythmusstörungen und im Rahmen der Herzinsuffizienz.

Die Kreislaufregulation ist ein äußerst komplexer Vorgang und läßt sich nicht mittels eines einfachen Modells beschreiben. Zu den oben beschriebenen Regelkreisen kommen noch eine Vielzahl anderer Einflüsse, die die Herzkraft schwer beeinträchtigen können, dazu, z.B. Nebennierenhormonmangel, Schilddrüsenhormonstoffwechsel und Mineralstoffhaushalt.

1.1.3 Die Pathophysiologie der akuten Herz-Kreislaufstörung

Die akute Kreislaufstörung kann verschiedene Funktionsbereiche des zirkulatorischen Systems betreffen. Folgende Störstellen sind dabei von Bedeutung (Tabelle 2):

Tabelle 2

Störfaktor	Auslösende Ursachen
1. Verminderung der Herzkraft (= Herzinsuffizienz)	Herzinfarkt massive Lungenembolie Herzrhythmusstörungen extreme Tachykardie Herzmuskelentzündung akuter Bluthochdruck schwerer Asthmaanfall
2. Verminderung des Blutvolumens	schwere Blutungen (innere oder äußere Verletzungen) Flüssigkeitsverlust (Durchfall, Erbrechen, Nieren) Blutplasmaverlust (Verbrennungen)
3. Versacken des Blutes	gestörte Gefäßdurchlässigkeit (toxisch, allergisch, neurogen)
4. Blutniederdruck (Hypotonie)	Kreislaufregulationsstörung (vasovagale Synkope, orthostatischer Kollaps)
5. Bluthochdruck	akute Blutdruckentgleisung bei Hypertonikern

Erläuterung

Schwere Kreislaufstörungen (Punkt 1–3) bergen immer die Gefahr, in eine lebensbedrohliche Schockreaktion überzugehen.

Die unter Punkt 1 genannten Störungen, mit Ausnahme von Asthma und Bluthochdruck, stellen ein hohes Risiko für die Entwicklung eines kardiogenen Schocks (plötzlicher Herztod) dar. Die unter Punkt 2 und 3 angeführten Erkrankungen vermindern den venösen Rückstrom zum Herzen. Bei ihnen sind der sogenannte hypovolämische (= Blutmangel) und der anaphylaktische (allergische) Schock am häufigsten.

Die Pathophysiologie der einzelnen Störungen kann jeweils im Abschnitt „Hintergrundwissen" der angeführten Erkrankungen nachgelesen werden.

1.2 Das Atmungssystem

1.2.1 Die Anatomie des Atmungssystems

Anatomie der Luftwege

Die oberen Luftwege bestehen aus dem *Nasenraum* und dem *Rachenraum* (siehe Abb. 10). Der Nasenraum wird durch das glatte Nasenseptum geteilt, von beiden Seiten durch die 3 Nasenmuscheln (von Schwellgewebe umgebene Knochenleisten) begrenzt. Den Boden bildet der harte Gaumen. Der Rachenraum liegt hinter der Nasen- und Mundhöhle und reicht von der Schä-

Das Atmungssystem 51

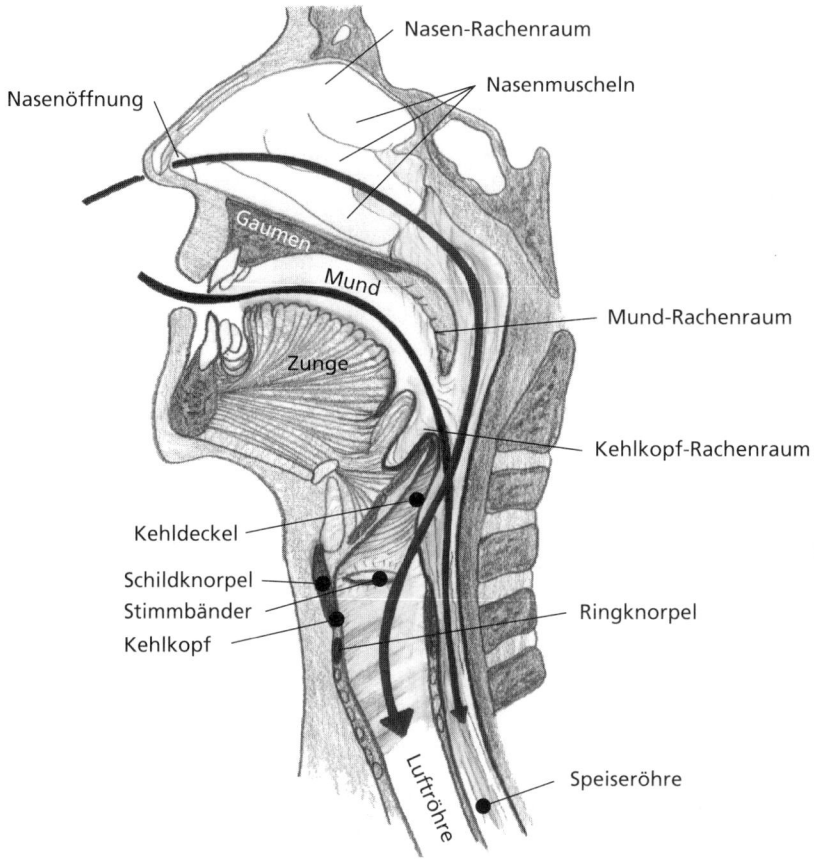

Abb. 10

Beschriftungen (Abb. 10): Nasenöffnung, Nasen-Rachenraum, Nasenmuscheln, Gaumen, Mund, Zunge, Mund-Rachenraum, Kehlkopf-Rachenraum, Kehldeckel, Schildknorpel, Stimmbänder, Kehlkopf, Ringknorpel, Luftröhre, Speiseröhre

delbasis bis zum Eingang der Speiseröhre. Im Rachenraum kreuzen sich der Speise- und der Luftweg. Dieser Umstand macht das Erbrechen bei bewußtlosen Personen zur tödlichen Gefahr, da der Mageninhalt – bei nicht ausreichend verschlossenem Kehlkopf – leicht in die Lufröhre zurückfließen kann. Das Zurückfallen der Zunge beim Bewußtlosen (nicht überstreckten) Patienten in den Mund-Rachenraum führt möglicherweise zur Verlegung der Luftwege und damit zur Behinderung bei der Beatmung.

Die unteren Luftwege bestehen aus dem Kehlkopf, der Luftröhre und dem Bronchialbaum.

Der *Kehlkopf* (Abb. 10 und 11) besteht aus dem Schild- und dem Ringknorpel. Unter dem „Adamsapfel", einer spitzen Vorwölbung des Schildknorpels, sind der Schildknorpel und der Ringknorpel durch ein Band verbunden, das als Eindellung spürbar ist. Im Notfall, bei lebensbedrohlicher Einengung des Kehlkopfes, kann dieses Band durchtrennt werden (Koniotomie), um eine neue Atemmöglichkeit zu schaffen.

Über dem Eingang des Kehlkopfes liegt der Kehldeckel (Epiglottis), der während des Schluckvorganges oder auch beim Würgen den Kehlkopf verschließt. Beim Bewußtlosen kann dieser Verschluß unvollkommen sein

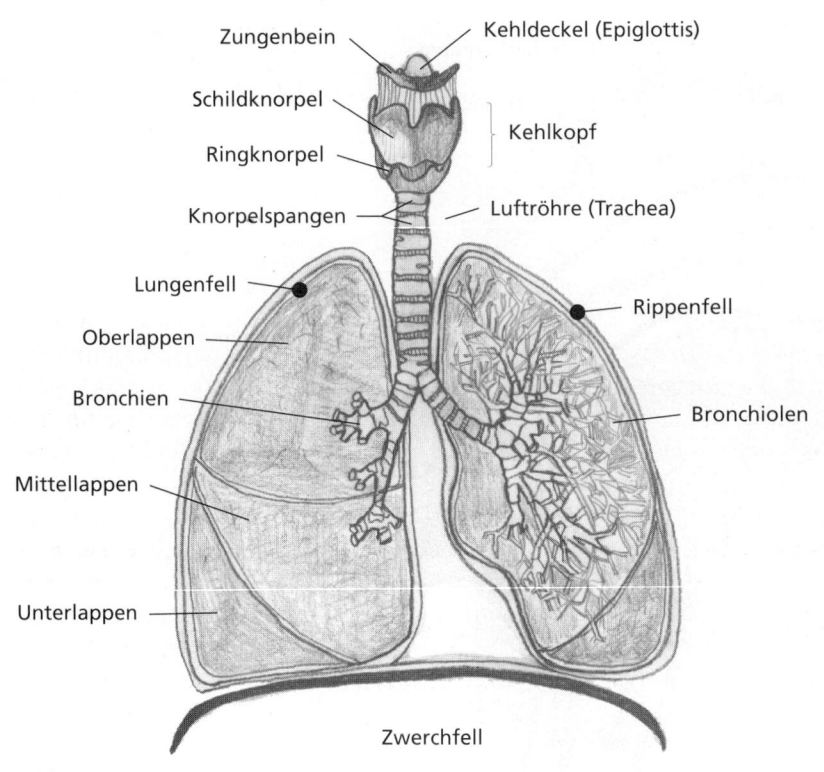

Abb. 11

Beschriftungen: Zungenbein, Kehldeckel (Epiglottis), Schildknorpel, Ringknorpel, Kehlkopf, Knorpelspangen, Luftröhre (Trachea), Lungenfell, Rippenfell, Oberlappen, Bronchien, Bronchiolen, Mittellappen, Unterlappen, Zwerchfell

und zur Aspiration von Mageninhalt führen. Abgesehen von der Gefahr des unmittelbaren Erstickens besteht bei Aspiration auch nur kleiner Mengen ein sehr hohes Risiko für eine nachfolgende Lungenentzündung.

Knapp unter dem Kehldeckel verläuft in der seitlichen Wand des Schildknorpels auf jeder Seite quer durch den Innenraum ein Stimmband. Neben der Stimmbildung dienen die Stimmbänder im fest verschlossenen Zustand dem Aufbau eines hohen Druckes in der Lunge beim Hustenvorgang. Dabei entstehen Luftgeschwindigkeiten bis zu 400 km/h.

Die *Luftröhre* (Abb. 11) schließt am Kehlkopf an und endet an der Aufteilung in den rechten und linken Hauptbronchus. Sie hat eine Länge von 10–16 cm (beim Erwachsenen) und besteht aus hufeisenförmigen Knorpelspangen, die bei Unterdruck das Kollabieren der Röhre verhindern. Innen ist die Luftröhre mit Schleimhaut ausgekleidet.

Der Bronchialbaum besteht aus dem rechten und dem linken Hauptbronchus, die sich in immer kleiner werdende Bronchien und Bronchiolen verzweigen. Die Bronchiolen besitzen keine Knorpelspangen, sie werden durch Muskelfasern offengehalten. Der Öffnungszustand wird wesentlich durch den Aktivitätszustand des Parasympathikus (Vagusnerv) bestimmt, der im Asthmaanfall die Lichtungen der Bronchiolen eng hält. Die Bronchien gabeln sich jeweils in zwei weitere kleinere und so entsteht ein weit verzweigter Bronchialbaum. An den kleinsten Bronchiolen sitzen die Alveolen, die Lungenbläschen, in denen der Gasaustausch stattfindet. Insgesamt besteht die Lunge aus ca. 500 Millionen solcher Alveolen.

Die Atemwege, die zu den Lungenbläschen führen, dienen nicht nur dem Lufttransport, sondern auch der Anfeuchtung, der Erwärmung, der Abkühlung und der Reinigung der Luft. Dafür besitzt das Epithel des Respirationstraktes von der Nase bis zum Beginn der Bronchiolen Flimmerhärchen, die koordiniert arbeiten und von Schleim bedeckt sind. Dieser Flimmerstrom befördert Staubteilchen und Bakterien in Richtung Mundhöhle und wird verschluckt. Kleinste Teilchen werden in den Lungenbläschen von Abwehrzellen gefressen und über Lymphbahnen abtransportiert. Diese Schutzbarriere funktioniert so gut, daß z.B. alle eingeatmeten Bakterien an der Schleimhaut hängen bleiben, und die Luft in den Bronchiolen frei von Keimen ist. Neben den Flimmerhärchen befinden sich auch zahlreiche Schleimdrüsen im Epithel der Bronchien, die zähen Schleim produzieren. Im Asthmaanfall wird aufgrund des erhöhten Vagotonus vermehrt zäher Schleim produziert.

Die Anatomie der Lunge

Die Lunge besteht aus dem rechten und dem linken Lungenflügel. Die Lungen sind durch Furchen in die Lungenlappen unterteilt, der rechte Lungenflügel in drei, der linke in zwei. Jeder Lungenflügel liegt in einer eigenen Brustfellhöhle. Die Brusthöhle wird nach außen hin durch eine glatte Haut, das Rippenfell (Pleura parietalis), das den Rippenbögen anliegt, ausgekleidet. Die Lungen selbst sind auch mit einer glatten Haut, dem Lungenfell (Pleura pulmonalis) überzogen. Zwischen beiden Häuten ist ein kleiner Spalt (Pleuraspalt), der vollständig mit Flüssigkeit gefüllt ist. Durch den Flüssigkeitsfilm sind die Häute so aneinander gekoppelt, daß sie allen Volumsveränderungen des Brustraumes folgen müssen, während sie gleichzeitig gegeneinander verschiebbar sind. Die Lunge befindet sich, nachdem sie bei der Geburt entfaltet wurde und der Volumszunahme des Brustraumes folgte, in einem gedehnten Zustand. Bei der Ausatmung hat die Lunge automatisch die Tendenz, sich zusammenzuziehen. Wird der Brustraum eröffnet (z.B. durch eine Stichverletzung), dann kommt es zum Kollaps der Lunge, da ihre Koppelung an die Thoraxwand fehlt und die Lungenretraktion manifest wird (Pneumothorax). Platzt ein pleuranahes Lungenbläschen und kommt dabei Luft in den Pleuraspalt, so geht die Haftwirkung verloren, und die Lunge zieht sich ebenfalls zuammen (Spontanpneumothorax).

Nach unten grenzen die Lungen an einen Muskel, das Zwerchfell, der rundum mit der Brustwand verwachsen ist, und die Bauchhöhle von der Brusthöhle trennt.

1.2.2 Die Atmungsmechanik

Um den für die Inspiration (Einatmung) notwendigen Unterdruck im Bronchialsystem zu erzeugen, muß sich das Lungenvolumen während der Inspiration vergrößern. Dies wird durch das Zwerchfell (Diaphragma), die äußeren Zwischenrippenmuskeln (Musculi intercostales externi) und die Rippenheber (Musculi scaleni) ermöglicht. An der Exspiration sind die Muskeln der Bauchpresse, die inneren Zwischenrippenmuskeln und Eigenelastizität der Lunge beteiligt.

Bei der *Inspiration* spannen sich die Muskelfasern des Zwerchfells an; der in der Entspannung kuppelförmige Zustand wird auf diese abgeflacht, und das Zwerchfell senkt sich in Richtung Bauchraum. Die Bewegung des Zwerchfells ist in ruhigem Zustand für 75% der Volumsveränderungen verantwortlich. Die anderen wichtigen Inspirationsmuskeln, die äußeren Zwischenrippenmuskeln, heben vornehmlich die unteren Rippen, das Brustbein wird nach außen gedrückt und so der Thoraxdurchmesser vergrößert. Bei forcierter Inspiration (z.B. Anstrengung, Asthma oder Herzinsuffizienz) wird außerdem die sogenannte Atemhilfsmuskulatur in Anspruch genommen. Die Musculi scaleni und die Musculi sternocleidomastoidei unterstützen bei verstärkter Atmung die Thoraxhebung.

Für die *Exspiration* braucht der Körper kaum aktiv zu sein. Die Erschlaffung der Atemmuskulatur führt zum Zusammensinken des Brustkorbes. Das Zwerchfell wölbt sich neuerlich zu einer Kuppel. Bei forcierter Exspiration ziehen sich die inneren Zwischenrippenmuskeln zusammen, die Rippenabstände verringern sich, und damit unterstützen sie die Verkleinerung des Brustraumes. Kontraktionen der vorderen Bauchmuskeln unterstützen die forcierte Exspiration durch Hinunter- und Einziehen des Brustkorbes und Erhöhung des Bauchraumdruckes, wodurch das Zwerchfell nach oben gedrückt wird.

Das Atemvolumen

Bei einer normalen Einatmung werden ca. 0,5 Liter Luft, das *Atemzugsvolumen*, aufgenommen. Bei Ausschöpfung aller Reserven mit Hilfe der Atemhilfsmuskulatur können zusätzlich noch weitere 2,5 l eingeatmet werden. Ebenso können bei maximaler Ausatmung noch ca. 1,5 l Luft mehr abgeatmet werden. Diejenige Luftmenge, die nach maximaler Einatmung maximal ausgeatmet werden kann, bezeichnet man als *Vitalkapazität*. Sie beträgt beim gesunden Erwachsenen etwa 5 Liter. Der Teil der Vitalkapazität, der in einer Sekunde ausgeatmet werden kann (Tiffeneautest), die sogenannte *exspiratori-*

sche Sekundenkapazität stellt eine wichtige diagnostische Meßgröße für die Lungenfunktion dar. Bei obstruktiven Lungenerkrankungen (z.B. Asthma) ist dieser Wert vermindert, die Vitalkapazität jedoch unverändert. Diejenige Luftmenge, die, ohne am Gasaustausch teilgenommen zu haben, in den Bronchien verbleibt, nennt man *Totraumvolumen*. Es entspricht ca. 0,15 Liter. Patienten, die nur noch diese Menge ventilieren, zeigen zwar gerade noch sichtbare Atembewegungen, die verschobenen Luftmengen erreichen aber nicht mehr die Lungenbläschen, was physiologisch einem Atemstillstand gleichkommt. Es ist also in erster Linie die vertiefte Atmung und weniger die schnelle, die zu einer deutlichen Veränderung des Gasaustausches bewirkt (Hyperventilation).

Die *Atemfrequenz* beträgt bei Neugeborenen 40–50, bei Kindern 20–30 und bei Erwachsenen ca. 14–18 Atemzüge pro Minute.

Der Gasaustausch

Der Gasaustausch in der Lunge stellt ein vergrößertes Spiegelbild jener Vorgänge dar, die sich auf Zellebene im Organismus ereignen. Dort findet die sogenannte „innere Atmung", die Zellatmung statt, ein Austauschprozeß von Kohlendioxyd gegen Sauerstoff.

Die Energiegewinnung von Körperzellen wird durch den vollständigen Abbau von Kohlehydraten und Fett ermöglicht. Bei diesem Abbau-(= Verbrennungs-)Prozeß, für den Sauerstoff unerläßlich ist, entsteht vornehmlich Wärme. Abfallprodukt des Verbrennungsprozesses ist dabei Kohlendioxyd. Über die Zellmembran wird der in den roten Blutkörperchen gebundene Sauerstoff aufgenommen, da ein natürliches „Druckgefälle" zwischen der Sauerstoffkonzentration in der Blutkapillare und der Sauerstoffkonzentration in der Körperzelle den Übertritt in die

Zelle begünstigt. Umgekehrt führt der erhöhte Druck an Kohlendioxyd in den Zellen zu einem Einstrom dieses Moleküls in die Blutbahn, wo es sich an die roten Blutkörperchen bindet. Ein kleinerer Teil wandelt sich mit Wasser in Kohlensäure um.

Bei Versagen einer dem wirklichen Bedarf entsprechenden Blutversorgung eines Körpergewebes, z.B. im Schock oder bei Gefäßverschluß, wird das betroffene Gewebe mit Abfallprodukten des sauerstofflosen (anaeroben) Zellstoffwechsels angesäuert (Milchsäure-Muskelkater!) und setzt in schweren Fällen eine Reihe von nachhaltigen Schäden für die betroffene Region und unter Umständen den ganzen Organismus in Gang (Störung des Säure-Basenhaushaltes). Darüber hinaus gibt es auch Zellgifte (Cyankali, Kohlenmonoxyd), die die innere Atmung blockieren und damit zur Störung oder zum Tod von Körperzellen führen.

Den Gasaustausch in den Lungenbläschen bezeichnet man als die *äußere Atmung*. Die eingeatmete Luft enthält an Sauerstoff 21% und 0,03% an Kohlendioxyd. Der Rest besteht im wesentlichen aus Stickstoff. Die ausgeatmete Luft enthält immerhin noch 17% Sauerstoff – das ist ausreichend für die Lungenwiederbelebung – und 4% Kohlendioxyd, also ca. 100mal mehr als bei der Inspiration.

Der Sauerstoff in den Lungenbläschen durchdringt, angetrieben vom Bestreben den unterschiedlichen Sauerstoffdruck zwischen Atemluft und Blut auszugleichen, deren dünne Wand und geht durch die Wand der Lungenkapillare, um über den Plasmastrom die roten Blutkörperchen zu erreichen. Das Kohlendioxyd diffundiert in die genau umgekehrte Richtung. Alle krankhaften Vorgänge (Entzündungen, Flüssigkeitsansammlungen), die an dieser sensiblen Stelle die Diffusionsstrecke verlängern, verursachen Störungen des Gasaustausches.

1.2.3 Die Regulation der Atmung

Im Hirnstamm befindet sich das Atemzentrum, das aus dem inspiratorischen und einem exspiratorischen Areal besteht. Das Ausmaß der unwillkürlichen Atemtätigkeit wird im wesentlichen vom Kohlendioxydgehalt des Blutes bestimmt. Der *Kohlendioxydanstieg* kann das Atemzeitvolumen auf den zehnfachen Wert steigern. Die Zunahme des *Säurewertes* im Blut und der Abfall des *Sauerstoffgehaltes* im Blut können ebenfalls die respiratorische Aktivität steigern, wenn auch vergleichsweise in geringerem Ausmaß auf etwa das 3–4fache.

Periphere Chemorezeptoren in der Aorta und der Halsschlagader messen den Gehalt des Blutes an Sauerstoff und den Säurewert und melden diese Werte dem Atemzentrum weiter. Der Kohlendioxydgehalt wird über zentrale Chemorezeptoren im Hirnstamm gemessen und bei erhöhten Werten wird die Atmung verstärkt. Starke Hyperventilation kann auf diese Weise zu einem Atemstillstand führen. Dem abgeatmeten CO_2 steht aber nicht im gleichen Ausmaß aufgenommener Sauerstoff gegenüber. Das Atemzentrum, empfindlicher auf CO_2 Veränderungen als auf Veränderungen des Blutsauerstoffgehaltes, wird auf diese Weise getäuscht und springt erst bei Erhöhung der CO_2 Werte wieder an. Darüber hinaus gibt es eine Reihe weiterer Faktoren, die den Atemantrieb beeinflussen:

Dehnungsrezeptoren in Muskeln und Sehnen führen bei körperlicher Anstrengung dazu, daß die Atmung noch vor Änderung der Blutgase verstärkt wird. Streßhormone (Adrenalin), Sexualhormone, vor allem in der 2. Hälfte des Menstruationszyklus, oder auch die Änderung der Körpertemperatur führen zu verstärkter Atmung. Erbrechen, Schlucken oder Würgen führen zu einem sofortigen

Aussetzen der Atmung bei gleichzeitigem Kehlkopfverschluß, um eine Aspiration zu verhindern. Von der Großhirnrinde führen Nervenbahnen zum Atemzentrum und stellen damit den unwillkürlichen Atemvorgang unter die bewußte Kontrolle. Zusätzlich beeinflussen Emotionen und Schmerzen die Atmung.

Unter Tachy- und Bradypnoe versteht man eine Erhöhung/Verlangsamung der Atemfrequenz, Hyperpnoe und Hypopnoe bezeichnen die erhöhte/erniedrigte Atemtiefe, und Hypo/Hyperventilation beschreiben Störungen des Gleichgewichtes zwischen CO_2-Produktion und Abatmung.

1.2.4 Die Pathophysiologie des respiratorischen Systems

Das respiratorische System kann an den verschiedensten Stellen gestört werden. Diese Störungen sind immer mit einer mehr oder weniger starken Atemnot verbunden. Die wichtigsten sind (siehe Tabelle 3):

Tabelle 3

Störfaktor	Auslösende Ursachen
❑ Atemzentrum	→ Druckerhöhung im Gehirn/Hirnstamm (Blutung, Tumor) → Drogennotfall (z.B. Opiate) → Schlaganfall
❑ Innere Atmung	→ Inhalationsgifte (CO_2, CO) → Zellgifte (Blausäure)
❑ Verlegung des Kehlkopf-Rachenraumes	→ Zurückfallen der Zunge bei Bewußtlosen → Verlegung durch Fremdkörper, Blut oder Erbrochenes
❑ Kehldeckel und Kehlkopfschwellung	→ Entzündung, Allergie, Insektenstich
❑ Lungenbelüftung behindert	→ Asthma Bronchiale → Pneumothorax
❑ Lungendurchblutungsstörung	→ Lungenembolie → Herzinsuffizienz
❑ Gasaustausch in den Alveolen durch verdickte Wände oder Flüssigkeitsansammlung behindert	→ Lungenentzündung → Lungenödem

1.3 Das vegetative Nervensystem

Synonyma: Autonomes Nervensystem, Sympathikus und Parasympathikus

1.3.1 Anatomie, Physiologie

Das vegetative Nervensystem besteht aus dem sogenannten Sympathikus und dem Parasympathikus.

Alle sympathischen Nervenfasern entspringen dem Rückenmark und verlassen dieses über die Nervenwurzeln oder nachgeschaltete Ganglien im Bereich der Hals-, Brust- und Lendenwirbelsäule. Die parasympathischen Nerven entspringen mit vier Hirnnerven direkt dem Gehirn und acht Rückenmarkssegmenten im unteren Lenden- bzw. Kreuzbeinbereich (Abb. 12). Die Hirnnerven sind zwölfpaarige, an der basalen Seite des Hirnstammes austretende Nerven (mit Ausnahme des IV Hirnnerves), die den Kopf, den Hals und den Bauch sensibel, motorisch, sensorisch und vegetativ versorgen.

Der zentrale Ursprung dieser Fasern liegt in verschiedenen Stellen des Gehirnes. Beginnend in der Großhirnrinde ziehen z.B. motorische Fasern zum Thalamus, Hypothalamus, Kleinhirn, Hirnstamm und Rückenmark, wo sie mit anderen Bahnen in Verbindung treten und synaptisch umgeschaltet werden, um dann letztendlich an den glatten Muskeln, das sind die Muskeln, die nicht der Willkürmotorik unterstehen, den Blutgefäßen oder in Drüsen ihre Funktion auszuüben. Es handelt sich also nicht um eine einzige Nervenzelle, welche – wie etwa bei der willkürlich gesteuerten Skelettmuskulatur – von der Großhirnrinde direkt (mit einer Umschaltung im Rückenmark) mittels einer sehr langen Faser (Axon) einen bestimmten Muskel erregt, sondern um eine ganze Kette von mehreren Schaltstellen (Zwischenneuron, Ganglion) bis das Erfolgsorgan erreicht wird.

Gehirn und Rückenmark gehören anatomisch betrachtet zum zentralen autonomen System.

Zum peripheren autonomen System zählt man den neben dem Rückenmark befindlichen Grenzstrang, verschiedene Nervengeflechte an der Wand von Hohlorganen, bzw. Blutgefäße und zahlreiche Verbindungen von diversen Ganglien und Geflechten. Der Grenzstrang besteht aus einer langen Kette von miteinander verbundenen Ganglien, welche aus den Rückenmarkswurzeln sympathische Nervenfasern erhalten und dort umgeschaltet werden. Ein Ganglion ist eine Verdickung von Hirn- oder Rückenmarksnerven, in denen Umschaltfunktionen stattfinden.

Fast alle Organe werden nun von beiden oder von zumindest einem der beiden Systeme versorgt. Das sind im besonderen (siehe auch Abb. 12): die Blutgefäße des Kopfes und des Schädels, das Auge, die Speicheldrüse, der Kehlkopf, die Luftröhre und die Bronchien, das Herz, Leber und Galle, die Bauchspeicheldrüse, die Nebennieren, die Nieren, der Darm, die Blase und die Genitalien.

Alleine durch den Sympathikus werden ein Großteil der Blutgefäße, die Schweißdrüsen der Handinnenfläche, die Muskeln der Haarwurzeln und die Nebennierenrinde versorgt.

Besonders stark ausgeprägt ist der parasympathische Einfluß auf die Sekretion der Tränendrüsen, den Muskeltonus der Bronchien, die generalisierte Schweißdrüsensekretion und den Verdauungssaft produzieren-

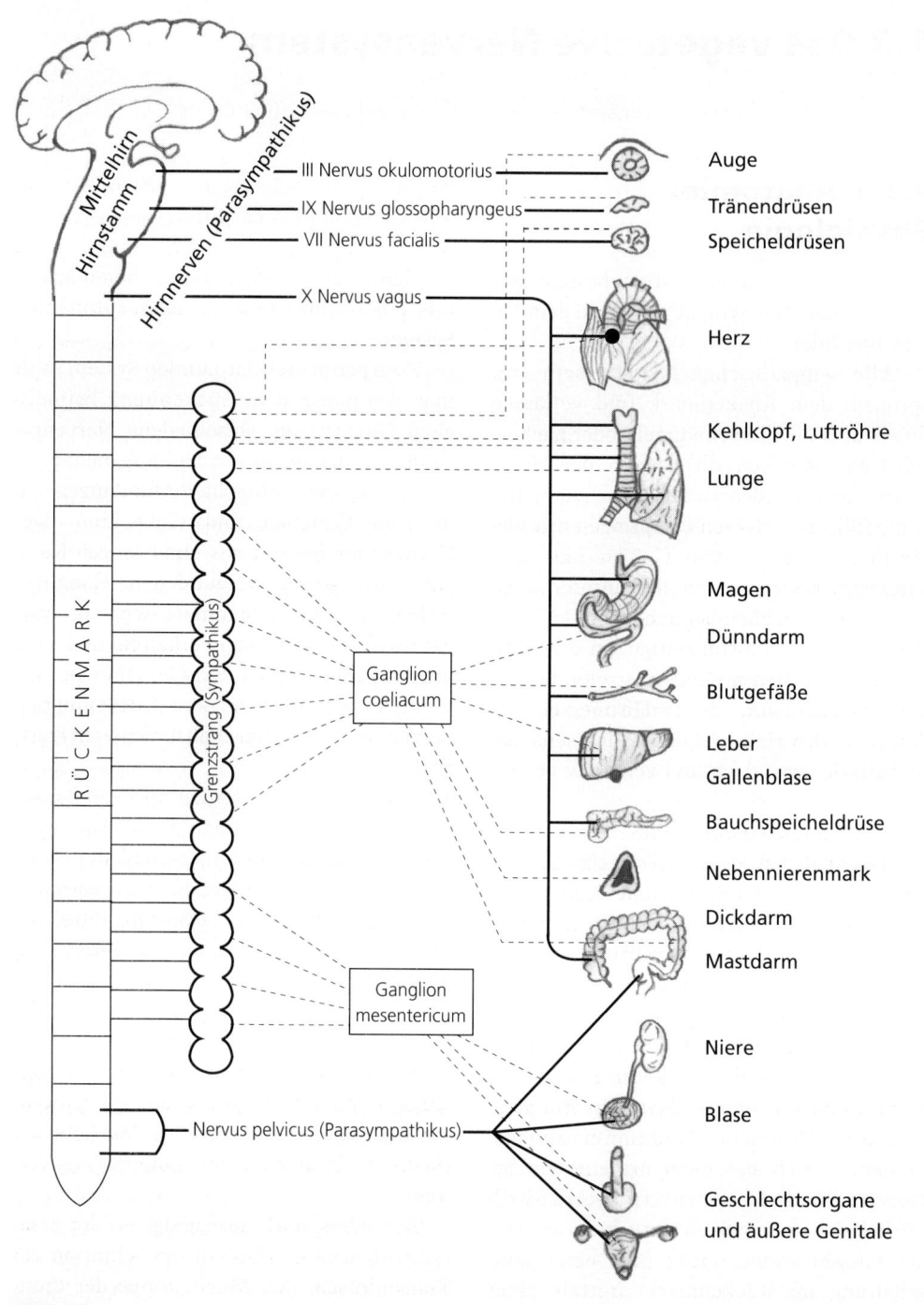

Abb. 12

den Teil der Bauchspeicheldrüse. Das heißt also, daß die Versorgung eines Organes mit sympathischen oder parasympathischen Nervenfasern sehr unterschiedlich sein kann. Neben der gleichwertigen Versorgung wie etwa beim Herz oder beim Magen-Darmkanal gibt es Organe, die eindeutig vom Sympathikus bzw. vom Parasympathikus dominiert werden.

1.3.2 Aufgaben des vegetativen Nervensystems

Auf Grund der Funktionen unterscheidet man beim Nervensystem zwischen einem sogenannten somatischen, die willkürlichen Funktionen betreffenden, und einem autonomen (= vegetativen), die unwillkürlichen Funktionen regelnden Teil. Dieser vegetative Teil ist Gegenstand unserer näheren Betrachtung.

Anatomisch und funktionell besteht sehr enger Kontakt der beiden Systeme. Das vegetative Nervensystem leitet Impulse vom zentralen Nervensystem zu den Erfolgsorganen (efferent), gleichzeitig aber auch – in etwas geringerem Ausmaß – Impulse von der Peripherie zum ZNS (afferent). Das vegetative Nervensystem dient der unwillkürlichen Regelung der Lebensfunktionen (Verdauung, Atmung, Kreislauf, Stoffwechsel...). Es steht mit fast allen Organen bzw. funktionellen Systemen des Körpers in Wechselbeziehung. Man teilt das autonome Nervensystem im wesentlichen in das sympathische und das parasympathische Nervensystem ein.

Die *Erregung des Sympathikus* (sympathein, griechisch = in Wechselwirkung stehend), zielt auf Aktivierung, Energiebereitstellung durch abbauende Stoffwechselvorgänge und Bereitschaft des Organismus, einer Gefahr zu begegnen. Das adrenerge System wird generell in Notfallsituationen aktiviert. So bewirkt das adrenerge System zum Beispiel das Nachlassen der Fähigkeit des Auges, Objekte in der Nähe scharf zu sehen und eine Erweiterung der Pupillen, also eine verstärkte Lichtempfindlichkeit. Das Herz schlägt kräftiger, die Herzfrequenz wird gesteigert, und der Blutdruck wird erhöht, die Herzkranzgefäße erweitert. Dies verbessert vor allem die Durchblutung der Muskulatur und des Gehirnes. Die Belüftung der Lunge wird durch eine Erweiterung der Bronchien verstärkt. Die Hautgefäße werden kontrahiert, wodurch es zu geringerem Blutverlust bei Verletzungen kommt und wodurch gleichzeitig Blut für andere Organe zu Verfügung steht. In diesem Sinne werden auch die Blutgefäße im Bauchraum verengt. Generell werden die meisten Arterien durch die Wirkung des Sympathikus verengt, was auch zur Entstehung eines Bluthochdruckes führen kann (siehe hypertone Krise). Die Peristaltik des Magen- und Darmtraktes wird herabgesetzt, die Magensäureproduktion erhöht. Ferner stellt sich der Stoffwechsel auf die Bereitstellung von ausreichend Blutzucker und freien Fettsäuren im Blut um. Die Nebennieren werden dazu angeregt, mehr Adrenalin auszuschütten. Die sogenannten Piloerektoren, kleine Muskeln, die die Haare aufrichten, werden am ganzen Körper kontrahiert, woduch unser „Fell" dicker erscheinen sollte. Auch die Schweißdrüsensekretion wird angeregt, besonders die der Handinnenflächen. Auch die verminderte Sekretion der Speicheldrüse, der „trockene" Mund, geht auf das Konto der sympathischen Erregung. Das Nebennierenmark wird ausschließlich von sympathischen Fasern versorgt und gibt bei Stimulation dieser Nervenbahnen verstärkt das Streßhormon Adrenalin frei. Im ZNS bewirkt die adrenerge Aktivierung im Hirnstamm eine Erniedrigung der Reizschwelle im sogenannten retikulären System, also in jenem Teil des Gehirnes, welches die Vigilanz entscheidend beeinflußt. Der sympathikoton Erregte ist in „helle" Aufregung versetzt.

Nicht immer steht der Sympathikus für Aktivität. Im Verdauungskanal wirkt er vielmehr als Dämpfer. Die Motilität des Magens und des Darmes wird gesenkt, die Gallenblase und die Bauchspeicheldrüse vermindern ihre Sekretion. Die Harnblasenwand entspannt sich auf sympathische Impulse hin, die Muskelspannung im Schließmuskel der Harnblase erhöht sich. Man bezeichnet die Nerven des Sympathikus in diesem Bereich des Körpers daher als „Füllungsnerven".

Die *Erregung des Parasympathikus* stellt im wesentlichen das Spiegelbild der Erregung des Sympathikus dar (z.B. Verlangsamung der Herzfrequenz, Verengung der Bronchien), weshalb man die beiden auch als Agonist und Antagonist bezeichnet. Beide Systeme halten sich durch ihre gleichzeitige Wirksamkeit auf die meisten Organe gewissermaßen im Gleichgewicht und wirken dadurch zusammen. Etwas verallgemeinernd könnte man sagen, daß der Parasympathikus für Energiespeicherung, Erholung und Aufbau sorgt und in weiterer Folge für die Umsetzung von Lustgefühl verantwortlich ist. Wichtigster parasympathischer Nerv ist der X. Hirnnerv, der Nervus vagus, er versorgt alle inneren Organe.

Im Magen-Darmtrakt wird durch den Parasympathikus die Motilität beschleunigt, die Gallenblase entleert und die Bauchspeicheldrüse zur Sekretion der Verdauungssäfte angeregt. Die Harnblase wird zur Kontraktion, der Penis zu Erektion angeregt. Auf Grund dieser „aktiven" Tätigkeit des Parasympathikus in diesem Bereich spricht man von ihm auch als „Entleerungsnerv".

1.3.3 Das vegetative Nervensystem in der Notfallsituation

Gravierende Veränderungen der körperlichen und seelischen Befindlichkeit lösen in der Regel Angstgefühle aus. Meist gehen diese auch mit einer intensiven Wahrnehmung von Schmerz einher. Aber nicht nur die Gefühle von Angst und Schmerz können über Nervenbahnen einen Einfluß auf das Vegetativum nehmen, auch auf einer – anatomisch betrachtet weiter „unten" gelegenen Ebene – werden z.B. Änderungen des Blutdruckes direkt über Dehnungsrezeptoren der Blutgefäße an das vegetative Nervensystem weitergemeldet. Damit wird es dem Körper möglich, beim Kreislaufschock sofort gegenzusteuern.

Von der Gehirnrinde (Cortex) gehen Nervenbahnen zum Zwischenhirn (Thalamus und Hypothalamus) bzw. zum Hirnstamm und treten dort mit den Kernen des sympathischen und des parasympathischen Nervensystems in Verbindung. Die durch Kreislaufschock, Streß, oder auch Gefühle wie Angst oder Wut ausgelösten Nervenimpulse werden in erster Linie in Form einer Erregung der sympathischen Kerne weitergeleitet, während die parasympathische Aktivität gedämpft wird. Man nennt dies auch die vegetative Gesamtumschaltung im Sinne einer Adaptation des Körpers auf plötzliche, schwere körperliche oder seelische Belastung mittels reflektorischer Sympathikusstimulierung. Dieser „Kampfphase" folgt eine „Erholungsphase" durch den Parasympathikotonus.

Alle sogenannten Hirnnerven gehören dem parasympathischen System an. Die sympathischen Impulse werden über Rückenmarksnerven weitergeleitet. Das bewirkt, anatomisch geordnet nach Höhe des Nervenaustrittes, im Einzelnen Folgendes (siehe Abb. 12):

1. Im Zwischenhirn werden in die Blutgefäße, die zur Hirnanhangdrüse (Hypophyse) ziehen, Neurosekrete ausgeschüttet, deren Aufgabe es ist, spezifische sekretorische Zellen des Hypophysenvorderlappens (Adenohypophyse) zur Ausscheidung ihrer jeweiligen Hormone zu bewegen. Im Hypophysenvorderlappen werden eine große Anzahl von Hormonen gebildet, die auf andere Hormondrüsen, das sogenannte endokrine Organsystem des Körpers, steuernd einwirken (z.B. Eierstock, Hoden). Die Streßsituation bewirkt speziell eine Freisetzung des TSH (Thyreoideastimulierendes Hormon = schilddrüsenanregendes Hormon), des ACTH (adrenocorticotropes Hormon= nebennierenrindenstimulierendes Hormon). TSH steigert ganz allgemein den Stoffwechsel, ACTH spielt eine zentrale Rolle bei der Auslösung einer Streßreaktion, da es körpereigenes Kortison aus der Nebennierenrinde freisetzt. Das vegetative Nervensystem wirkt über die Hirnanhangdrüse und das Nebennierenmark direkt auf die Hormondrüsen, das sogenannte endokrine Organsystem. Darunter sind hormonerzeugende Organe (endokrines Organsystem) zu verstehen.

2. Der III. Hirnnerv (Nervus okulomotorius) versorgt alle Augenmuskeln und den Musculus sphinkter pupille (Schließmuskel der Pupille) und bewirkt bei Aktivierung die Verengung der Pupille. Die sympathischen Fasern, vom Rückenmark kommend, aktivieren den Musculus dilatator pupille, öffnen also die Pupille. Bei extremem körperlichen oder auch psychischen Streß werden beide Pupillen weiter, da parasympathische Impulse vermindert aber sympathische vermehrt abgegeben werden.

Beidseits stark verengte Pupillen sind ein Zeichen für eine Opiatvergiftung, reaktionslos erweiterte sind ein Symptom des tiefen Komas. Gleichseitig erweiterte Pupillen finden sich auch beim Opiatentzug und bei der Cannabisintoxikation.

3. Der VII. und IX. Hirnnerv (Nervus facialis und glossoharyngeus) versorgen mit ihren vegetativen Fasern die Speicheldrüsen des Mundes und die Tränendrüsen, sowie die Drüsen des Gaumens und der Nase. Der Sympathikus vermindert die Sekretion der Drüsen, der Parasympathikus läßt das „Wasser im Mund zusammenlaufen" – Angst und Streß bewirken einen trockenen Mund.

4. Der X. Hirnnerv (Nervus vagus) hat während eines Notfalles ein vermindertes Erregungsniveau und unterstützt damit seinen Gegenspieler, den Sympathikus, in seiner Einwirkung auf die inneren Organe.

Im Gegensatz dazu erhält der Vagusnerv bei „psychosomatischen Notfällen" eine initiale Rolle, indem er etwa bei der vasovagalen Synkope, beim psychischen Schock, beim Asthmaanfall oder bei Koliken im Bauchraum durch Übererregung massive körperliche Veränderungen in Gang setzt, die in weiterer Folge dann als Notfall imponieren (z.B. Blutdruckabfall – Ohnmacht). Die Erregung des Vagusnerves wirkt also nicht einer Notfallsituation entgegen, sondern löst diese unter Umständen aus. Darüber hinaus spielt der Parasympathikus bei Intoxikationen oft eine das Vergiftungsbild beherrschende Rolle. Es geht dabei vor allem um Intoxikationen durch Naturgifte (z.B. Tollkirsche), Pflanzenschutzmittel (z.B. E 605) und sehr wesentlich auch durch Medikamente (z.B. trizyklische Antidepressiva) – oft in suizidaler Absicht eingenommen –, die in ihrer pharmakologischen Wirkung den Parasympathikus lähmen oder stark überstimulieren.

In diesem Zusammenhang sei auch noch der sogenannte „Boxschlag" erwähnt, bei dem es durch einen gezielten Schlag auf die Halsschlagader zu einer kurzfristigen Störung des sich dort befindlichen Nervenganglions (Plexus caroticus) der vegetativen Herznerven kommt. Dies führt zur Blockade der sympathischen Nervenaktivität und läßt den hemmenden Einfluß des parasympathischen Vagusnerves auf das Herz in einem Maße dominieren, daß es sogar zum plötzlichen Herzstillstand kommen kann. Eine Erkrankung dieses Nervenganglions führt zum sogenannten Karotissinus-Syndrom, bei dem es durch das zu feste Zuziehen einer Krawatte oder durch eine bestimmte Kopfdrehung zur reflektorischen Bradycardie oder sogar zum Herzstillstand kommen kann.

Zu einer ähnlich dramatischen Auswirkung kann auch der Schlag auf den Bauch (Solarplexus) führen, bei dem durch extreme Reizung des vegetativen Nervensystems unter Umständen ein plötzlicher Tod eintreten kann.

5. *Die sympathischen Nervenbahnen* treten über den gesamten Bereich der Wirbelsäule aus dem Rückenmark aus und bilden nahe der Wirbelsäule den Grenzstrang (Ganglion), von dem aus sie die einzelnen Organe versorgen.

Die Darmtätigkeit wird herabgesetzt, der Blutzuckerspiegel erhöht und die Blutgefäße des Bauchraumes stark verengt, der Schließmuskel der Blase und des Afters kontrahieren sich.

Durch die ausschließliche Versorgung der Haut mit sympathischen Nerven werden im Notfall die Blutgefäße der Haut verengt, die Blutgefäße der Muskeln hingegen – durch zirkulierende Streßhormone – erweitert (Blutumverteilung). Die kleinen Venen werden unter sympathischem Einfluß kontrahiert und tragen so zur Rückführung enormer Blutmengen zum Herzen bei. Die Schweißdrüsen der Haut werden zur generalisierten Sekretion angeregt. Die Haut ist daher im Notfall mit viel kaltem Schweiß bedeckt.

Auch das Nebennierenmark wird nur durch sympathische Fasern versorgt und im Notfall entsprechend stimuliert. Reize für die Freisetzung von Nebennierenmarkhormonen sind körperliche Arbeit, Kälte, Hitze, Blutzuckermangel, Schmerzen, Sauerstoffmangel, Blutdruckabfall sowie Angst und Ärger. Die Versorgung des Nebennierenmarks mit Nervenendigungen ist im Verhältnis zu dessen Masse reicher als in jedem anderen Organ. Im Nebennierenmark werden die elektrischen, vom sympathischen Nervensystem ausgehenden Nervenimpulse, in hormonale Signale umgesetzt: Die Nebennierenmarkhormone Adrenalin und Noradrenalin werden ins Blut abgegeben. Diese beiden Hormone sind zwar nicht lebensnotwendig, helfen aber dem Organismus in Notfallsituationen zu überleben, indem sie die Herzfrequenz erhöhen, die Herzkraft verstärken und die Blutgefäße in der Haut und im Darm verkleinern, gespeicherte Energie (= Fett) abbauen und die Aufnahme von Blutzucker und Fettsäuren in die Zellen erhöhen, wodurch die Muskulatur ausreichend Brennstoff erhält.

Eine wahrnehmbare Aktivierung des sympathischen Systems erfolgt natürlich nicht bei jedem in diesem Buch beschriebenen Notfall. So kann es vorkommen, daß das vegetative Nervensystem in der speziellen Notfallsituation von keiner wesentlichen Funktionsveränderung betroffen ist, wie etwa beim akut suizidalen oder psychotischen Patienten, während einer Absence oder eines Stupors. In den meisten Fällen ist aber die Funktionsänderung des vegetativen Nervensystems für einen Teil der für uns sichtbaren äußeren Veränderungen am Patienten verantwortlich. Bei körperlich schwer Verletzten, z.B. poly-traumatisierten Patienten, beim Herzinfarkt oder bei massivem Blutverlust, z.B. einer abdominellen Blutung, wird die Sympathikusaktivierung durch die Organverletzung ausgelöst und stellt schlechthin die Bewältigungsstrategie des Organismus für die akute lebensbedrohende Situation dar. Am akuten Erregungszustand und noch besser am Beispiel der Panikattacke läßt sich die im wesentlichen psychisch ausgelöste (kortikale) Aktivierung des Sympathikus zeigen. Fast das gesamte Erscheinungsbild der Panikattacke kann mit dem Bild einer Sympathikusaktivierung in Einklang gebracht werden.

Eine andere Gruppe von Notfällen zeigt eine mittlere bis starke Beteiligung des vegetativen Nervensystems. So zum Beispiel das akute Abdomen, bei dem es über starke Schmerzreize zu Schweißausbrüchen kommen kann und durch die Reizung von Vagusfasern zum Auftreten von Übelkeit und Erbrechen.

Darüberhinaus gibt es überschießende Reaktionen einzelner Anteile des vegetativen Nervensystems die sich durchaus als Notfall präsentieren können. Herzrhythmusstörungen, insbesondere plötzliche Tachykardien, können durch ein starkes Überwiegen von sympathischen Nervenimpulsen in den das Herz versorgenden Nervenfasern ausgelöst werden. Eine künstliche Stimulation des Vagusnerves z.B. durch einen Schluck kalten Wassers, kann diesem Ungleichgewicht durch stärkere parasympathische Nervenreize entgegenwirken. Im Fall der vasovagalen Ohnmacht, einem klassischen psychosomatischen Notfall, führt eine übermäßig starke parasympathische Aktivität zum Versacken großer Blutmengen in den Bauchraum.

1.4 Das Bewußtsein – die Pathophysiologie der Bewußtseinsstörung

Das Bewußtsein läßt sich als richtige Erfassung einer gegebenen Situation in ihren zeitlichen und örtlichen Bezügen sowie zur eigenen Person charakterisieren. Für normale Bewußtseinsphänomene ist der Vigilanzzustand (Bewußtseinshelle) eine unabdingbare Voraussetzung.

Der Wachzustand mit intaktem Denkvermögen basiert auf ungestörten Wechselwirkungen der kognitiven Funktionen der Großhirnrinde und den Weckmechanismen der sogenannten Retikulärformation, d.h. des Netzwerkes von Nervenkernen und Verbindungsfasern, die man im Zwischenhirn, Mittelhirn und Hirnstamm findet. Das retikuläre Aktivierungssystem ist eine funktionelle Einheit, die ihre zuführenden Impulse von vielen Nervenfasern (sensiblen, Sehbahn, Hörbahn, Schmerzfasern) erhält, diese an Zwischenhirnteile weiterleitet und von dort weite Teile der Großhirnrinde aktiviert.

Schwerwiegende Schädigungen der Retikulärformation, z.B. Stoffwechselstörungen, führen zum Koma, geringgradige Beeinträchtigung des ZNS (z.B. Synkope) führt zu kurzem Bewußtseinsverlust.

Unter einer Bewußtlosigkeit versteht man definitionsgemäß eine Ausschaltung des Bewußtseins. Diese Ausschaltung kann nun von bestimmter Tiefe (= Schweregrad), Länge oder Qualität sein. Bei den Bewußtseinsstörungen liegt der Schwerpunkt der Störung in den kognitiven Funktionen, weniger im emotionalen Bereich, wie man dies etwa beim psychiatrischen Notfall findet.

Die Bewußtlosigkeit kann durch die unterschiedlichsten Krankheiten hervorgerufen werden, sie ist zunächst immer als lebensbedrohlicher Zustand einzustufen. (Eine speziell auf die Situation in der psychotherapeutischen Praxis abgestimme Übersicht in kurze synkopale und langdauernde komatöse Bewußtlosigkeit ist in Tabelle 4 zu sehen.)

Die Ursachen der Bewußtseinsstörungen lassen sich im wesentlichen auf drei pathophysiologischen Mechanismen zurückführen.

1.4.1 Erkrankungen, die zur Veränderung der Sauerstoff- und Blutzuckerversorgung des Gehirnes führen

Das Gehirn kann durch eine akute Durchblutungsveränderung im Rahmen eines Schlag-

Tabelle 4

Kurzdauernde (synkopale) Bewußtseinsverluste		
Kardiale Ursachen mit Verminderung der Pumpleistung des Herzens	Herzrhythmusstörung extreme Tachy- oder Bradykardie Herzinsuffizienz Herzinfarkt Herzmißbildungen (Vitien)	*Sekunden*
Kardiale Ursache mit Verminderung des venösen Blutrückflusses zum Herzen	vasovagale Synkope orthostatischer Kollaps Hitzeohnmacht pressorisch-postpressorische Synkope	*Minuten*
Primär zerebral bedingte Ursachen	Epilepsie Narkolepsie Eklampsie TIA (transitorisch ischämische Attacke)	
Primär psychische Ursachen	hysterischer Anfall psychogener Schock vorgetäuschte Bewußtlosigkeit	
Längerdauernde Bewußtseinsverluste (Koma)		*Stunden*
Primär zerebrale Ursachen	Gehirnblutung Schlaganfall Schädel-Hirntrauma Gehirntumor	
Stoffwechselbedingte Ursachen und Vergiftungen	Blutzuckererkrankung (hypo-hyperglykämisches Koma) Alkoholintoxikation Schlafmittelvergiftung Drogenintoxikation Kohlenmonoxydvergiftung Leber-Nierenkoma Störung des Wasser-Elektrolyt- und Säure-Basenhaushalts schwere Störungen im Hormonhaushalt (Hypophysen-Nebennierenkoma)	*Tage*

anfalles oder einer Kreislaufstörung plötzlich eine mangelhafte Versorgung mit Sauerstoff (Hypoxie) aufweisen. Daraus entwickelt sich rasch ein gestörter Zellstoffwechsel mit unmittelbarer Auswirkung auf den Bewußtseinszustand. So genügt meist der Abfall des Blutdruckes auf 40 mm Hg, also etwas weniger als die Hälfte des normale Druckwertes, um eine Bewußtlosigkeit auszulösen. Eine vollständige Unterbrechung der Sauerstoffzufuhr (Anoxie) führt bereits nach 15 Sekunden zur Bewußtlosigkeit. Neben der Vigilanz ist vor allem auch die Haltemotorik betroffen, das heißt, der Patient stürzt zu Boden.

Ein stark veränderter Blutzuckerwert (Hypo- oder Hyperglykämie) im Rahmen der diabetischen Erkrankung kann ebenfalls zu tiefer Bewußtlosigkeit führen. Ein gestörter Zellstoffwechsel bewirkt darüberhinaus oft zusätzlich ein Hirnödem und damit die Gefahr der Hirndrucksteigerung.

1.4.2 Druckerhöhung im Gehirn

Die Hirnblutung, das nach schwerem Schädel-Hirntrauma oft auftretende Gehirnödem, der Hitzschlag und rasch wachsende Tumore führen über die Steigerung des Hirndruckes zu Bewußtseinsstörungen.

Auch der Schlaganfall kann zur Druckerhöhung führen, nämlich dann, wenn nicht ein Blutgefäß verschlossen wird, sondern es durch einen Blutgefäßriß zu einer Einblutung in das Gehirngewebe kommt – etwa bei 20% aller Schlaganfälle.

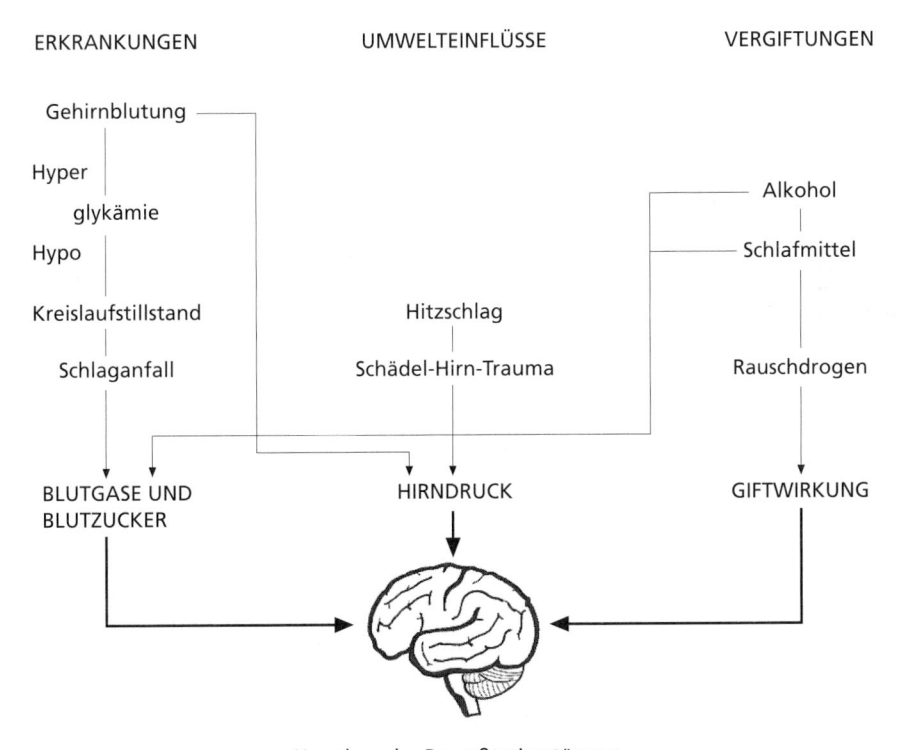

Ursachen der Bewußtseinsstörung

Abb. 13

Als gefährliche Komplikationen einer Hirndrucksteigerung können die Einklemmung des Hirnstammes und die Drosselung der Hirngefäßdurchblutung auftreten.

1.4.3 Intoxikation

Verschiedene Gifte haben einen direkten Einfluß auf den Zellstoffwechsel im Gehirn. Es sind vor allem die Beruhigungs- und Schlafmittel sowie die Rauschdrogen und Alkohol.

Bei epileptischen Erkrankungen treten ebenfalls kurze Bewußtlosigkeit oder Bewußtseinstrübungen auf. Pathophysiologisch beruhen sie auf der gestörten hirnelektrischen Aktivität während des epileptischen Anfallsgeschehens.

Die häufigsten nicht traumatischen Ursachen für eine Bewußtseinsstörung sind vor allem der Sauerstoffmangel des Gehirns durch Herz-Kreislaufstörungen, die Blutzuckerstörungen und die Vergiftungen.

Die häufigsten Ursachen bei den tiefen Bewußtseinsstörungen (Koma) stellen die zerebrale Blutung, Entzündungen, Tumore des ZNS und die Alkoholintoxikation dar.

Für das Entstehen des Symptoms „Bewußtlosigkeit" bei ein und derselben Ursache sind oft mehrere verschiedene pathophysiologische Mechanismen wirksam (Abb. 13, Äthiologie).

2. Erkennen einer vitalen Bedrohung

2.1 Definition des Notfallpatienten aus der Sicht der Notfallmedizin

Unter einem Notfallpatienten versteht man einen Patienten, bei dem eine Störung der „vitalen Funktionen"; also des Herz-Kreislaufsystems und/oder des Atmungssystems vorliegt (Abb. 14). Weiters fallen unter diese Bezeichnung solche Patienten, bei denen durch schwerwiegende Störungen im Bereich des Bewußtseins, des Wasser- und Mineralstoffhaushaltes, des Säure-Basenhaushaltes, des Wärmehaushaltes und des Stoffwechsels die Gefahr einer lebensbedrohlichen Einwirkung auf die Vitalfunktionen gegeben ist (siehe auch Abb. 1).

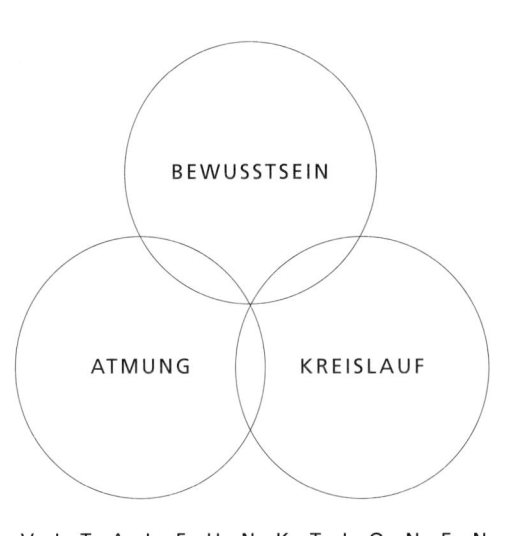

Die Zahl der Notfallpatienten gemäß dieser engen Definition ist im Verhältnis zu allen durchgeführten Notarzteinsätzen relativ gering. Psychiatrische Notfälle, ausgenommen die Intoxikationen, und psychosomatische Notfälle bedrohen im allgemeinen nicht unmittelbar die Vitalfunktionen, erfordern im Einzelfall aber den Einsatz aller professionellen Abklärungs- und Therapiemöglichkeiten bis hin zur umgehenden stationären Aufnahme.

Die Unterscheidung, ob es sich in einer Notfallsituation um einen Notfallpatienten im Sinne der angeführten engen notfallmedizinischen Definition handelt oder nicht, kann und soll nicht die Aufgabe des nichtärztlichen Ersthelfers sein. Trotzdem werden im folgenden einige allgemeine Hinweise gegeben, die das Erkennen einer vitalen Bedrohung erleichtern können.

Der erste *optische* Eindruck von einem Patienten ist sehr wesentlich, hierbei insbesondere die Hautfarbe des Gesichts und die Farbe der Lippen. Auch der Feuchtigkeitsgrad der Haut ist bei gravierenden Veränderungen gut sichtbar. Ferner ist eine schwere Veränderung der Atembewegungen, besonders der Einsatz der Atemhilfsmuskulatur oder eine unregelmäßige Atmung, gut zu erkennen. Bei genauerer Betrachtung kann vielleicht auch noch eine Veränderung im Verhalten der Pupillen festgestellt werden.

Abb. 14

Gleichzeitig mit dem Sehsinn nehmen wir auch durch den *Gehörsinn* eventuelle vitale Bedrohungen des Patienten wahr. Abgesehen von direkten Äußerungen des Betroffenen selbst, sind es die Sprachstörungen und sogenannten „ungezielten Lautäußerungen", die die Aufmerksamkeit auf eine mögliche vitale Störung lenken. Auffallende Atemgeräusche sind ein weiterer wichtiger Anhaltspunkt für eine Vitalbedrohung.

Der nächste Schritt ist die *direkte Kontaktaufnahme* über unser Sprachorgan, dann das Fühlen im Sinne einer Körperberührung.

Das *Ansprechen* ermöglicht eine erste Überprüfung des Bewußtseinszustandes.

Das *Fühlen* ermöglicht uns eine Beurteilung des Pulses, der Atembewegungen, des Atemstoßes, der Hautfeuchtigkeit und der Hauttemperatur. Wenn man diese Sinneseindrücke auf die einzelnen Funktionskreise, die bei einer vitalen Störung betroffen sind, aufteilt, so lassen sich folgende Zuordnungen treffen:

2.1.1 Erkennen der vitalen Störung des zirkulatorischen Systems

❏ Blässe
Eine verminderte Durchblutung führt zum Blaßwerden von Haut und Schleimhaut. Dies geschieht einerseits durch eine Abnahme der Herzleistung, andererseits durch die Kontraktion der kleinsten Hautgefäße im Rahmen des Schockmechanismus. Der Verlust großer Blutmengen (nach innen oder außen) führt über die Verringerung des zirkulierenden Blutes ebenfalls zur „Blutleere" in Haut und Lippen.

❏ Zyanose
Der Sauerstoffbedarf der Organe und das Sauerstoffangebot über den in den roten Blutkörperchen (Hämoglobinmolekül) gespeicherten Sauerstoff, stehen über die Atem- bzw. Kreislaufregulation in einem Fließgleichgewicht. Ein stark verlangsamter Blutfluß führt zu einer Störung dieses Gleichgewichts, und es kommt zu einer vermehrten Ausschöpfung des Sauerstoffgehaltes. Die Blaufärbung des Blutes, entstanden durch sauerstoffarmes Hämoglobin, nimmt zu und ist zuerst an den Lippen und später auf der ganzen Haut zu erkennen (Ausschöpfungszyanose). Die verlangsamte Lungendurchblutung führt zur Verringerung der Sauerstoffaufnahme (Hypoxie). Eine verminderte Pumpleistung des Herzens kann zu erheblichem Blutrückstau in der Lunge und damit zur zusätzlichen Störung des Gasaustausches führen. Auch Patienten mit Kreislaufregulationsstörungen verspüren daher Atemnot (Dyspnoe). Aufrechte Körperhaltung verringert den Blutrückstrom und somit die Arbeitsanforderung an das Herz, die Dsypnoe wird deutlich geringer.

❏ Weite, träge Pupillen
Ausgeprägter Sauerstoffmangel im Gehirn führt zum Erlöschen der Pupillenreflexe. Etwa 90 Sekunden nach einem Kreislaufstillstand werden die Pupillen weit und starr. Die

Pupillen reagieren nicht mehr auf die Änderung des Lichteinfalles und werden bei anhaltendem Stillstand der Gehirndurchblutung weit geöffnet. Für die Veränderung des Pupillenverhaltens kommen aber auch Intoxikationen (Cannabis: weit, Opium: eng), Entzugssymptome (Opium: weit) und akute neurologische Erkrankungen (Seitendifferenzen) wie Apoplexie oder Gehirnblutung in Frage.

- ❏ Puls verändert (schwach, schnell, arrhythmisch oder nicht mehr tastbar)
  Der Puls gibt direkt Auskunft über Herzfrequenz, Herzrhythmus und etwas weniger genau über die Herzkraft. Die Verminderung der Herzkraft findet ihren Ausdruck in einem schwachen, das heißt unter Umständen kaum tastbaren Puls. Deutlicher als die Abschwächung der Pulsation ist die bei Kreislaufinsuffizienz immer kompensatorisch vorhandene Frequenzsteigerung. Der Puls ist also schnell und schwach. Rhythmusstörungen sind bei kardiologischen Notfällen häufig. Jedes Kreislaufversagen geht mit einer Veränderung der Pulsqualität einher.

Der Puls wird normalerweise an der Innenseite des Unterarmes unmittelbar vor bzw. über dem Handgelenk an der Daumenseite getastet: Man fühlt gleichzeitig mit den Fingerkuppen des Zeige-, Mittel- und Ringfingers und ohne festen Druck auszuüben den Puls der Arterie radialis. Diese liegt an der „Daumenseite" des Handgelenkes relativ hautnahe. Man läßt dabei die Fingerkuppen an der Innenseite des Handgelenkes von außen kommend in Richtung Handmitte gleiten und findet bei ausreichendem Blutdruck relativ leicht den Puls der Arterie. Ist an dieser Stelle kein Puls tastbar, wird an den Halsschlagadern getastet. Eine Ausnahme bildet die kardiopulmonale Reanimation, bei der sinnvollerweise sofort an der Halsschlagader getastet wird – in der Annahme, daß bei diesem Patienten von vornherein der Blutdruck so erniedrigt ist, daß der Radialispuls kaum tastbar sein wird.

Der Carotispuls wird gefunden, indem man die Fingerkuppen über den Kehlkopf in Richtung Halsaußenseite (Helferseite) gleiten läßt. Dabei fallen die Finger in eine Vertiefung die zwischen Halsmuskulatur (Musculus sternocleidomastoideus) und Kehlkopf liegt. In dieser Vertiefung läßt sich bei aufrechter Pumpfunktion des Herzens immer ein Puls tasten. Um eine Unterbrechung der Durchblutung des Gehirns zu vermeiden, sollte nie zu stark und auch nie auf beiden Seiten gleichzeitig getastet werden. Die normale Herzfrequenz eines Erwachsenen beträgt ca. 70 Schläge/min, bei Jugendlichen 80/min und bei Säuglingen 130/min.

Normaler Puls	+ + + + + + + + + + + + + +	
Kein Puls	——————————————	HERZKREISLAUFSTILLSTAND
Schneller, kaum tastbarer Puls	+++++++++++++++++++++++	SCHOCK
Gut tastbar, unregelmäßig/ langsam/schnell	+ ++ + + ++ ++ + + +	RHYTHMUSSTÖRUNG
Gut tastbar, eventuell etwas langsamer oder schneller	+ + + + + + + + + + + + +	KOLLAPS

❏ Feuchte Haut, kalter Schweiß
Feuchte, besonders kaltfeuchte nasse Haut ist immer ein Alarmsignal und bedeutet, daß eine schwere organische Bedrohung des Organismus vorliegt. Im Rahmen des Kreislaufschocks kommt es zur Sympathikusaktivierung und damit zum Schweißausbruch. Auch Angst und Schmerzen unterstützen diesen Vorgang.

❏ Kalte Haut
Kalte Haut bedeutet eine Einschränkung der Durchblutung von Haut und Muskulatur und gilt als Leitsymptom der Zentralisation (= Blutumverteilung auf lebenswichtige Organe) des Kreislaufs beim Schockmechanismus.

2.1.2 Erkennen der vitalen Störung des respiratorischen Systems

❏ Zyanose
Als Zyanose bezeichnet man eine blau-violette Verfärbung der Lippen, des Nagelbettes und in weiterer Folge der Haut. Voraussetzung für die Verfärbung des Blutes ist ein normaler Gehalt an roten Blutkörperchen (Erythrozyten) bzw. an Hämoglobin, in welchem der Sauerstoff gebunden wird. Sinkt auf Grund einer mangelhaften Beladung des Hämoglobins mit Sauerstoff (große Höhen, ruhende Atemtätigkeit, Erstickung ...) der Anteil der „oxygenierten" hellroten Erythrozyten im Blut, spricht man von einer Hypoxie (=Sauerstoffmangel). Das Übergewicht des „desoxygenierten" (sauerstofflosen) Hämoglobins verleiht dem Blut die intensivere Blaufärbung. Bei großen Blutverlusten bleibt daher der Patient bei gleichzeitigem Sauerstoffmangel blaß, ohne zyanotisch zu werden, da zuwenig rote Blutkörperchen für eine „Blauverfärbung" vorhanden sind.
Mit Ausnahme der peripheren Ausschöpfungszyanose ist bei zyanotischen Patienten immer davon auszugehen, daß eine schwere Störung des respiratorischen Systems vorliegt.

❏ Dyspnoe
Eine Atemnot zeigt der Patient meist deutlich durch den Einsatz seiner Atemhilfsmuskulatur.
Die Dyspnoe kann vom „harmlosen" Lufthunger bis zum bedrohlichen, schweren Asthmaanfall reichen.

❏ Nur geringe Atembewegungen, Atembewegung nicht mehr sichtbar (= Apnoe)
Geringe Atembewegungen können unter Umständen bedeuten, daß lediglich die Bronchien belüftet werden; diese sogenannte „Totraumatmung" ist einem Atemstillstand gleichzusetzen.
Die Atembewegung ist am Heben und Senken des Brustbeins zu erkennen. Ist ein Luftstrom weder hörbar noch spürbar und sind keine Atembewegungen sichtbar, so liegt mit großer Sicherheit eine Apnoe vor.

- Schnappatmung
  Schwerer Sauerstoffmangel (Hypoxie) im Gehirn verursacht einen Ausfall der zentralen Atemregulation. Ersatzweise „springt" eine vom Hirnstamm gesteuerte Atmung an. Sie ist unregelmäßig, von langsamer Frequenz und in der Art wie nach Luft schnappend, dabei aber nicht mehr ausreichend tief. Die Schnappatmung ist ein typisches Zeichen des bald eintretenden Todes.

- Verlangsamte Atmung
  Eine deutliche Verlangsamung der Atemfrequenz unter 10 Atemzüge/min beim Erwachsenen bzw. unter 15 bei Kindern ist akut lebensbedrohlich.

- Beschleunigte Atmung
  Eine stark beschleunigte Atemfrequenz über 20 Atemzüge/min (beim Erwachsenen) bzw. 25/min (beim Kind) weist ebenfalls auf eine akut bedrohliche Störung des Atemzentrums oder des Gasaustausches in der Lunge hin.

- Arrhythmische Atmung
  Auch eine unregelmäßige Atmung weist auf eine Störung des Atemzentrums hin.

- Spastische Atemgeräusche
  Charakteristisch für spastische Atemgeräusche ist die um das 2–3fach verlängerte Ausatemphase, verbunden mit deutlich hörbarem Pfeifen und Zischen. In schweren Fällen sind sie auch in einiger Entfernung vom Patienten hörbar und in Verbindung mit einer Zyanose ein Zeichen eines vital bedrohlichen Asthmaanfalles.

- Stridor
  Der Stridor entsteht bei massiver Einengung des Luftweges im Bereich des Kehlkopfes. Im Unterschied zum spastischen Atemgeräusch beim Asthma ist der Stridor in erster Linie in der Inspiration hörbar. Charakteristisch dafür ist ein lautes Ziehen bzw. Pfeifen. Als akute Ursache kommen vor allem entzündliche (allergische) Schwellungen des Kehldeckels in Frage.

- Rasselgeräusche
  Rasselgeräusche sind beim liegenden Patienten ein Hinweis auf Flüssigkeitsansammlung in der Luftröhre, beim herzkranken Patienten ein Zeichen für die Lungenstauung (Lungenödem) bzw. die beginnende Kreislaufdekompensation.

2.1.3 Erkennen der vitalen Störung des Bewußtseins

Die Vitalfunktionen Atmung, Kreislauf und Bewußtsein stehen in enger wechselseitiger Beziehung. Die Störung des Bewußtseins kann unmittelbar zu einer Störung der Atmung und der Kreislauffunktion führen. Umgekehrt führt eine Veränderung des Sauerstoffangebotes (z.B. Blutdruckabfall) oder einer Raumforderung (z.B. Blutung) im Gehirn zu sofortiger Beeinträchtigung der Bewußtseinsklarheit.

- ❏ Mangelnde Reaktion auf Reize
- ❏ Geschlossene Augen – veränderte Pupillen
- ❏ Auffallende Situation

Aus der speziellen Situation, in der ein Patient aufgefunden wird, kann auf das Vorhandensein einer Bewußtseinsstörung geschlossen werden. Dies gilt vor allem für Unfälle, sichtbare Kopfverletzungen und Anzeichen für einen Suizidversuch (Intoxikation). Bei Diabetikern besteht ein erhöhtes Risiko, durch Blutzuckerschwankungen eine leichte bis tiefe Bewußtlosigkeit (Koma) zu entwickeln.

Das Symptom „Augen geschlossen" kann in Ausnahmefällen wie beim epileptischen Anfall, in der Aufwachphase bei Intoxikationen und eventuell bei Hirnblutungen durchaus fehlen. In jedem Fall ist aber der Augenausdruck stark verändert und eine Kontaktaufnahme nicht mehr möglich.

3. Der akute Schmerzzustand

Plötzliches Auftreten von starken Schmerzen oder akute Verschlimmerung der Schmerzen bei Schmerzkrankheiten.

Der Schmerz ist eine unangenehme körperliche Empfindung, die dem Leiden entspricht, das durch die psychische Wahrnehmung einer realen, drohenden oder phantasierten Verletzung hervorgerufen wird.

Merkmale der Schmerzzustände

- ❏ Schmerzcharakter: stechend, brennend, drückend, ziehend, kolikartig ...
- ❏ Zeitablauf: langsam ansteigend, intervallartig, akut, chronisch
- ❏ Lokalisation: diffus-dumpfer Schmerz, genau lokalisierbarer punktförmiger („heller") Schmerz
- ❏ Vegetative Begleitsymptome: Hautblässe, Blutdruckabfall bis Kollaps, Schwitzen
- ❏ Psychische Begleiterscheinungen: Angst

Einzelne, häufige Formen der Schmerzzustände

- Nervenschmerzen, dazu gehören die Neuralgien (z.B.: Trigeminusneuralgie, Neuralgie bei Gürtelrose) und die Schmerzen nach Verletzung peripherer Nerven (z.B. Phantomschmerz)
- Kopfschmerzen, Neuralgie der Gesichtsnerven
- Schmerzen des Bewegungsapparates (rheumatische Erkrankungen)
- Angina pectoris-Schmerz
- Akute und chronische Bauchschmerzen („akutes Abdomen" wie z.B. bei Appendizitis, Gallensteinanfall, Eileiterschwangerschaft ...)
- Schmerzen im Urogenitaltrakt (Nierenkolik, Prostatitis, Samenstrangneuralgie, Regelschmerzen ...)
- Schmerzen bei Krebserkrankung
- Psychogene Schmerzzustände

Maßnahmen

Erstmals auftretende und anhaltend intensive Schmerzen

→ Schmerzen genau beschreiben lassen (Qualität, Intensität, wo, seit wann)

→ Umgehend ärztliche Behandlung veranlassen (Notruf)
→ Beruhigung, Psychische Erste Hilfe
→ Auf Atmung achten
→ Richtige Lagerung
→ Keine Schmerzmittel, keine Nahrungsmittel oder Flüssigkeiten geben

Bereits bekannte, diagnostizierte (chronische) Schmerzanfälle

→ Den Patienten darin unterstützen, die bisher vertrauten Maßnahmen zu ergreifen (Medikament, Abschirmung von Reizen, entsprechende Lagerung etc.)
→ Eventuell für Abholung und Begleitung des Patienten sorgen
→ Spezielle psychologische Interventionsformen bei Schmerzen siehe unter Psychische Erste Hilfe (Teil A, 2.2)
→ Längerfristig eventuell Motivation zu Selbsthilfegruppe, Psychotherapie

Schmerzen werden im allgemeinen durch Erregung von Schmerzrezeptoren hervorgerufen und gehen fast immer mit einer aktuellen und potentiellen Gewebsschädigung einher. Schmerzen stellen ein Alarmsignal mit Schutzfunktion dar und sind ein Leitsymptom der Entzündung. Ab einer gewissen Stärke sind Schmerzen stets mit vegetativen und zusätzlichen emotionalen Begleiterscheinungen verbunden. Von der Empfindung her sind alle Schmerzen seelischer Natur, da die Schmerzwahrnehmung nur auf der Ebene der Psyche möglich ist. Eine scharfe Trennung zwischen körperlichem und seelischem Schmerz ist oft nicht möglich. Der Organismus selbst ist nicht in der Lage, Schmerzen zu empfinden, sondern dies ist eine seelische Funktion.

Da Schmerzen überwiegend ein subjektives Erleben sind, entziehen sie sich auch einer objektiven Messung. Zur Einschätzung der Schmerzintensität können einerseits die subjektive Schmerzschilderung des Kranken und andererseits die Beurteilung seines Verhaltens herangezogen werden.

Die Schmerzerregung, die nach Reizung der Schmerzrezeptoren entsteht, wird mittels spezieller Nervenfasern in den peripheren Nervenbahnen zum Hinterhorn des Rückenmarkes geführt, wo sie umgeschaltet werden. Sie kreuzen dabei auf die andere Seite und steigen dann zum Stammhirn auf. Ein Teil der Fasern zieht zur Formatio reticularis, der andere zum Thalamus. Die Formatio reticularis ist ein Maschenwerk aus Nervenzellen, das eine sehr wesentliche Bedeutung für die Wachheit, die Modulierung von Wahrnehmungen der Sinnesorgane und die Regulation vegetativer Funktionen hat. Im Thalamus findet eine Vernetzung mit der für den Hormonhaushalt zuständigen Hypophyse einerseits und dem für die Gefühle zuständigen Limbischen System andererseits statt. Diese Region ist für den „weh"-Charakter des Schmerzes verantwortlich (motivierend-affektives System). Die restlichen Schmerzfasern verlaufen zu jenem Teil der Großhirnrinde, in welchem Körpergefühle bezüglich Ort, Zeit und Intensität wahrgenommen werden (sensorisch-diskriminierendes System).

In der Großhirnrinde werden alle Schmerzinformationen gesammelt und je nach bisheriger Schmerzerfahrung, Bewußtseinslage und psychischer Befindlichkeit beeinflußt (zentrales Kontrollsystem). Diese Modulation der Schmerzreize erfolgt durch

Der akute Schmerzzustand

vom Gehirn absteigende, reizhemmende oder reizverstärkende Nervenbahnen.

Schmerzen können auf unterschiedlichste Weise entstehen. Am häufigsten durch die Reizung von Schmerzrezeptoren (= Nozizeptorschmerz z.B. bei Verletzung) oder durch Schädigung von Nervenbahnen (= neuropathischer Schmerz z.B. durch Druck auf den Nerv oder toxische Einflüsse).

Bestehende Schmerzen können durch körpereigene schmerzsteigernde Substanzen (Kinine) oder seelische Einflüsse verstärkt werden, man spricht dann von reaktiven Schmerzen. Schmerzen können aber auch „irrtümlich" erlebt werden. Dies geschieht zum einen, wenn Schädigungen in der Schmerzbahn, etwa jener der Nervenwurzeln des Rückenmarkes oder des Zwischenhirnes dazu führen, daß Erregungen weitergeleitet werden, die im Gehirn Schmerzerleben auslösen, zum anderen wenn es sich um einen primär seelischen Schmerz handelt, der auf eine bestimmte Körperregion projiziert wird. Der Körper verfügt über die Möglichkeit, in Streßsituationen Endorphine, das sind vom Körper selbst erzeugte Morphiumverbindungen, freizusetzen, die vor allem im Hinterhorn des Rückenmarkes die Schmerzerregung blockieren.

Wie stark der Zusammenhang zwischen Psyche und Schmerzerleben ist, wird durch unzählige praktische Beispiele belegt. Deprivierte Personen zeigen oft auffällig wenig Schmerzempfinden, und schizophrene Patienten fügen sich oftmals Verstümmelungen zu, ohne dabei Schmerzen wahrzunehmen. Schon der Säugling lernt den Zusammenhang zwischen Schmerzlinderung und der liebevollen Zuwendung der Bezugsperson und integriert damit Schmerzerleben und Beziehung. Am Beginn der Sprachentwicklung verwenden Kleinkinder häufig das Wort „Aua" anstelle, d.h. statt richtigerweise, des Wortes „nein".

Die Bedeutungskoppelung zwischen Körpervorgängen einerseits und Subjekt-Objektinteraktion (Ich – Umwelt) andererseits wird am analgetischen Effekt von Placebos deutlich. Angst verstärkt bekannterweise die Intensität von Schmerzen, sie ist natürlich auch von der jeweiligen, sehr subjektiv beurteilten existenziellen Bedrohung abhängig. Daher können schwere Verletzungen auch mit wenig Schmerzen verbunden sein oder starke Schmerzen ohne Gewebsschädigung bestehen. Depressionen sind oft mit Schmerzzuständen verbunden oder werden vornehmlich als chronischer Schmerz wahrgenommen (siehe auch funktionelle Bauchschmerzen). Ebenso kommt es vor, daß unterdrückte Gefühle wie Ärger und Wut zu Schmerzzuständen führen.

Oft stellt sich auch die Frage, ob die Schmerzen, die der Patient schildert, organischen oder eher psychischen Ursprungs sind. Auch rein psychisch bedingte Schmerzen können vor allem bei Kindern so dramatisch geschildert werden, daß man mit Recht an das Vorliegen eines organischen Krankheitsbildes denkt, das einer sofortigen ärztlichen (oder psychologischen) Abklärung und Behandlung bedarf.

Als Entscheidungshilfe können verschiedene Kriterien (Tabelle 5) angeführt werden.

Einen akuten Schmerzzustand, hinter dem sich oftmals eine lebensbedrohliche organische Erkrankung verbirgt und bei dem eine unmittelbare ärztliche Intervention notwendig ist, stellt das *„akute Abdomen"* dar. Es soll daher an dieser Stelle genauer beschrieben werden.

Als akutes Abdomen bezeichnet man einen plötzlich einsetzenden, heftigen Bauchschmerz, der wegen der Beeinträchtigung des Allgemeinbefindens als chirurgischer Notfall imponiert.

Die Leitsymptome des akuten Abdomens sind: plötzlicher Bauchschmerz, verbunden

Tabelle 5. Unterscheidungsmerkmale

Merkmal	Organisch	Psychisch
Schmerzlokalisation	eindeutig, genau umschrieben	vage, diffus, unklar, wechselnd
Affekte und Verhalten des Patienten	passen zu geschildertem Schmerz	inadäquat
Zeitdimension	Phasen von Präsenz und Fehlen (bzw. deutlicher Abnahme)	ständiges Vorhandensein gleich intensiv besteht schon sehr lange
Abhängigkeit von Bewegungen	vorhanden	nicht vorhanden
Schmerz und mitmenschliche Beziehung	unabhängig davon	damit verbunden
Placebowirkung	gering bis mittelmäßig	deutlich
Medikamentenwirkung	deutlich	inadäquat, dramatisch
Betonung der Ursache	psychische betont	organische betont
Mögliche Gegenübertragung beim Zuhören der Schilderung	einfühlend, aufmerksam	Ärger, Ungeduld, Hilflosigkeit

mit Übelkeit, Erbrechen und Zeichen einer akuten Kreislaufstörung (event. Schock). Zusätzlich können noch eine Schonhaltung, meist gekrümmt, und eine flache Atmung vorhanden sein. Das akute Abdomen ist ein hochakutes Geschehen mit plötzlichem Beginn und bei ausbleibender ärztlicher Versorgung häufig mit zunehmender Verschlechterung des Allgemeinzustandes verbunden. Bei Nichtbehandlung ist ein letaler Ausgang durch septischen, toxischen oder einen Volumenmangelschock durchaus möglich. Als mögliche Ursachen kommen bei Erwachsenen vor allem eine Appendizitis (in fast 50% der Fälle), eine Gallenblasenentzündung oder Magen-Darmentzündung, ein mechanischer Darmverschluß oder der Durchbruch eines Magengeschwüres in Frage. Die rupturierte Eileiterschwangerschaft stellt bei Frauen eine weitere, leider nicht seltene, Ursache für ein akutes Abdomen dar.

Bei einem Verdacht auf ein akutes Abdomen ist es immer notwendig, den Patienten so rasch als möglich einer *chirurgischen Abklärung* zuzuführen. In der Regel bringt eine Lagerung mit abgewinkelten Beinen, durch die damit erfolgende Entspannung der Bauchdeckenmuskulatur eine Erleichterung der Schmerzen. Bis zur ärztlichen Abklärung sollten dem Patienten weder Nahrung noch Flüssigkeit verabreicht werden. Weiters ist die Kreislauffunktion zu überwachen und der Patient vor Wärmeverlust zu schützen.

Etwa jeder hunderste Erwachsene trägt einen Harnstein, nur einer von 1000 Harnsteinträgern erkrankt jedoch daran und muß sich einer medizinischen Behandlung unterziehen.

Nierenkoliken gehören zu den subjektiv am unangenehmsten erlebten Schmerzzuständen. Schmerzen treten bei der Wanderschaft oder beim Verschluß der Harnwege meist an „physiologischen Engstellen" auf. Die Größe des Harnsteines spielt für die Intensität der Schmerzen dabei keine Rolle.

Das Leitsymptom der Nierenkolik ist ein äußerst heftiger dumpfer bis kolikartiger Schmerz. Der Schmerz ist einseitig, meist in der Lende lokalisiert und strahlt bis in die Leiste, die Oberschenkelinnenseite oder in den Hoden aus. Wie bei allen schweren Schmerzzuständen treten vegetative Begleiterscheinungen, also Übelkeit, Erbrechen, Schweiß oder sogar ein schockähnliches Bild hinzu. Eventuell kann es zu leicht blutig verfärbtem Harn kommen. Die Schmerzen können über Stunden andauern und auch ohne Therapie spontan wieder abklingen. Zwischen den Koliken sollte der Patient nicht viel trinken, da es dadurch zu einer Anschoppung von Harn verbunden mit einem zusätzlichen Dehnungsreiz der vor dem Stein liegenden Abschnitte kommen kann. Körperliche Bewegung, also zum Beispiel das Auf- und Abgehen ist eine gute Maßnahme, um einen Steinabgang zu erleichtern. Die Maßnahmen entsprechen im wesentlichen denen, die beim akuten Abdomen genannt wurden.

Annähernd 10% der Männer und 20% der Frauen im mittleren Erwachsenenalter sind Träger von Gallensteinen. Nur 2% der Träger entwickeln Symptome.

Die *Gallenkolik* entsteht durch Dehnung bzw. Verkrampfung der Gallenblase, verursacht auf Grund einer Reizung durch Steine und/oder Verschluß der Gallengänge. Ähnlich wie bei der Nierenkolik äußert sich die Gallensteinkolik in anfallsartigen, wellenförmigen, heftigen Kolikschmerzen im rechten Oberbauch, eventuell in die rechte Schulter ausstrahlend. Auch die Gallenkolik kann mit Übelkeit, Erbrechen und Schweißausbruch verbunden sein und über Stunden andauern. Die Maßnahmen entsprechen denen, die beim akuten Abdomen genannt wurden.

Teil C
Die Notfälle

1. Akute vitale Störungen von Kreislauf, Atmung und Bewußtsein

1.1 Der akute Herz-Kreislauf- und Atemstillstand – der klinisch tote Patient

Beim klinisch toten Patienten sind die Vitalfunktionen Bewußtsein, Atmung und Kreislauf nicht mehr aufrecht, jedoch durch eine Reanimation noch reversibel.

Synonyma: Sekundenherztod, plötzlicher Tod, Herzstillstand, Herzschlag, Herztod, Kreislaufstillstand, Asystolie
Engl.: Sudden cardiac death (SCD), cardiac and respiratory arrest

Leitsymptome

- Bewußtlosigkeit – Koma
- Kein Puls tastbar
- Keine Atmung feststellbar
  (eventuell noch Schnappatmung)
- Auffallende Hautfarbe (nach ca. 30 sec.):
  blaß, blau, grau

Auslöser

Herzinfarkt, Intoxikation, schwere Lungenembolie, Ersticken

Maßnahmen

- Feststellen der Bewußtlosigkeit
- Notruf durchführen
- Atemwege freimachen und
- Atemwege freihalten
- Feststellen des Atemstillstandes (etwa 5 Sekunden lang)

dann sofort:

- Beatmen – 2 Atemspenden

anschließend:

- Kreislaufstillstand feststellen: Halsschlagader suchen
  Puls tastbar?
  (10 Sekunden Zeit nehmen!)
- Kreislauf herstellen durch: Suchen des Druckpunktes und
  Herzdruckmassage – 15mal
- Nach jeweils 15 Herzmassagen erfolgen 2 Atemspenden
- Nach 4 Zyklen: Notruf (wenn bisher nicht erfolgt)
  Überprüfung der Halsschlagader auf einer Seite

Erläuterung der Maßnahmen

Zur *Feststellung der Bewußtlosigkeit* kniet man am besten neben dem Patienten nieder und spricht ihn laut an. Wenn man den Namen des Patienten weiß, spricht man ihn laut mit diesem an und fragt, was mit ihm los sei (z.B.: „Hallo Herr Meier, was ist los mit Ihnen?"). Bei Ausbleiben einer Reaktion überprüft man die Reaktionsfähigkeit auf Schmerzreize. Dabei zwickt man kräftig in Wange oder Nacken. Wird auch auf diesen Reiz nicht mehr reagiert, so liegt eine tiefe Bewußtlosigkeit vor. Die Gefahren der Bewußtlosigkeit bestehen im Ersticken durch Zurücksinken der erschlafften Zungenmuskulatur in den Rachenraum, in der Verlegung der Atemwege durch Fremdmaterial (Blut, Zahnprothese) und dem Einatmen von festem oder flüssigem Mageninhalt.

Falls keine Hilfe durch andere Personen vorhanden ist, muß der Patient zur *Tätigung des Notrufes* (in Österreich 144), kurz alleine gelassen werden. Sodann erfolgt der sofortige Beginn der Reanimation.

Die *Herz-Lungenwiederbelebung* erfolgt nach dem bekannten ABC-Schema; sie soll an dieser Stelle beschrieben werden, auf die Notwendigkeit der praktischen Übung der Wiederbelebung wird nachdrücklich hingewiesen.

A steht für Atemwege freimachen, freihalten und Atemstillstand feststellen. B steht für Beatmung. C (Circulation) steht für Kreislaufstillstand feststellen und Kreislauf herstellen.

Die *Atemwege werden freigemacht*, indem man den Mund mit den Fingern öffnet, den Mund-Rachenraum inspiziert und bei Notwendigkeit mittels Zeige- und Mittelfinger der rechten Hand ausräumt. Da auch tief komatöse Patienten zubeißen können, empfiehlt es sich, zuerst den Daumen von außen gegen die Wange des Bewußtlosen zu drücken und dann erst den Mund zu inspizieren.

Die *Atemwege werden freigehalten*, indem der Notfallhelfer sich seitlich neben den Kopf des Patienten kniet, eine Hand auf die Stirn-Haargrenze, die andere unterhalb des Kinns des Patienten legt. Dabei liegt der Daumen idealerweise zwischen Unterlippe und Kinn des Patienten. Dann wird der Kopf nackenwärts so weit als möglich überstreckt, die Nasenöffnung schaut zum Himmel (Abb. 15).

Der *Atemstillstand wird dadurch festgestellt*, daß man darauf achtet, ob Atemgeräusche vorhanden sind, ob das Heben und Senken des Brustkorbes sichtbar ist und ob sich die Ausatemluft mit der eigenen Wange spüren läßt.

Wenn eine Atmung vorhanden ist, wird sofort der Kreislauf überprüft. Sind sowohl Atmung wie auch Puls vorhanden, so wird der Patient in die stabile Seitenlage gebracht.

Ist keine Atmung feststellbar, so wird der Patient zweimal beatmet, danach wird der Kreislauf überprüft.

Die *Mund-zu-Mund-Beatmung* wird in jener Position durchgeführt, die der Helfer beim Freihalten der Atemwege bereits eingenommen hat. Dabei verschließt diejenige Hand, die sich an der Stirn-Haargrenze befindet, gleichzeitig mit Daumen und Zeigefinger die Nasenöffnung. Der Handballen bleibt dabei auf der Stirn liegen und hält dadurch die Überstreckung des Kopfes aufrecht. Daumen und Zeigefinger der anderen Hand ziehen den Unterkiefer nach vorne und öffnen den Mund einen Querfinger weit. Nach angemessen tiefer Einatmung wird der weit geöffnete Mund des Helfers über den Mund des Patienten gesetzt und rundum gut abgedichtet. Die Ausatemluft wird dem Patienten eingeblasen, dabei soll keine Nebenluft entweichen. Dann hebt der Helfer den Mund ab und beobachtet das vollständige Senken des Brustkorbs des

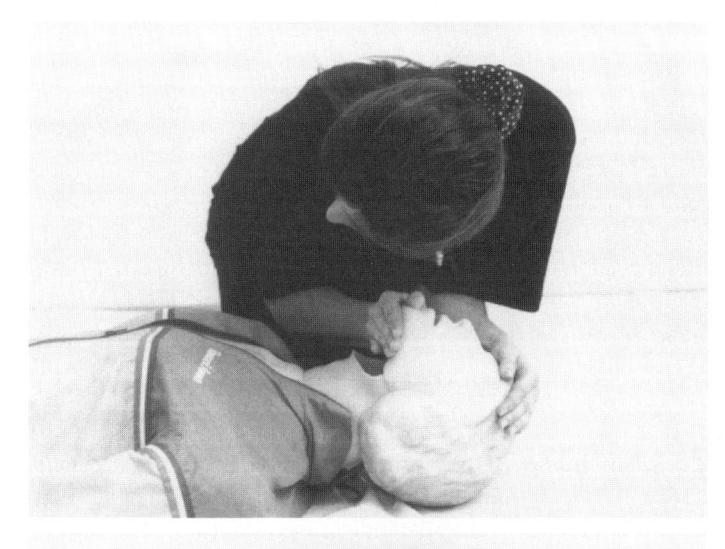

Abb. 15

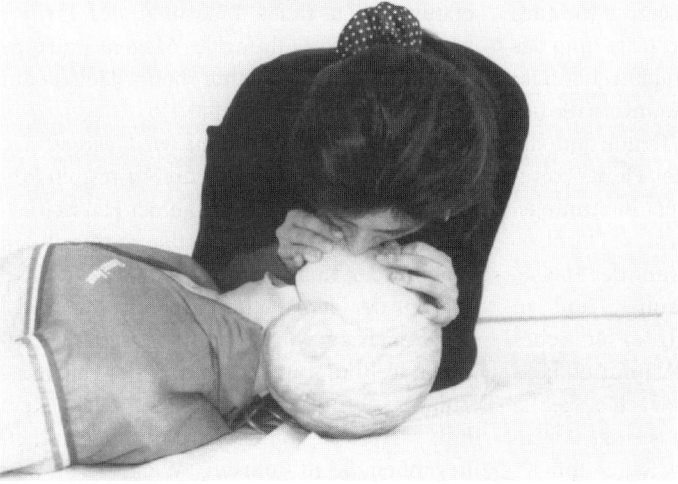

Abb. 16

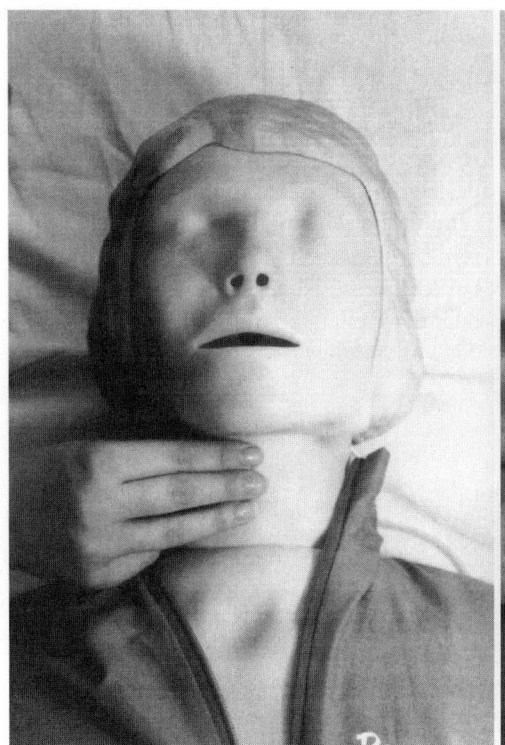

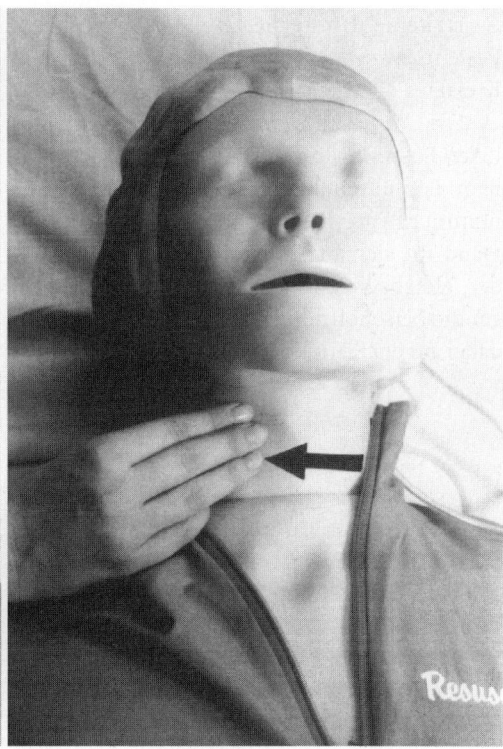

Abb. 17a

Abb. 17b

Patienten. Nach Ausatmung des Patienten wird neuerlich beatmet (Abb. 16).

Häufige Fehler dabei sind eine unzureichende Abdichtung des aufgesetzten Mundes und die damit verbundene Verringerung des Beatmungsvolumens. Ein anderer häufiger Fehler besteht darin, daß die unterhalb des Kinns liegende Hand einen Druck auf die Halsweichteile ausübt und der Helfer unter Umständen einen sehr hohen Beatmungsdruck aufwenden muß. Durch diese Druckerhöhung kann es zur Überwindung des Speiseröhrenverschlußdruckes kommen und zu nachfolgender Magenblähung. Plötzliches Erbrechen und nachfolgende Aspiration können die Folge sein. Wird zu schwach eingeblasen, bekommt der Patient zu geringe Atemvolumina und damit zu wenig Sauerstoff.

Bei einer zu hohen Beatmungsfrequenz erfolgt die nächste Beatmung, bevor der Patient vollständig ausgeatmet hat (Magenüberblähung). Zu tiefes Einatmen des Helfers kann eine Überblähung des Magens und eine Hyperventilationstetanie beim Helfer zur Folge haben.

Der *Kreislaufstillstand wird festgestellt*, indem der Helfer mit den drei mittleren Fingern einer Hand den Puls an der Halsschlagader zu tasten versucht. Dabei wird mit den Fingern der Kehlkopf aufgesucht (Abb. 17a) und an der dem Helfer zugewandten Halsseite nach auswärts in die Vertiefung zwischen Kehlkopf und angrenzender Halsmuskulatur gerutscht (Abb. 17b). Wenn kein Puls tastbar ist, dann wird an der gegenüberliegenden Seite getastet. Wenn auch dort

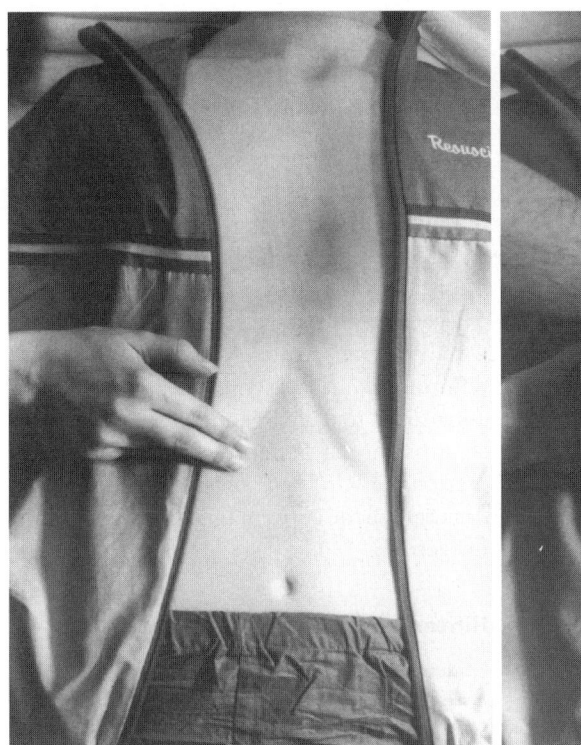

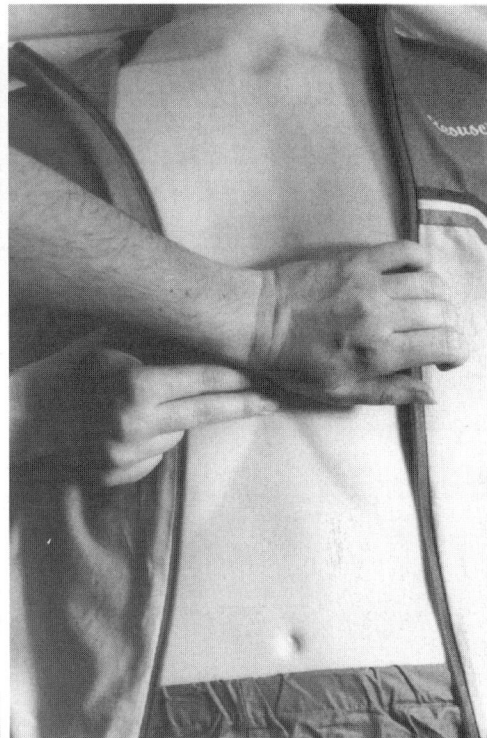

Der akute Herz-Kreislauf- und Atemstillstand – der klinisch tote Patient

Abb. 18

Abb. 19

kein Puls zu tasten ist, dann liegt ein Kreislaufstillstand vor.

Unverzüglich muß nun mit der *Herzdruckmassage* begonnen werden. Zuerst wird der Druckpunkt aufgesucht, indem Zeige- und Mittelfinger am Rippenbogen entlanggleiten bis zum Zusammentreffen der Rippenbögen in der Mittellinie (Abb. 18). Direkt oberhalb der beiden Finger wird nun der Handballen der anderen Hand auf das Brustbein gelegt (Abb. 19). Die zweite Hand wird mit dem Handballen auf den Handrücken der unteren Hand gelegt, und zwar so, daß diese den Druck des Handballes der unteren Hand unterstützt. Die Finger sollten dabei den Brustkorb nicht berühren.

Bei durchgestrecktem Ellenbogen beugt sich der Helfer so über den Patienten, daß seine Schultern senkrecht über dem Druckpunkt liegen. Der für die Herzmassage notwendige Druck erfolgt auf diese Weise in erster Linie durch das Gewicht des Helfers. Die Bewegungen erfolgen aus der Hüfte heraus. Bei der Druckentlastung sollen die Hände des Helfers weder abheben noch verrutschen (Abb. 20). Die Eindrucktiefe soll ca. 4–5 cm betragen, Druck- und Entlastungsphase sollen gleich lang sein. Am besten erreicht man dies, indem man die Aufmerksamkeit überwiegend auf die Druckphase richtet. Hilfreich ist dabei das laute Mitzählen: „eins und zwei und drei und ..." Die „Zahl" steht für Kompression, das kurz ausgesprochene „und" steht für Entlastung. Die Herzdruckmassage sollte mit einer Frequenz von 80–100 Kompressionen pro Minute ausgeführt

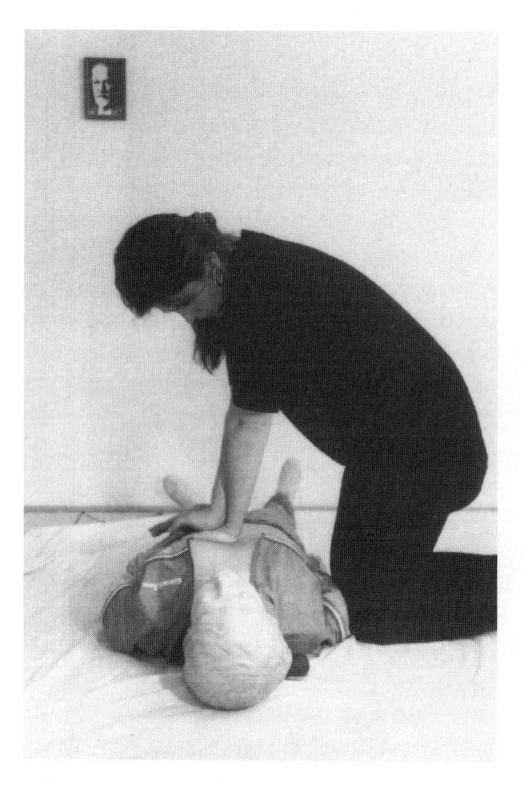

Abb. 20

werden, also etwas schneller als der Sekundenrhythmus. Auf 15 Herzdruckmassagen folgt zweimal Beatmen. Nach vier Wiederbelebungszyklen wird ein Notruf abgegeben, falls dieser bisher noch nicht erfolgte. Dafür sollte die Wiederbelebung aber nicht länger als eine Minute unterbrochen werden. Ebenso sollte nach vier Wiederbelebungszyklen die Halsschlagader auf einer Seite überprüft werden.

Beendet wird die Reanimation, wenn Atmung und Kreislauf wieder einsetzen, eine Ablöse bzw. der Notarzt eintrifft oder der Ersthelfer zu erschöpft ist, um weiterzumachen.

Keine Wiederbelebungsmaßnahmen müssen durchgeführt werden, wenn für den Helfer selbst durch die Erste Hilfe-Leistung Lebensgefahr besteht (Kontaktgifteinnahme, bestehende Hepatitis oder Aidsinfektion).

Sind mehrere Helfer zur Stelle, ist es sinnvoll, wenn sie einander bei der Reanimation in der Einhelfermethode (Beatmung und Druckmassage werden von einer Person durchgeführt) ablösen.

Rippenbrüche sind besonders bei älteren Menschen nicht auszuschließen, stellen aber das geringere Risiko dar. Werden knackende Geräusche im Zuge der Reanimation wahrgenommen, dann wird der Druckpunkt erneut aufgesucht und die Reanimation fortgesetzt.

Erbricht der Patient während der Reanimation, so wird der Kopf zur Seite gedreht, das Erbrochene entfernt und die Reanimation fortgesetzt.

Hintergrundwissen

Epidemiologie: Jährlich sterben in Österreich etwa 25.000 Menschen (das sind 0,35% der Bevölkerung!) am Herzinfarkt, 40% noch vor Erreichen des Krankenhauses. Bei diesen 40% spricht man daher auch von einem plötzlichen Herztod. Drei Viertel dieser Todesfälle treten in häuslicher Umgebung auf, in nur 16% werden unverzüglich lebensrettende Sofortmaßnahmen durchgeführt.

Bei 70% der an einem plötzlichen, natürlichen Tod verstorbenen Menschen findet sich ein akutes Herz-Kreislaufversagen als Todesursache. Der „frische" Herzinfarkt steht hier an erster Stelle. Bei jüngeren Menschen können aber auch Schwächezustände des Herzmuskels nach einer Herzmuskelentzündung zu einem plötzlichen Exitus führen.

Nach den Herz-Kreislauferkrankungen stellt die Lungenembolie bzw. eine Erkrankung des Respirationstraktes eine häufige, plötzliche Todesursache dar (weniger als 10%). In etwa 3–5% der plötzlichen Todesfälle bestehen Krankheiten des Magen-Darmtraktes (z.B. akute Blutung), Eileiterschwangerschaft (Blutung nach Ruptur) oder neurologische Erkrankungen (Gehirnblutung, Epilepsie). Bei neurologischen Todesfällen tritt der biologische Tod allerdings nicht innerhalb von Minuten sondern erst über ein viele Stunden andauerndes Koma ein. Ab dem 40. Lebensjahr steigt das Risiko für einen plötzlichen Tod. Wenn auch selten, so muß man doch auch bei jungen Erwachsenen mit der Möglichkeit eines akuten Myocardinfarktes rechnen. Jugendliche werden durch Drogenkonsum (Kokain, Ecstasy) immer häufiger Opfer eines Kreislaufschocks mit plötzlichem Herzstillstand. Ab dem 50. Lebensjahr steigt das Risiko eines Herz-Kreislaufstillstandes deutlich, ab dem 60. Lebensjahr dann steil an. Das Risiko, an einer Erkrankung des Respirationstraktes oder des Magen-Darmtraktes zu sterben, steigt ebenfalls mit dem 40. Lebensjahr, jedoch viel langsamer und mit nur gering ausgeprägtem Altersgipfel ab dem 87. Lebensjahr.

Pathophysiologie: Der Kreislaufstillstand kann grundsätzlich durch eine schwere Störung der Vitalfunktionen von Atmung und/oder Kreislauf ausgelöst werden. Störungen der Atmung schädigen durch einen Sauerstoffmangel die Herzmuskulatur bis zum Ausfall der Pumpfunktion. Vom Herz-Kreislaufsystem selbst ausgehende Störungen wie starke Blutverluste oder irreparables Herzversagen z.B. bei Herzinfarkt, schwere Rhythmusstörungen oder Herzruptur können ebenfalls zu einem Kreislaufstillstand führen. Als weitere unmittelbare Ursachen für einen akuten Kreislaufstillstand können noch die Intoxikationen und die Unterkühlung genannt werden, sie greifen an beiden Vitalfunktionen direkt an.

Unter einem *plötzlichen Herztod* versteht man einen innerhalb weniger Sekunden eintretenden Herztod, meist rhythmogen durch Kammerflimmern oder – seltener – durch Asystolie, sehr selten durch mechanische Ursachen bedingt (z.B. Herzklappenfehler, Herztamponade = Flüssigkeitsansammlung im Herzbeutel). Als Grunderkrankung liegt meist eine koronare Herzkrankheit vor, seltener eine Myokarditis, Tumoren mit Befall des Reizleitungssystems oder Herzklappenfehler. Vereinzelt tritt der Sekundenherztod auch ohne nachweisbare Herzerkrankung auf. In diesem Zusammenhang konnte in einzelnen Fällen nachgewiesen werden, daß der Einfluß des sympathischen Nervensystems in Verbindung mit schwerem emotionalen Streß eine lebensbedrohliche bzw. tödliche Rhythmusstörung auszulösen im Stande ist.

Erstes Symptom bei einem Pumpversagen des Herzens ist natürlich die Pulslosigkeit. Etwa 6 Sekunden nach Beginn des Kreislaufstillstandes tritt Bewußtlosigkeit ein. Gelegentlich treten zu diesem Zeitpunkt Krämpfe in Folge des Sauerstoffmangels im Gehirn auf. Etwa 15 Sekunden nach dem Kreisalufstillstand setzt durch den Sauerstoffmangel im Atemzentrum die Spontanatmung aus, es tritt nun der Atemstillstand ein. Gleichzeitig kommt es zu einer graublauen Verfärbung der Haut. Normalerweise erweitern sich etwa 45 Sekunden nach Eintritt des Kreislaufstillstandes die Pupillen. Bei vielen Patienten tritt nach 60 Sekunden eine Schnappatmung auf, die ein letzter Versuch des Organismus ist, das Ersticken zu verhindern. Eineinhalb Minuten nach Eintritt des Kreislaufstillstandes werden die Pupillen starr und reaktionslos (Tabelle 6).

Damit, also mit dem gleichzeitigen Vorhandensein von Pulslosigkeit, Bewußtlosigkeit, Atemstillstand, graublauer Verfärbung der Haut und lichtstarrer, weiter Pupillen ist der klinische Tod eingetreten. In diesem Stadium ist der Organismus allerdings noch wiederbelebbar.

Nach 5 Minuten Kreislaufstillstand treten durch den Sauerstoffmangel irreversible Schäden besonders an Herz und Gehirn auf. Die Aufrechterhaltung eines minimalen Kreislaufes durch eine Herz-Lungen-Wiederbelebung kann diesen Zeitpunkt entscheidend hinauszögern.

Vom biologischen Tod spricht man, wenn die Kriterien des Hirntodes (Null-Linie im EEG, Kreislaufstop in den Hirngefäßen, zerebrale Areflexie) erfüllt sind.

Tabelle 6. Symptomfolge bei Kreislaufstillstand während der ersten Minute

Pulslosigkeit	unmittelbar
Bewußtlosigkeit (Krämpfe)	nach der 6. Sekunde
Atemstillstand, graublaue Hautfarbe	nach der 15. Sekunde
Erweiterung der Pupillen	nach der 45. Sekunde
Schnappatmung	nach der 60. Sekunde

Nach einem akuten Herzstillstand hört die Atmung normalerweise nach etwa 40 bis 60 Sekunden auf, das heißt, Atmung und Kreislauf kommen nicht zum exakt selben Zeitpunkt zum Stillstand. Für gewöhnlich ist es jedoch so, daß der Ersthelfer mit dem Patienten erst dann konfrontiert ist, wenn beide Funktionen aufgehört haben. Nur in seltenen Fällen – etwa, wenn ein Patient unmittelbar neben dem späteren Ersthelfer einen Herzstillstand erleidet – kann man daher einen Kreislaufstillstand bei erhaltener Atmung beobachten. In diesem Fall würde man also zuerst mit der Herzdruckmassage beginnen.

Ein Atemstillstand vor einem Kreislaufstillstand kann sich bei jungen, gesunden Menschen im Rahmen einer Intoxikation ergeben. Durch die Gifteinwirkung kann es zur Atemlähmung bei vorerst noch erhaltener Kreislauffunktion kommen. In diesem Fall wird der Helfer beatmen und erst später, falls notwendig, mit der Herzdruckmassage beginnen.

Anmerkung: Obwohl fast drei Viertel der Bevölkerung irgendwann einmal einen Erste Hilfe-Kurs absolvieren, wußten – einer repräsentativen Umfrage zufolge – nur 7 Prozent der Befragten, welche Hilfsmaßnahmen bei einem Kreislaufstillstand angebracht sind. 63% davon würden nur beatmen, 29% nur die Herzmassage machen und lediglich 7% würden die notwendige Herz-Lungen-Wiederbelebung durchführen.

1.2 Die Bewußtseinsstörungen

Verlust des „klaren" Bewußtseins, d.h. es besteht eine Einschränkung der gezielten und prompten Reaktion auf Schmerzreize und Ansprache.

Verwandte Begriffe: Benommenheit, Somnolenz, Sopor, Ohnmacht, Synkope, Bewußtlosigkeit, Koma
Engl.: Reduced consciousness, impaired consciousness

Allgemeine Leitsymptome

❏ Erhöhtes Schlafbedürfnis
❏ Gleichmäßige Herabsetzung der Hirnleistung

Im Detail kann das bedeuten:
❏ Denkstörung
❏ Affektstörung
❏ Störung der Willkürmotorik
❏ Abnahme, Verlust der Kommunikation (Sprache, Mimik)
❏ Orientierungsverlust, zeitlich und örtlich
❏ Reaktionsverlust auf äußere Reize

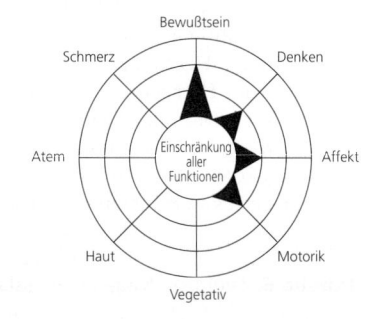

Stadien der Bewußtseinsstörung

– Bewußtseinstrübung (= verminderte Wahrnehmung, aber Öffnen der Augen auf Anruf und Schmerz)

Die Bewußtseinsstörungen

– Bewußtlosigkeit – Koma (= Augen bleiben auch auf Schmerzreiz geschlossen – keine gezielten Reaktionen)

Auslöser

↗ Herzrhythmusstörung, Kreislaufregulationsstörung
↗ Herzinsuffizienz, kardiogener Schock
↗ Intoxikationen (z.B. Schlafmittel, Alkohol)
↗ Schlaganfall, Schädelhirntrauma, Hirnblutung, Hitzschlag, Fieber
↗ Stoffwechselbedingtes Koma (Diabetes, Nieren/Leberversagen)

(Siehe auch Tabelle 4, Teil B, Kapitel 1.4, Pathophysiologie der Bewußtseinsstörung)

Maßnahmen

→ Siehe unter „Die Bewußtlosigkeit" (Teil C, 1.2.1 und Abb. 21)
→ Notwendig ist für den Ersthelfer, daß er zwischen den Stadien der Bewußtseinsklarheit, der Bewußtseinstrübung und der Bewußtlosigkeit sicher unterscheiden kann!

Ob es sich dabei um ein tiefes Koma, eine oberflächliche Bewußtlosigkeit oder vielleicht sogar um eine vorgetäuschte Störung handelt, ist für die Durchführung der „lebensrettenden" Sofortmaßnahmen von nur untergeordneter Bedeutung. Die genaue Diagnose, auch die der vorgetäuschten Störung, kann nur durch den speziell ausgebildeten Arzt erfolgen.

Hintergrundwissen

Man unterscheidet folgende, fließend ineinander übergehende Stufen der quantitativen Bewußtseinsstörungen:

1. Bewußtseinstrübung

Die Bewußtseinstrübung wird durch eine verminderte Wahrnehmung, aber Öffnen der Augen auf Anruf und Schmerzreize definiert. Auch hier kann man verschiedene Schweregrade differenzieren.

Die sogenannte *Benommenheit oder Somnolez* stellt die leichteste und häufigste Form der Bewußtseinsstörung dar (= Bewußtseinstrübung). Sie zeichnet sich durch eine verminderte psychische Aktivität aus. Der Patient erlebt dies vor allem als Erschwerung und Verlangsamung der Denk-und Gedächtnisleistungen, die Umwelt wird „wie durch einen Schleier" erlebt. Die Motorik ist verlangsamt, das Interesse reduziert, und der Benommene verharrt ohne stärkere Außenreize in einem leicht dösigen Zustand, in dem es zu unkontrollierten Trieb- und Affektdurchbrüchen kommen kann. Man kann die Benommenheit auch kurz als *reduzierte Wachheit mit erhöhtem Schlafbedürfnis* bezeichnen. Für die psychotherapeutische Praxis relevante Ursachen sind vor allem Vergiftungen, Herz-Kreislaufstörungen, Fieber, starke Erschöpfung und die Hyperventilation.

Eine schwere Bewußtseinstrübung, in welcher der Patient nur noch durch sehr massive Außenreize (Kneifen, Anschreien) weckbar ist, wird als Sopor bezeichnet.

2. Bewußtlosigkeit (= Koma)

Die Bewußtlosigkeit ist der *stärkste Grad* der Bewußtseinstrübung. Es besteht eine völlige Reaktionslosigkeit auf Außenreize, es ist kein Kontakt mehr möglich. Die Reflexe (z.B. Lichtreaktion der Pupillen, Schutzreflexreaktion) erlöschen. Dies wird durch fehlende Lichtreaktion der Pupillen deutlich, das Fehlen der Schutzreflexe (z.B. Kehldeckelschluß beim Schluckakt) kann lebensbedrohliche Folgen haben. Die Augen des komatösen

ALLGEMEINE MASSNAHMEN BEI BEWUSSTSEINSSTÖRUNGEN

BEWUSSTSEINSLAGE FESTSTELLEN

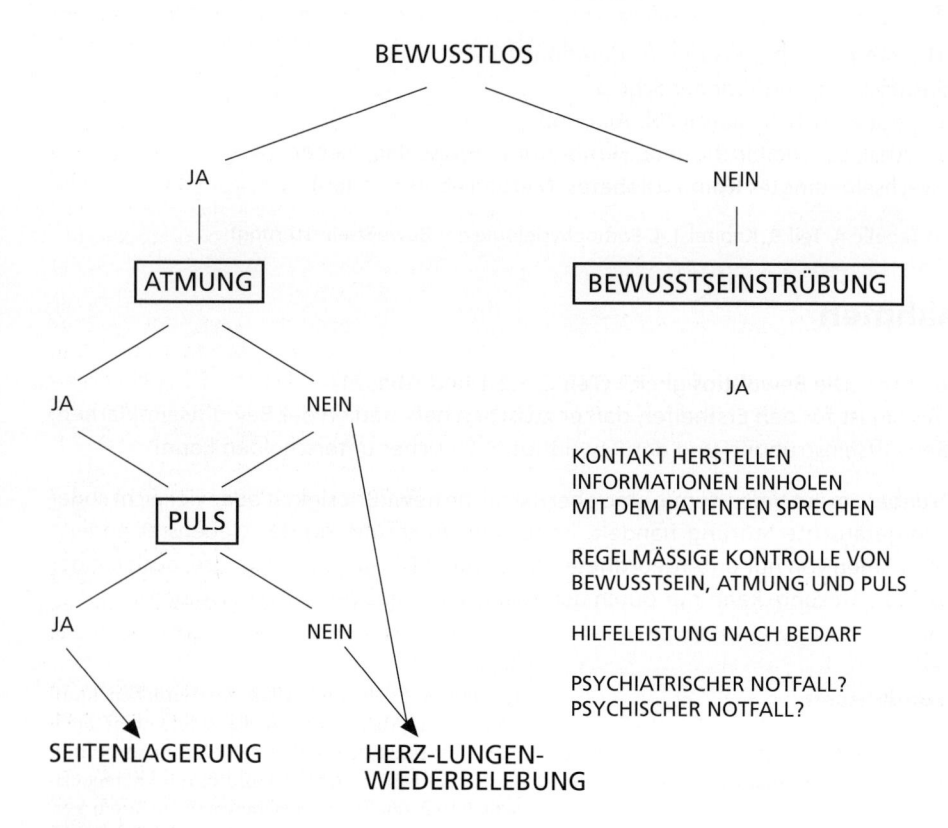

BEWUSSTLOS

JA → ATMUNG
- JA → PULS
  - JA → SEITENLAGERUNG
  - NEIN → HERZ-LUNGEN-WIEDERBELEBUNG
- NEIN → HERZ-LUNGEN-WIEDERBELEBUNG

NEIN → BEWUSSTSEINSTRÜBUNG

JA

KONTAKT HERSTELLEN
INFORMATIONEN EINHOLEN
MIT DEM PATIENTEN SPRECHEN

REGELMÄSSIGE KONTROLLE VON
BEWUSSTSEIN, ATMUNG UND PULS

HILFELEISTUNG NACH BEDARF

PSYCHIATRISCHER NOTFALL?
PSYCHISCHER NOTFALL?

NOTRUF

REGELMÄSSIGE KONTROLLE
VON BEWUSSTSEIN
ATMUNG
PULS

Abb. 21

Patienten bleiben auch auf Schmerzreize anhaltend geschlossen. Der Patient ist nicht mehr weckbar.

Häufig sind *am Anfang* der Bewußtlosigkeit als Reaktion auf den Sauerstoffmangel *kurzzeitige Muskelzuckungen* (Krämpfe) vor allem in den Extremitäten sichtbar. Noch vor dem Lidschluß kann beobachtet werden, wie die Blickrichtung des Patienten nach der Seite/nach oben abweicht oder der Patient ins Leere starrt.

Eine nur kurz andauernde, also spontan reversible „anfallsartige" Bewußtlosigkeit wird Synkope genannt. Etwa 3,5% der Durchschnittsbevölkerung leiden an Synkopen. Hinter Synkopen verbergen sich äthiologisch ganz unterschiedliche Erkrankungen, in der Mehrzahl aber keine lebensgefährlichen organischen Erkrankungen. Im Einzelnen sind das die vasovagale Synkope, der orthostatische Kollaps, plötzlicher Blutzuckerabfall, epileptische Anfälle, Herzinsuffizienz, Herzrhythmusstörungen, Karotissinussyndrom, und trasitorisch ischämische Attacken (siehe auch unter B 1.4).

Bei den *qualitativen Bewußtseinsstörungen* sind die verschiedenen Verwirrtheitszustände zu nennen, zum einen die einfache Verwirrtheit, die hauptsächlich durch eine Orientierungsstörung auffällt, zum anderen delirante Verwirrtheitszustände, bei denen Orientierungsstörungen mit motorischer Unruhe und Halluzinationen einhergehen. Bei den Dämmerzuständen ist die Fähigkeit der Auseinandersetzung mit der Umwelt eingeschränkt, der Patient ist stark auf sein inneres Erleben bezogen, das, wie die Wahrnehmung der Umwelt und der eigenen Person, traumartige Qualität annehmen kann.

Das sogenannte Ich-Bewußtsein vor allem ist beeinträchtigt, wenn Umwelt, andere Menschen, ehemals Vertrautes und Bekanntes plötzlich unwirklich und entfremdet erscheint, was z.B. bei Derealisations- und Depersonalisationszuständen der Fall ist.

Das *vorgetäuschte Koma* wird immerhin in einer Häufigkeit zwischen 3 und 5 Prozent aller Komafälle angegeben. Der Patient mit einem vorgetäuschten Koma liegt ruhig und mit geschlossenen Augen da. Er reagiert nicht auf Reize oder Fragen. Erst eine neurologische Untersuchung kann zeigen, daß bei der vorgetäuschten Störung die Pupillenreaktion beidseits prompt und gleich ausfällt, die Augenlider werden meist eng geschlossen gehalten und wenn sie geöffnet werden, schnell wieder geschlossen. Es ist fast unmöglich, den langsamen Lidschluß, wie er für komatöse Patienten typisch ist, nachzuahmen. Der Muskeltonus und die Atemfrequenz sind außerdem normal oder leicht erhöht.

Unter einem *Schädel-Hirn-Trauma* (Abk.: SHT) versteht man eine Schädelverletzung mit Gehirnbeteiligung. Die Funktionsstörung bzw. die Verletzung des Gehirnes führt immer zum Symptom Bewußtlosigkeit. Je nach Länge bzw. Tiefe der Bewußtlosigkeit wird das SHT in drei Schweregrade unterteilt. Die Folgen des Aufpralls oder Schlages reichen von kleineren Prellungsherden im Gehirngewebe bis zu Blutungen im Gehirn und in den Hirnhäuten und zum Auftreten einer Gehirnschwellung (Ödem). Diese Drucksteigerungen können rasch zum Tod des Betroffenen führen. Äußere am Schädel sichtbare Verletzungen lassen keinen sicheren Hinweis auf die Schwere des SHT zu. Durch die Steigerung des Hirndruckes kommt es sofort oder auch erst nach einiger Zeit zu Bewußtseinstrübung oder Bewußtseinsverlust. Bei Blutungen zwischen Schädel und harter Hirnhaut (epidurales Hämatom) kann es aus einer zunächst harmlos anmutenden Situation mit Übelkeit und Erbrechen langsam, über viele Stunden, zu Eintrübung des Bewußtseins und später zum tiefen Koma kommen. Eine Verharmlosung der Anfangssymptome kann dabei eine ernste Gefährdung des Patienten bedeuten.

Bei Verletzungen der Blutgefäße an der Hirnoberfläche, die dann in die Hirnhäute einbluten (akutes subdurales Hämatom) entsteht ein oft über eine ganze Hirnhälfte reichender Bluterguß mit sofortiger tiefer Bewußtlosigkeit (z.B. Schütteltrauma, vor allem bei Kindesmißhandlung).

Typische Symptome eines SHT, die für den Ersthelfer erkennbar sind, sind Erinnerungslücken, Verwirrtheit, Brechreiz, Erbrechen, Bewußtlosigkeit, das Auftreten von meist halbseitigen Krämpfen, Atemunregelmäßigkeiten, Lähmungen und eine auffallende Seitendifferenz in der Weite der Pupillen.

Die Erste Hilfe-Maßnahmen beschränken sich vor allem auf die richtige Lagerung und den Notruf. Auch wenn der Patient noch nicht bewußtlos sein sollte, empfielt sich die Seitenlagerung bei erhöhtem Oberkörper. Diese Lagerung ist ein Schutz vor Komplikationen, falls der Betroffene erbrechen sollte und hilft gleichzeitig, den Druck im Gehirn zu senken.

Ähnlich dem Herzinfarkt oder dem Schlaganfall stellt ein SHT eine hochgradige vitale Gefährdung des Betroffenen dar, die umgehend medizinisch versorgt werden muß. Nicht selten steht hinter einem SHT verursachend ein Alkohol- oder Drogenmißbrauch. Umgekehrt besteht die Gefahr, daß das Wissen um einen Alkoholmißbrauch des Patienten dazu führen könnte, ein SHT für einen harmlosen Rauschzustand zu halten. Auch bei den geringsten Hinweisen auf einen Sturz oder eine Gewalteinwirkung sollte daher immer für eine medizinische Abklärung gesorgt werden.

1.2.1 Die Bewußtlosigkeit

Notfall mit plötzlich auftretender Bewußtlosigkeit ohne genauen Anhaltspunkt über die zugrundeliegende Ursache („unklare" Bewußtlosigkeit). Spontanatmung und Puls sind noch vorhanden. Eine kurzdauernde Bewußtlosigkeit bezeichnet man als Synkope, eine längerdauernde bzw. tiefe als Koma.

Synonyma: Bewußtseinsverlust, Synkope, Koma, Scheintod
Engl.: Unconsciousness

Ausgangssituation

❑ Plötzliche Verminderung der Kommunikationsfähigkeit
❑ Patient sinkt in sich zusammen
❑ Patient liegt auf dem Boden
❑ Patient ist nicht mehr weckbar, reagiert weder auf Ansprache noch auf Schmerz
❑ Augen geschlossen

Falls bereits *Vorinformationen* über den betreffenden Patienten vorhanden sind (Vorgeschichte, Fremdbericht, Entwicklung, Medikamenteneinnahme), erleichtert das die Diagnosestellung.

Eventuell vorhandene Symptome

❑ Krämpfe
❑ Pupillenstörung (einseitig)
❑ Zyanose, Bläße
❑ Abnorme Atmung
❑ Eventuelle Einstiche
❑ Puls verändert
❑ Eventuell Lähmungen und Nackensteife
❑ Auffallender Ausatemgeruch
❑ Verletzungszeichen

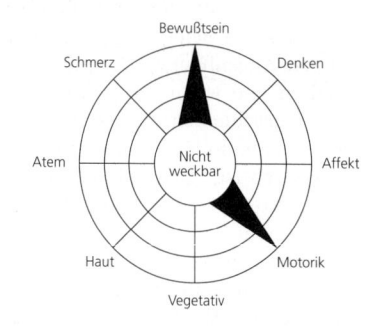

Auslöser

Siehe unter „Bewußtseinsstörung" (1.2).

Maßnahmen

→ Bewußtseinslage prüfen: Ansprechen und Schmerzreiz setzen
→ Atmung und Kreislauf prüfen

Die Bewußtseinsstörungen

→ Stabile Seitenlagerung
→ Atemwege freihalten
→ Notruf
→ Regelmäßige Kontrolle von Atem und Puls
☞ Gezielte Suche nach Tablettenröhrchen, Spritzen usw.!
☞ Keine Gabe von Medikamenten oder Flüssigkeit

Empfehlung: Mit dem Patienten sprechen, eventuell auch vorsichtigen Körperkontakt herstellen.

Ausführen der stabilen Seitenlagerung (Abb. 22–28)

- Der Helfer kniet sich neben den Bewußtlosen und schiebt dann den ihm nächstgelegenen Arm des Bewußtlosen gestreckt unter das angehobene Gesäß. Der unter dem Körper liegende Arm erleichtert gleichsam wie ein Drehpunkt das spätere Umlagern des erschlafften Körpers (Abb. 22).
- Dann wird das dem Helfer entfernt liegende Bein des Bewußtlosen im Kniegelenk gebeugt und aufgestellt (Abb. 23).
- Der Helfer greift nun sowohl nach dem eben gebeugten Kniegelenk als auch nach dem auf der gleichen Seite befindlichen und noch frei liegenden Handgelenk des Bewußtlosen (Abb. 24).
- Der Patient kann nun – durch leichten Druck auf das abgewinkelte Bein – zur Seite des Helfers herübergerollt werden.
  Gleichzeitig wird die gegenüberliegende Hand unter den Kopf des Patienten gelegt (Abb. 25).
- Der eventuell noch unter dem Gesäß befindliche Arm des Patienten kann nun nach hinten herausgezogen werden. Zur Stabilisierung der Lage wird er nach rückwärts außen abgewinkelt (Abb. 26).
- Der Helfer überstreckt dann den Kopf des Bewußtlosen, indem er ihn vorsichtig im Nacken nach hinten beugt. Der Mund soll dabei am tiefsten zu liegen kommen (Abb. 27 und 28).

Abschließend wird nochmals kontrolliert, ob die Atemwege frei sind. Regelmäßige Puls – und Atemkontrolle bis zum Eintreffen des Arztes!

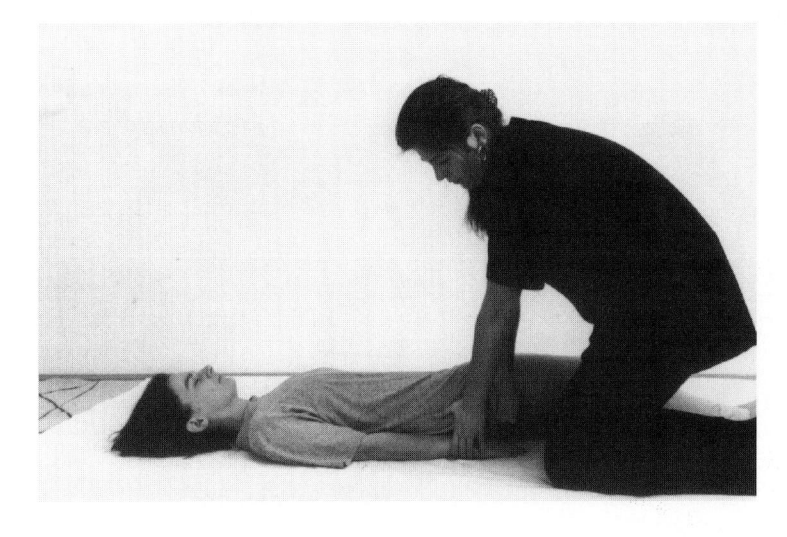

Abb. 22

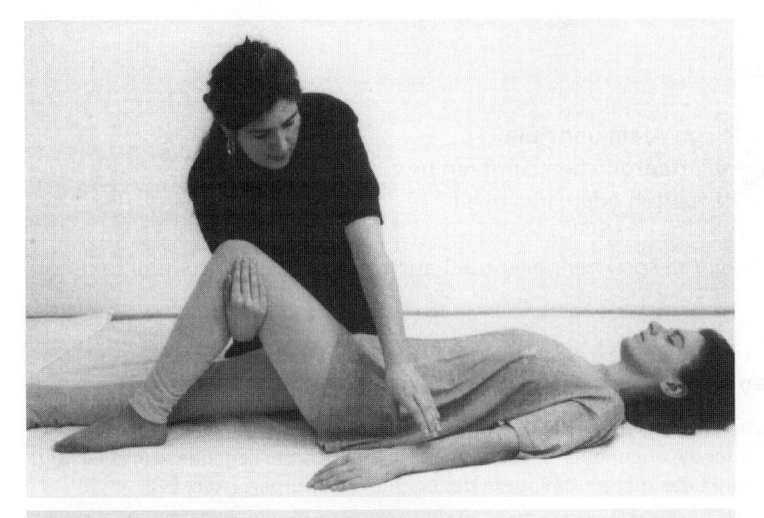

Abb. 23

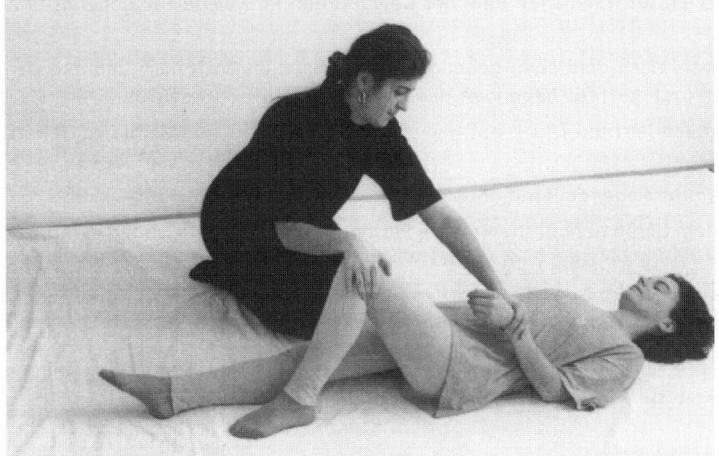

Abb. 24

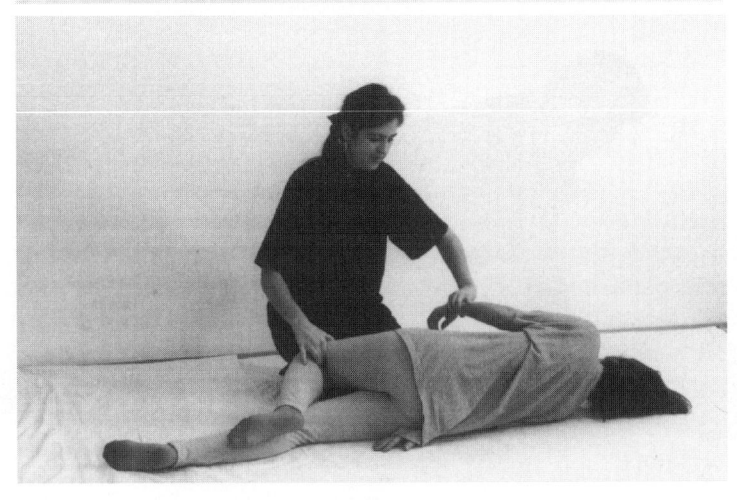

Abb. 25

Die Bewußtseinsstörungen 95

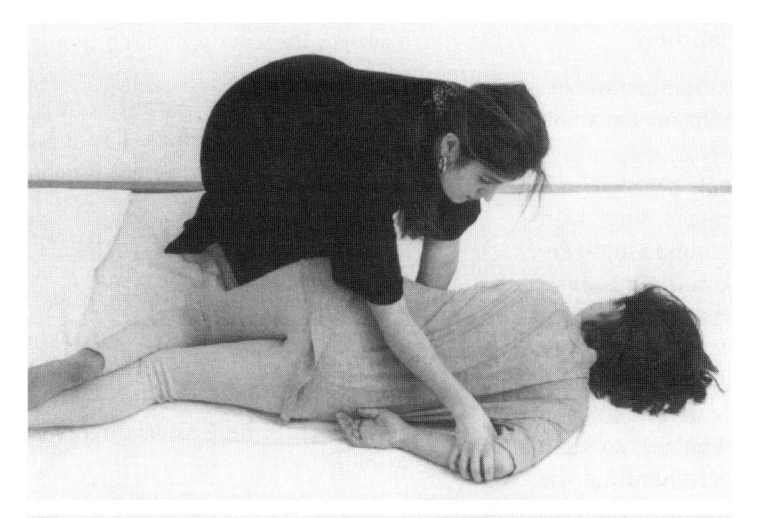

Abb. 26

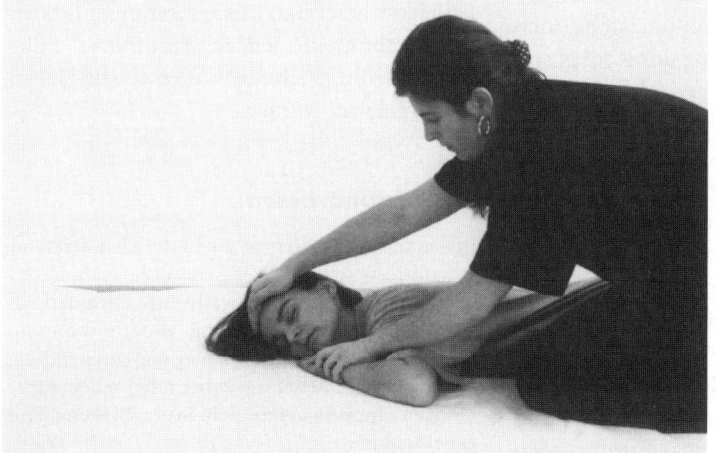

Abb. 27

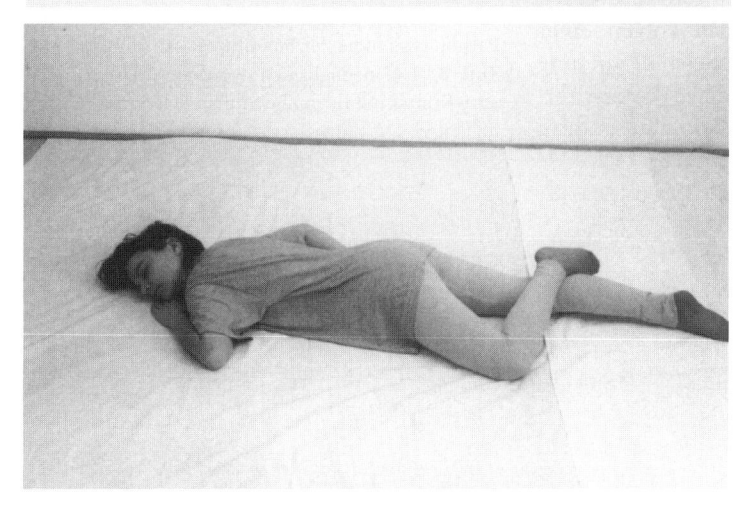

Abb. 28

Erläuterungen der Maßnahmen

Die wichtigste Erste Hilfe-Maßnahme bei Bewußtlosen ist die Durchführung der stabilen Seitenlagerung.

Jeder bewußtlose Patient bei dem die Spontanatmung vorhanden ist und kein Kreislaufstillstand vorliegt, muß in diese Position gebracht werden. Die enorme Gefahr, hervorgerufen durch eine unsachgemäße Lagerung des Bewußtlosen, besteht in Ersticken und in der Aspiration von Erbrochenem. Wird der Bewußtlose in der ursprünglichen Position belassen, z.B. Rückenlage, so kann bedingt durch die Muskelerschlaffung die Luftröhre vom zurückfallenden Zungengrund sehr leicht verlegt werden (siehe auch Abb. 10). Die Überstreckung des Kopfes soll die Verlegung der Atemwege verhindern und ermöglicht außerdem, daß Blut oder Erbrochenes aus dem tieferliegenden Mund herausfließen kann. Bei Bewußtlosen sind die Schutzreflexe herabgesetzt oder aufgehoben. Einer davon ist der Hustenreflex, der dafür sorgt, daß keine Fremdkörper in die Luftröhre geraten. Unterbleibt der Hustenreiz, so werden auf diese Weise Speisereste, Schleim, Blut, Magensäure etc. in die Lunge aspiriert.

Damit besteht die Gefahr, daß ein Betroffener, dem vorerst das Leben gerettet werden konnte, Tage später an den Folgen einer schwer behandelbaren Lungenentzündung (sog. „Aspirationspneumonie") verstirbt! Verstärkt wird der Verlust der Schutzreflexe bei gleichzeitiger Intoxikation durch Benzodiazepine (Tranquilizer).

Das Sprechen mit dem Bewußtlosen ist zwar nicht lebensrettend, doch hat diese Maßnahme ihren festen Platz in der Psychischen Ersten Hilfe.

Wenn es für den Helfer möglich ist und die Situation es zuläßt, sollte bis zum Eintreffen der Hilfe auf diese Maßnahme nicht verzichtet werden. Dabei kann man mit dem Patienten grundsätzlich so sprechen, wie mit Patienten in anderen Notfällen (Beruhigen, Mitteilung, daß Hilfe und Angehörige verständigt werden ...).

Man kann davon ausgehen, daß in vielen Fällen die gesetzten Reize zwar nicht bewußt wahrgenommen, jedoch zumindest unbewußt an die „richtige" Adresse im Gehirn weitergeleitet werden.

Hintergrundwissen

In den meisten Fällen ist die plötzlich auftretende Bewußtlosigkeit unklarer Genese. Ausnahmen bilden jene Fälle, in denen bestimmte Grunderkrankungen bekannt sind, wie z.B. Herzrhythmusstörungen, oder solche, bei denen die Umstände, in denen sich der Bewußtlose befindet, einen zuverlässigen Hinweis liefern (z.B. Sturz, Blutung, Drogeneinnahme ...).

Basisinformation über das Bewußtsein und die Pathophysiologie der Bewußtseinsstörung kann in Teil B, 1.4, nachgelesen werden. Erläuterungen zum Krankeitsbild der Bewußtlosigkeit finden sich in Teil C, 1.2.

2. Notfälle aus dem Bereich der Inneren Medizin

2.1 Störung der Herz-Kreislauffunktion

Unter einem Kreislaufversagen versteht man ein Versagen der Kreislaufregulation oder der Pumpfunktion des Herzens. Die Regulationsstörung kann sowohl das Herz als auch das Blutgefäßsystem oder beide gemeinsam betreffen. Die sogenannten hypodynamen Kreislaufstörungen, also jene, die mit Blutdruckabfall verbunden sind, gehen oft mit Bewußtseinsverlusten einher. Ein besonders dramatisches hypodynames Kreislaufversagen stellt der Kreislaufschock dar. Die organischen Kreislaufstörungen unterscheiden sich von den funktionellen durch die Erkrankung eines Kreislauforganes, wie z.B. des Herzmuskels beim Herzinfarkt. Die Kreislaufstörung kann akut sein wie zum Beispiel eine kurzfristige (funktionelle) Blutdruckregulationsstörung oder chronisch wie etwa bei der Herzinsuffizienz als Folge einer Erkrankung des Herzmuskelgewebes.

Synonyma: Kreislaufschwäche, -störung, -versagen, funktionelle Kreislaufstörung, hypo-(hyper-)dyname Kreislaufstörung, Kreislaufregulationsstörung, Kollaps
Engl.: Bad circulation, (functional) circulatory disorders

2.1.1 Allgemeine Symptome des Kreislaufversagens

❏ Patient fühlt sich schlecht
❏ Plötzliche(r) Bewußtseinstrübung/Bewußtseinsverlust
❏ Puls verändert

Maßnahmen

→ Pulskontrolle, Atemkontrolle
→ Eventuelle Bewußtlosigkeit feststellen
→ Beruhigung
→ Lagerung bzw. Seitenlagerung bei Bewußtlosigkeit
→ Arzt verständigen

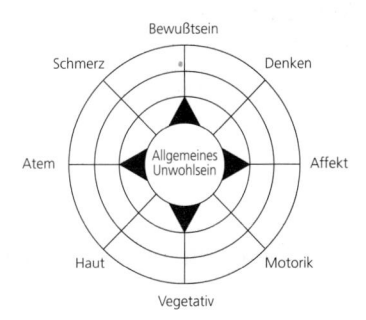

2.1.2 Die Herzinsuffizienz

Akute Leistungsminderung des Herzens, bedingt durch die Unfähigkeit, den erforderlichen Blutauswurf aufzubringen bzw. den venösen Rückfluß aufzunehmen

Synonyma: Herz(muskel)schwäche, Myocardinsuffizienz (lat.: insuffizere = nicht genügen), Altersherz
Engl.: Cardiac insufficiency, heart failure

Gestörter Funktionsbereich: Herzkraft

Leitsymptome

Körperlich

- Atemnot, schnelle Atmung bei aufrechtem Oberkörper
- Schwächegefühl
- Bläße, eventuell Zyanose
- Extremitäten kühl, eventuell feucht
- Bewußtseinsstörung

Im fortgeschrittenen Stadium

- Brodeln und Rasseln (beim Ein- und Ausatmen)
- Austritt von Schaum aus dem Mund (Hinweis auf Lungenödem)

Seelisch

- Angst und Unruhe (akut)
- Leistungsminderung, Müdigkeit (chronisch)

Verlauf

Unter Umständen dramatische Verschlechterung bis hin zum Kreislaufschock und Lungenödem

Auslöser

- ↗ Herzinfarkt, Narben nach Herzinfarkten, Durchblutungsstörungen der Herzarterien (= koronare Herzkrankheit)
- ↗ verschiedene Herzmuskelerkrankungen, Herzrhythmusstörungen, Hypertonie, Herzklappenfehler, Herzmißbildungen

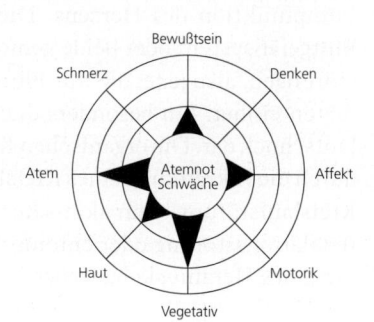

Störung der Herz-Kreislauffunktion

Maßnahmen

→ Arzt/Rettung verständigen
→ Beruhigung
→ Lagerung
→ Frische Luft
→ Puls kontrollieren
→ Wärme erhalten

Erläuterungen zu den Maßnahmen

Da sich aus einer akuten Herzinsuffizienz ein manifester Schockzustand entwickeln kann, ist es wichtig, sofort ärztliche Hilfe zu holen.

Der Patient wird beruhigt, indem ihm erklärt wird, daß ärztliche Hilfe unterwegs ist. Wenn es sein Zustand zuläßt, wird er nach seinen Beschwerden befragt. Es ist unbedingt notwendig, beim Patienten zu bleiben, da die Gefahr einer dramatischen Verschlechterung besteht.

Nach der Beruhigung erfolgt die richtige Lagerung des Patienten, indem man ihn aufrecht setzt oder ihm, wenn er dazu zu schwach ist, den Oberkörper hochlagert. Dadurch wird die Atemmuskulatur unterstützt und das Herz entlastet, da es auf diesem Weg zu einer Verminderung des Blutrückflusses kommt.

Durch eine Erhöhung des Sauerstoffangebotes in Form von Frischluft wird der Atemnot bzw. der verminderten Durchblutung der Lunge entgegengewirkt.

Die notwendige fortlaufende Pulskontrolle gibt Hinweise auf Schwere und möglichen Verlauf der Kreislaufstörung und trägt im übrigen durch den Körperkontakt zur Beruhigung des Patienten bei.

Eine Verminderung der Herzleistung kann zu einer Abnahme der Durchblutung in der Haut und den Extremitäten führen (siehe Schock). Deshalb ist es sinnvoll, einen Wärmeverlust des Körpers durch Zudecken zu verhindern.

Hintergrundwissen

Eine Verminderung der Herzkraft führt zur Herzinsuffizienz, also dem Unvermögen die erforderliche Leistung für den Blutauswurf beziehungsweise den venösen Rückfluß aufzubringen. Man unterscheidet eine chronische von einer akuten und eine Belastungsinsuffizienz von einer Insuffizienz, die schon in Ruhe auftritt. Kann der Kreislauf die Insuffizienz ausgleichen, so spricht man von einer Kompensation. Kann sie nicht mehr ausgeglichen werden, spricht man von einer Dekompensation. Die Dekompensation zeigt sich in einer Reihe von körperlichen Beschwerden. Diese reichen von leichter Atemnot bis hin zum schweren Kreislaufschock oder pötzlichen Kreislaufstillstand. Der Körperkreislauf ist unmittelbar mit dem Lungenkreislauf verbunden, und so führen schwerwiegende Störungen des zirkulatorischen Systems automatisch auch zu Störungen der Atemfunktion. Darüberhinaus unterscheidet man eine akute von einer chronischen Herzinsuffizienz, eine Linksherz- von einer Rechtsherzinsuffizienz. Die Merkmale einer Herzinsuffizienz richten sich vorwiegend nach der betroffenen Herzkammer. Verminderte Pumpleistung eines Ventrikels erzeugt immer einen Effekt nach vorne (in Pumprichtung) und einen Effekt nach hinten (gegen die Pumprichtung).

Bei vorwiegender *Linksherzinsuffizienz* tritt durch die normale Funktion des rechten Ventrikels eine zunehmende Lungenstauung auf (Effekt nach hinten). Die schlechte Entleerung des linken Ventrikels führt zum Rückstau von Blut in den Vorhof und weiter zurück in die Lungenvenen bzw. Lungenkapillaren. Bleibt dieser Stau über einen längeren Zeitraum bestehen, so tritt vermehrt Flüssigkeit in das Lungengewebe (interstitielles Lungenödem) und in weiterer Folge auch in die

Lungenbläschen (alveoläres Lungenödem) aus. Lungenödeme führen immer zu Atemnot (Dyspnoe), da der Gasaustausch behindert wird. Die Patienten atmen schnell mit aufgerichtetem Oberkörper. In schweren Fällen sind mit freiem Ohr Rasselgeräusche hörbar (Kochen auf der Brust) Die mangelhafte Auswurfleistung des linken Ventrikels führt zum Abfall des Blutdruckes und kompensatorisch zur Herzfrequenzsteigerung. Die schlechte Sauerstoffanreicherung in der gestauten Lunge und die erhöhte Sauerstoffausschöpfung im Gewebe, bedingt durch den verlangsamten Blutfluß, führen zu einer blauroten Färbung der Haut und der Lippen des Patienten. Bei Dekompensation (schwerste Form der Linksherzinsuffizienz) gehen dann die Symptome in die des kardiogenen Schocks über. Allgemeinsymptome einer chronischen und weniger stark ausgeprägten Linksherzinsuffizienz sind vor allem Müdigkeit und Muskelschwäche. Eine Linksherzinsuffizienz bleibt auf Dauer nie ohne Folgen auf das rechte Herz. Die Insuffizienz überträgt sich auf das rechte Herz und man spricht dann von einer Globalinsuffizenz. Bei einer chronischen Herzinsuffizienz handelt es sich meistens um eine sogenannte Globalinsuffizenz, die sowohl Symptome der Links- als auch der Rechtsherzinsuffizienz bietet.

Typische Ursachen für eine akute Linksherzinsuffizienz sind der Herzinfarkt, Rhythmusstörungen und die Bluthochdruckkrise.

Bei der vorwiegenden *Rechtsherzinsuffizienz*, die viel seltener als die Linksherzinsuffizienz auftritt, kommt es (Effekt nach vorne) zu verminderter Lungendurchblutung und damit zu mangelhafter Sauerstoffanreicherung (Zyanose). Auch die linke Herzkammer erhält nun weniger Blut mit all den oben beschriebenen Folgen. Da der venöse Bluteinfluß über die obere Hohlvene in den rechten Vorhof verlangsamt ist, kommt es zur massiven Stauung der Halsvenen (Effekt nach hinten). Die Kreislaufzeit ist wegen der mangelnden Pumpleistung verzögert, und so entsteht ein Sauerstoffmangel mit begleitender Zyanose. Das Herz versucht den Leistungsabfall durch eine Steigerug der Herzaktionen auszugleichen. Länger bestehende Rechtsinsuffizienz, die auch eine Linksinsuffizienz nach sich zieht, führt zu Stauungsödembildung in den herabhängenden Körperteilen und in der Bauchhöhle (Ascites).

Typische Auslöser einer akuten Rechtsherzinsuffizienz sind der schwere Asthmaanfall und die Lungenembolie. Das durch eine plötzliche Druckerhöhung im Lungenkreislauf veränderte Herz bezeichnet man als akutes cor pulmonale. Die verlängerte Atemphase und die Überblähung der Lunge beim schweren Asthmaanfall führen zu einem erhöhten Widerstand im Gefäßsystem, womit das rechte Herz mit wesentlich größerem Druck den Lungenkreislauf aufrecht erhalten muß. Bei der Lungenembolie verstopft ein Blutgerinsel (Embolus) eine oder mehrere Lungenarterien und führt somit zur akuten Überdehnung der rechten Kammer. Über reflektorische Vorgänge kommt es zur starken Verminderung des im linken Herzen ankommenden Blutvolumens. Es kommt zum dramatischen Abfall der gesamten Herzleistung und der Coronardurchblutung und in weiterer Folge zum kardiogenen Schock und plötzlichen Herztod.

2.1.3 Der Herzinfarkt

Plötzlicher Brustschmerz infolge Minderdurchblutung und nachfolgendem Untergang eines umschriebenen Herzmuskelbezirkes

Synonyma: Myocardinfarkt (lat infarcire=hineinstopfen, Myocard = Herzmuskel)
  Engl.: Cardiac infarction

Gestörter Funktionsbereich: Herzkranzgefäßdurchblutung/Herzkraft

Leitsymptome

Körperlich

- Anhaltend starkes Engegefühl in der Brust
- Anhaltend starker Druck oder heftiger stechender Schmerz hinter dem Brustbein, ausstrahlend in den linken Arm und (meistens) auch in den rechten Arm, in Hals, Rücken, Unterkiefer und Bauch
- Plötzliche Atemnot
- Schockanzeichen:
  - Blaß-fahles Gesicht
  - Feucht-kühle Extremitäten, kalter Schweiß überall
  - Übelkeit, Erbrechen, ev. Stuhldrang
  - Pulsqualität verändert: arrhythmisch (Stolpern) oder auch schwach und schnell (= sinkender Blutdruck), manchmal auch sehr langsam

Seelisch

- Unruhe, Angst bis zur Todesangst, Vernichtungsgefühl
- Am Beginn der Erkrankung oft große Verleugnungstendenz

Verlauf

Beginnt plötzlich, keine Besserung auf Ruhe und keine Besserung auf Nitroglycerin. In vielen Fällen tritt allerdings schon einige Zeit vor dem Infarktgeschehen wiederholt eine Angina pectoris-Symptomatik auf. Die Schmerzen dauern über mehrere Stunden oder auch Tage an. Möglicherweise rasche dramatische Verschlechterung: Schock, bis hin zum Atem- und Kreislaufstillstand.

Auslöser

↗ Körperliche Anstrengung, Aufregung
↗ Kälteeinfluß, reichliche Nahrungsaufnahme
↗ Kokain- und Stimulantieneinnahme können unter Umständen ein Infarktgeschehen einleiten!

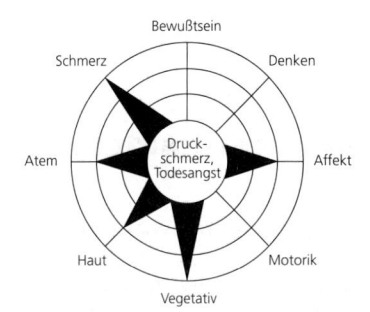

Maßnahmen

→ Beruhigen
→ Lagerung
→ Gegebenenfalls körperliche Anstrengung beenden
→ Notarzt verständigen
   Jeder akute Thoraxschmerz gehört abgeklärt!
→ Eventuell Medikamenteneinnahme (Nitrospray, -kapsel) unterstützen
→ Wärmeerhaltung
→ Kreislauffunktion überwachen
→ Keine Nahrung oder Schmerzmittel

Wichtigste vom Herzen ausgehende Differentialdiagnosen

Angina pectoris-Anfall

Plötzlicher Brustschmerz infolge Minderdurchblutung des Herzmuskels ohne bleibende Schädigung des Muskelgewebes. Auf Ruhe oder Nitroglyceringabe rasch reversibel

Synonyma: Brustenge (lat.: pectoris = Brust, angus = eng), Stenokardie, koronare Herzkrankheit (KHK), akute Koronarinsuffizienz
Engl.: Angina pectoris

Gestörter Funktionsbereich: Herzkranzgefäßdurchblutung

Die *Leitsymptome* entsprechen im wesentlichen jenen des Herzinfarktes. Die Unterschiede bei der Symptomatik liegen hauptsächlich in:

❏ Anfallsdauer, -intensität
❏ Ansprechbarkeit auf Nitropräparate.

Ein Angina pectoris-Anfall dauert meistens weniger als 5 Minuten, längstens eine Viertelstunde und der Patient spricht rasch auf die Einnahme von Nitropräparaten an. Die Intensität der Schmerzen ist gewöhnlich geringer ausgeprägt als beim Herzinfarkt.

Die akuten Auslöser entsprechen denen des Herzinfarktes. In vielen Fällen gibt es auch spontanes Auftreten ohne erkennbare Auslöser.

Die Anfallshäufigkeit variiert von mehrmals täglich bis zu gelegentlichen Anfällen, die durch symptomfreie Intervalle von Wochen, Monaten oder gar Jahren getrennt sind.

Auch die *Maßnahmen* entsprechen denen beim Herzinfarkt, da die endgültige Feststellung, ob es sich mit Sicherheit nicht um einen Infarkt handelt, nur in der Klinik getroffen werden kann. Bei Patienten mit bereits diagnostizierter Angina pectoris wird der Therapeut

→ die Einnahme von Nitropräparaten unterstützen!

Psychovegetatives Herzsyndrom – Mißempfindungen im Herzbereich

Synonyma: Kardialgie, sensitives Herzsyndrom
Engl.: *Sensitive cardiac syndrome*

Gestörter Funktionsbereich: Psychovegetativum

Herzsensationen und lokale Schmerzempfindungen werden hervorgerufen durch eine primär seelisch ausgelöste Projektion von Schmerzen, eine vegetative Fehlregulation des Herzens und eine übersteigerte Wahrnehmung von Reizen der Dehnungsrezeptoren im Herzmuskelgewebe. Verbunden sind diese Empfindungen oft mit harmlosen, nicht organisch bedingten Rhythmusstörungen. Auch fortgeleitete Schmerzen im Bereich der Hals- und Brustwirbelsäule kommen in Frage.

Im Unterschied zu Schmerzen, die auf Sauerstoffmangel im Herzmuskel beruhen, sind diese in der Regel weniger stark und zugleich punktförmig über dem Herzen, bzw. der Herzspitze, lokalisiert. Außerdem sind die Schmerzen nicht belastungsabhängig. Die Empfindungen werden als fließend, scharf, stechend und heiß beschrieben, die Rhythmusstörungen typischerweise als Herzklopfen, Rasen oder Stolpern. Das Herzsyndrom ist meist mit Angst und eventuell auch mit Hyperventilation verbunden. Das Syndrom ist relativ häufig, etwa 10% der Gesamtbevölkerung leiden wiederholt unter derartigen Symptomen.

Die Maßnahmen beschränken sich auf die Psychische Erste Hilfe und die Organisation einer möglichst raschen ärztlichen Abklärung.

Nicht vom Herzen ausgehende Thoraxschmerzen (Differentialdiagnosen)

Herzneurose

Synonyma: Herzphobie, Herzangstsyndrom, Effort-Syndrom, Da-Costa-Syndrom
Engl.: *Cardiac phobia, cardiac neurosis*

Akuter „Herzanfall" mit Herzklopfen, präkordialen Schmerzen, Todesangst, vegetativen Symptomen und auffallend starker Anklammerungstendenz (siehe auch Panikattacke). Ein herzneurotischer Anfall ist ein klassischer psychosomatischer Notfall!

Die Symptomatik kann in einzelnen Fällen dem Herzinfarkt so ähnlich sein, daß nur eine Abklärung im Krankenhaus eine eindeutige Diagnose zuläßt. Die Maßnahmen sind daher im wesentlichen dieselben wie bei einem Herzinfarkt.

Immerhin fallen etwa 40% aller Patienten, die wegen Herzbeschwerden den Arzt aufsuchen, in diese Gruppe.

Lungeninfarkt, Spontanpneumothorax, Lungenfellentzündung, Aortenaneurysma, Erkrankungen der Speiseröhre, der Interkostalnerven, Brustwirbelerkankungen, Aerophagie usw.

Die genannten Erkrankungen können alle zum Teil sehr heftige Thoraxschmerzen hervorrufen und unter Umständen der Herzinfarktsymptomatik nahekommen. In der Regel lassen sie sich aber durch genaue Anamnese (z.B. atemabhängiger Schmerz bei Lungenfellentzündung, starke Atemnot beim Pneumothorax) von den vom Herzen ausgehenden Schmerzen differenzieren. Besonders häufig findet sich bei ängstlichen Menschen die Neigung zum Luftverschlucken (Aerophagie). Der aufgeblähte Magen erzeugt dann ein der Angina pectoris ähnliches Druck- bzw. Schmerzgefühl. Näheres über die noch angeführten Erkrankungen siehe betreffende Kapitel. Auch die Körpersprache gibt manchmal einen Hinweis, welche Ursache hinter einem Brustschmerz stecken kann. Von einer Angina pectoris geplagte Menschen zeigen den Schmerz in der Regel breitflächig mit der ganzen Hand oder sogar mit beiden Händen, Patienten, die an Brustwandschmerzen leiden, weisen jedoch mit dem einzelnen Finger auf einen Schmerzpunkt.

Erläuterung zu den Maßnahmen

Da es sich bei Verdacht auf einen Herzinfarkt um eine unmittelbare potentielle Gefahr für das Leben des Betroffenen handelt, muß sofort ärztliche Hilfe (Notarzt) geholt werden. Immerhin 80% der innerhalb von 24 Stunden nach einem Infarkt verstorbenen Patienten erleiden in der ersten Stunde nach Auftreten der Infarktsymptome einen Kreislaufstillstand! Daher gehören alle zum ersten Mal auftretenden starken Schmerzzustände im Thoraxbereich ärztlich abgeklärt – auch bei Verdacht auf Mißempfindungen, Herzneurosen und ähnliches!

Dem Patienten soll keine bestimmte Lagerung aufgezwungen werden, er selbst wird entscheiden, ob in sitzender oder liegender Position die Schmerzen geringer sind. Im allgemeinen empfiehlt es sich, den Oberkörper schräg zu lagern.

Auch bei beginnender Schocksymptomatik werden die Beine nicht hochgelagert, um nicht das Herz mit rückströmendem Blut zusätzlich zu belasten. Beengende Kleidungsstücke werden geöffnet, und man sollte für frische Luft sorgen (Atemnot).

Die Beruhigung des Patienten beginnt damit, daß man dafür sorgt, daß möglichst wenige Personen um den Patienten sind, vor allem solche nicht, die nur neugierig-besorgt um ihn herumstehen. Dann ist es wichtig, dem Patienten die Gewißheit zu geben, daß er sicher nicht alleine gelassen wird und daß Hilfe bereits am Weg hierher ist und bald alles getan werden wird, um ihn von seinen starken Schmerzen zu befreien.

Der ängstlich-stille Patient muß primär getröstet werden, einfühlsame Nähe ist hier besonders wichtig, während der rastlos umhergehende Patient eher beruhigt werden soll. Günstig ist es, wenn der Patient zum Sitzen bewogen werden kann, es empfiehlt sich, vorsichtigen Körperkontakt, z.B. Hand auf den Rücken des Patienten, zu halten.

Solange der Zustand des Patienten es zuläßt, sollte ein Gespräch über seine akute Symptomatik bzw über seine Erkrankung geführt werden.

Es ist wichtig, daß er erzählt, wie er die Schmerzen erlebt, wo bzw. wohin sie eventuell ausstrahlen, der Patient soll über die Intensität der Schmerzen und vor allem über seine Ängste sprechen, auch darüber, was er eventuell bisher dagegen unternommen hat.

Da die Symptomatik einer Angina pectoris bzw. eines Herzinfarktes derart charakteristisch ist, bringt eine sorgfältige Anamnese und Kontaktnahme mit dem Patienten in der Regel rasch Klarheit, ob eine vitale Gefährdung vorliegt bzw. sich eventuell entwickeln könnte oder vorerst noch abgewartet werden kann.

Viele Herzinfarktpatienten haben schon eine über längere Zeit bestehende Erfahrung mit dem Krankheitsbild der Angina-pectoris also dem „Vorstadium" des Herzinfarktes hinter sich. Mit der Einnahme eines Nitroglycerinpräparates senken diese Patienten den Arbeitsaufwand des Herzens und somit den akuten Sauerstoffmangel im Herzmuskel. Die Einnahme eines Nitropräparates wird beim Herzinfarkt allerdings zu keiner Besserung der Symptome mehr führen können. Da eine sichere Diagnose eines Herzinfarktes erst im Krankenhaus gestellt werden kann, wird man vorerst die Einnahme eines derartigen Präparates unterstützen. Die Gelatinekapsel, in der das Medikament eingeschlossen ist, soll nicht geschluckt sondern aufgebissen und der Inhalt von der Mundschleimhaut resorbiert werden. Bereits nach ca. einer Minute kann mit einem Nachlassen der Beschwerden gerechnet werden. Medikamentennebenwirkungen wie Kopfschmerzen können auftreten. Patienten, die Zeichen eines Kreislaufschocks zeigen, sollten – wegen der möglichen weiteren Blutdrucksenkung – keine Nitropräparate zu sich nehmen.

Da viele Patienten beginnende Schocksymptome zeigen, ist es sinnvoll, den Wärmeverlust durch das Zudecken des Patienten mit einer leichten Decke zu mildern.

Da im Zuge des Untergangs von Herzmuskelgewebe auch oft das Reizleitungssystem betroffen ist, kann eine schwere Herzrhythmusstörung plötzlich als Komplikation hinzukommen. Die wiederholte Pulskontrolle ist daher sehr wichtig. Für den später eintreffenden Arzt ist die Information über die Frequenz des Herzschlages (= Schläge pro Minute) und die Regelmäßigkeit oder Unregelmäßigkeit von Bedeutung.

Da die Diagnose bis zum Eintreffen des Arztes nie sicher sein kann, ist von der Einnahme von Schmerzmitteln dringend abzuraten. Der Infarktschmerz läßt sich durch „Schmerztabletten" nicht bessern, außerdem könnte dies auch die Diagnosestellung erschweren. Weiters sind jegliche Nahrungsaufnahme und natürlich auch das Rauchen nicht erlaubt.

Gegen die Einnahme von Nitropräparaten (1 Kapsel oder 2–4 Hübe Spray) wie bei der Angina pectoris ist nichts einzuwenden, sie entlasten das Herz, werden aber beim Herzinfarkt keine wesentliche Erleichterung für den Betroffenen bringen. Eine wiederholte Gabe ist gefährlich, da diese zum Blutdruckabfall führt und der Infarktpatient Gefahr läuft, einen Schock zu entwickeln.

Hintergrundwissen

Der akute Myokardinfarkt ist in der Regel ein weder vom Patienten noch vom Therapeuten zeitlich vorhersehbares Ereignis, ebenso die sich im Anschluß oft plötzlich ergebende schwere Herzrhythmusstörung.

Beim Infarkt handelt es sich um eine plötzliche, örtlich begrenzte Minderdurchblutung des Herzmuskels. Dadurch kommt es zu so starkem Sauerstoffmangel der betroffenen Herzmuskelzellen, daß sie nicht mehr weiterleben können und in weiterer Folge das Gewebe dann als Narbe abheilt. Fast immer ist daran eine Herzkranzgefäßveränderung schuld. Wegen der zugrundeliegenden Herzkranzgefäßveränderung spricht man von der sogenannten „Koronaren Herzkrankheit", zu der neben dem Herzinfarkt vor allem die Angina pectoris gehört. Sowohl die Angina pectoris als auch der Herzinfarkt haben also dieselbe Entstehungsursache, lediglich die Folgezustände sind verschieden: Beim Infarkt abgestorbenes Muskelgewebe, bei der Angina pectoris ein vorübergehender starker Schmerzzustand.

Die *Schmerzen* werden durch einen akuten Sauerstoffmangel im Herzmuskel verursacht.

Die Ursache dafür kann nun einerseits in einem erhöhten Sauerstoffbedarf des Herzmuskels liegen, wie bei körperlicher Arbeit, bei schnellerer Herzfrequenz (Aufregung) oder einer Schilddrüsenüberfunktion, andererseits in einem verringerten Angebot. Die häufigste Ursache dafür stellt bekanntermaßen die Verengung der Herzkranzgefäße infolge einer Arteriosklerose dar. Aber auch eine Blutarmut kann zu einem Mangel an Sauerstoffangebot führen.

Einem Herzinfarkt, also einem Geschehen, bei welchem Herzmuskelgewebe auf Dauer geschädigt wird, geht fast immer eine Angina pectoris voraus.

Auch eine sogenannte *instabile Angina pectoris* ist bekannt. Dabei kommen die Anfälle nie in körperlichen Belastungssituationen vor, sondern treten ohne erkennbare Ursache in Ruhe oder im Schlaf (Vagusreiz) auf. Diese Form der Angina pectoris hat ihre Ursache in Spasmen, krampfartigen Verengungen der Herzkranzgefäße. Ausgelöst können diese Spasmen durch emotionalen Streß werden.

Ein Durchblutungsmangel im Herzmuskel entsteht nicht nur dadurch, daß die Gefäße zu wenig Blut heranbringen, auch daß der Herzmuskel plötzlich mehr Sauerstoff braucht, kann verursachend wirken. Das ist der Fall, zum einen, wenn der Herzmuskel mehr arbeitet, zum anderen aber

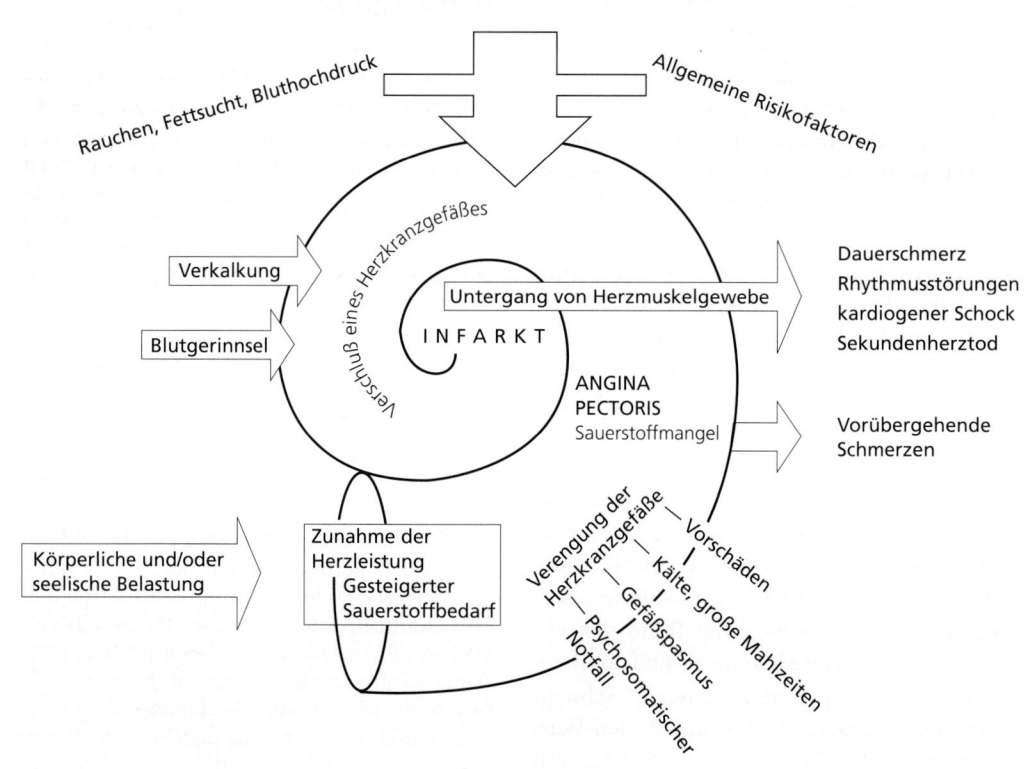

Abb. 29

auch bei seelischer Belastung, wie zum Beispiel in einer Schrecksituation. Dabei wird von der Nebennierenrinde ein Hormon (Adrenalin) ausgeschüttet, das über den Blutweg in den Herzmuskel gelangt und dort einen erhöhten Sauerstoffverbrauch bewirkt. Aus diesem Grund ist es auch wichtig, daß die enormen Schmerzen, die mit einem Angina pectoris-Anfall bzw. einem Herzinfarkt verbunden sind, rasch unterbunden werden können, da Schmerzen und Angst immer zu einer Steigerung der Herzfrequenz und des Blutdruckes führen, und auf diese Weise der ungedeckte Sauerstoffbedarf des Herzens vergrößert wird. Die Ursache der Minderdurchblutung und der darauf folgenden Sauerstoffnot ist nicht immer alleine in den verengten Herzkranzgefäßen, sondern vor allem im Zusammenspiel von Herzmuskel, allgemeiner Stoffwechselsituation und den Herzkranzgefäßen zu suchen (Abb. 29).

Die Verstopfung einer Herzkranzarterie beginnt – anatomisch betrachtet – damit, daß das geschädigte Gefäß (Kalk und Fetteinlagerungen) an einer bestimmten Stelle anschwillt oder sich sonst so verändert, daß sich gerade dort ein Blutgerinnsel bildet. Ein Spasmus des Gefäßes kann diesen Prozeß noch zusätzlich unterstützen. Je kleiner der verstopfte Ast des Herzkranzgefäßes, desto kleiner der Infarkt. Nicht jeder Herzinfarkt ist daher gleich zu beurteilen. Für den Verlauf bestimmend sind Größe und Lage des ausfallenden Gebietes. Je ausgedehnter der Herzinfarkt, desto ausgeprägter ist die Veränderung der Pumpleistung des Herzens.

Schwerwiegende Folgen hat auch eine Schädigung des reizleitenden Gewebes, da in diesem Fall auch kleine Infarkte zu Herzrhythmusstörungen führen werden. Diese können zu Extrasystolen, Tachykardie, Herzkammerflimmern oder auch zur Asystolie und damit zum plötzlichen Herztod führen. Immerhin stellen die Herzrhythmusstörungen die häufigste Komplikation des Herzinfarktes dar. Ca 25% der akuten Infarktpatienten erliegen noch auf dem Weg ins Krankenhaus den Folgen der Rhythmusstörungen, etwa 90% aller Komplikationen sind Herzrhythmusstörungen.

Die *typischen Beschwerden* eines Herzinfarktes entsprechen denen einer schweren anhaltenden Angina pectoris. Ein quälendes Druckgefühl („Brustenge") und Herzschmerzen, die in beide Arme, den Bauch oder zwischen die Schulterblätter ausstrahlen können, sind die vorrangigen Symptome. Manche Patienten schildern auch ein Brennen hinter dem Brustbein, das bis zum Hals hochzieht, sogar bis in die Zähne des Unterkiefers. Diese Beschwerden können erstmals in dieser beängstigenden Form auftreten, oder sie entwickeln sich langsam im Rahmen einer sich verstärkenden Angina pectoris- Symptomatik. Im weiteren Verlauf kommen noch äußere Krankheitszeichen hinzu, die ein vertrautes Gesicht fast bis zur Fremdheit verändern können. Blasse oder graue Gesichtsfarbe, ein angstvoller Blick, Schweißtropfen auf Stirn und Oberlippe, vielleicht sogar ein schweißüberströmtes Gesicht, zeigen die akute, schwere Bedrohung an. Oft sind Hände und Körper schweißnaß, der Kranke ist unruhig, in Atemnot oder auffallend still, oberflächig atmend, die geringste Anstrengung vermeidend. Erbrechen und Stuhldrang, Todesangst und Vernichtungsgefühl weisen ebenfalls auf den akuten Herzinfarkt hin.

Manche Patienten bieten nur *unspezifische Symptome*, die häufig fälschlicherweise als Darmverstimmung oder Sodbrennen interpretiert werden. Bei etwa 20% aller Patienten, vor allem bei Diabetikern verläuft der Infarkt aufgrund von mangelhafter Schmerzwahrnehmung stumm.

Die meisten Todesfälle durch Herzinfarkt (80%) ereignen sich bereits in den ersten 60 Minuten, 50% in den ersten 15 Minuten nach dem Infarktgeschehen. Die rechtzeitige Wahrnehmung eines (eventuellen) Infarktes kann gerade wegen der oft vorhandenen Verleugnungstendenz lebensrettend sein. Nach wie vor sterben bis zu einem Drittel der Patienten mit akutem Herzinfarkt in den ersten Stunden des Ereignisses an Arrhythmien (Sekundenherztod), noch bevor sie das Krankenhaus erreichen. Die Tragik dieser hohen Frühsterblichkeit liegt in der Tatsache begründet, daß sich diese Arrhythmien durch akutmedizinische Maßnahmen beenden ließen.

Der typische Schmerz im Brustraum fehlt manchmal, und daher ist es wichtig, bei entsprechenden Schmerzen die außerhalb des Brustraumes auftreten, auch an einen Herzinfarkt zu denken.

Die wichtigsten *Risikofaktoren* für eine koronare Herzkrankheit sind Übergewicht (Adipositas), Bluthochdruck, Rauchen, erhöhte Blutfette und Harnsäurewerte, Diabetes mellitus und verschiedene (selbst-und fremd-)schädigende Verhaltensweisen und Gefühle, wie z.B. Streß, Ehrgeiz, Aggressivität. Persönlichkeiten mit zwanghaftrigider Struktur, die konkurrenzbewußt, ungeduldig und mißtrauisch sind, scheinen zu den Patienten mit hohem Risiko zu gehören. Das Herz als symbolischer Sitz der Gefühle wird vielfach auch in Zusammenhang gebracht mit Beziehungs- und Trennungsproblematiken. So besteht eine Häufung von plötzlichem Herztod bei älteren Männern, die ihre Lebenspartnerin oder die berufliche Identität verloren haben. Im Umgang mit dem Notfallpatienten ist es wichtig einzubeziehen, daß ein Teil der Herzpatienten auf Grund der oben beschriebenen Persönlichkeitsstruktur zur Dissimulation neigt und Beschwerden verleugnet.

Fallbeispiel

Ein 38jähriger Mann, von Beruf Techniker, kommt wegen massiver Eheprobleme und Scheidungsabsichten zur Therapie. Er leidet außerdem an Bluthochdruck und wird dagegen medikamentös behandelt.

Er selbst hat als Kind sehr unter seinem einerseits sehr strengen, andererseits aber häufig abwesenden Vater gelitten, der noch dazu den jüngeren Bruder immer bevorzugte.

Als ein zentrales Thema in der Therapie kristallisiert sich schließlich seine Situation am Arbeitsplatz heraus. Seine Hoffnungen, befördert zu werden, wurden nach langem Warten und großen Hoffnungen enttäuscht; ihm als Dienstälterem wurde ein erst seit kurzem im Betrieb tätiger Kollege vorgezogen. Während der Therapiestunde, in der er von seiner Zurücksetzung erzählt, bekommt er ein starkes Druckgefühl im Brustraum, einen stechenden Schmerz vor allem auf der linken Seite, dazu noch Atemnot; der Klient fühlt sich äußerst unwohl und bittet aus eigenem, ob er sich auf die Couch legen dürfe.

Auf Grund der geschilderten Symptomatik nimmt der Therapeut an, daß es sich bei den Beschwerden um ein psychovegetatives Herzsyndrom handelt, der Patient, der ja bereits in internistischer Behandlung ist, ist mittels Belastungs-EKG abgeklärt.

Auf der Couch nimmt der Patient das Angebot einer Entspannungsübung im Sinne des Autogenen Trainings an, beim Ausatmen atmet er seine negativen Gefühle bezüglich der beruflichen Zurücksetzung aus.

Im Verlauf des weiteren therapeutischen Prozesses kann er den Zusammenhang zwischen erlittenen Kränkungen und seinen Herzbeschwerden besser wahrnehmen.

2.1.4 Der Kreislaufschock

Der Kreislaufschock ist eine akute Kreislaufinsuffizienz, wobei die Zirkulation dem Bedarf der Organe nicht mehr gerecht wird (Dekompensation des periphreren Kreislaufs).

Synonyma: Schock, Kollaps, Kreislaufdekompensation, Herzdekompensation
Engl.: Shock, circulatory decompensation

Gestörter Funktionsbereich: Vermindertes Blutvolumen, Herzkraft, Blutgefäßschaden

Leitsymptome

Körperlich

- ❑ Puls schnell und kaum tastbar!
- ❑ Blässe bis Zyanose
- ❑ Bewußtseinsstörung bis Bewußtlosigkeit
- ❑ Flache, schnelle Atmung (Tachypnoe)
- ❑ Kalte Extremitäten, Frösteln

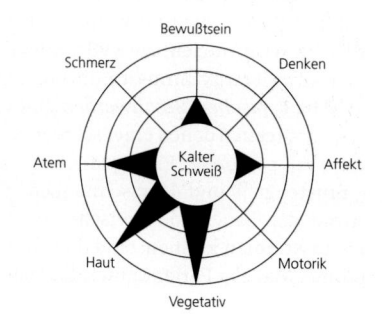

Störung der Herz-Kreislauffunktion

- ❏ Kalter Schweiß
- ❏ Puls eventuell auch arrhythmisch oder bradycard

Seelisch

- ❏ Angst
- ❏ Unruhe

Auslöser

- ❏ Volumenmangel: Blutverlust nach außen oder innen, Flüssigkeitsverlust
- ❏ Kardiogen: Pumpversagen des Herzens
- ❏ Gefäßversagen: durch Allergie (Anaphylaxie), Sepsis (toxisch) und neurogen bedingte Verteilungsstörung des Blutes im Gefäßsystem

Maßnahmen

→ Lagerung
→ Überwachung von Atmung und Puls
→ Notruf
→ Beruhigen
→ Wärmeerhaltung

Bei starker Blutung nach außen: lokaler Druck auf die Wunde, bzw. hochlagern der verletzten Extremität
Bei anaphylaktischem Schock: Allergenzufuhr stoppen

Erläuterung der Maßnahmen

Bei jedem Menschen, dem es subjektiv „schlecht geht" und der zugleich blaß ist, eine feucht-kühle Haut hat und bei dem dazu noch schneller Puls tastbar ist, besteht eine hohe Wahrscheinlichkeit für das Vorliegen eines beginnenden schweren Schockgeschehens. Dieser Befund bedeutet für den Ersthelfer daher immer eine sehr ernste Situation, in der eine Verständigung der Rettung (Notarzt) indiziert ist.

Da es sich bei jedem Schockzustand um einen absoluten oder relativen Mangel an Blutvolumen handelt, ist es sinnvoll, durch Hochlagern der Beine eine teilweise Kompensation des Volumenmangels zu erreichen. Die damit erreichte Tieferlagerung des Oberkörpers begünstigt den Blutrückfluß zum Herzen. (Ausnahme: Beim kardiogenen Schock wird der Oberkörper hochgelagert.) Meist nimmt der Patient, der wegen eines Pumpversagens – also zum Beispiel beim Herzinfarkt – in einen zunehmenden Schock gerät, ohnehin von selbst die Hochlagerung des Oberkörpers vor. Dabei geht es ja nicht im eine Kompensation von Blutverlusten, sondern um die Erleichterung der Atemfunktion. Sobald sich Bewußtlosigkeit einstellt, ist der Patient in die stabile Seitenlagerung zu bringen.

Die Pulskontrolle gibt einen ersten Hinweis, welchen Schweregrad der Schockzustand erreicht hat. Bei jedem blassen, feuchtkühl wirkenden Patienten muß der Puls getastet werden, um einen eventuellen Schock feststellen zu können. Ein kräftiger ruhiger Puls zeigt einen stabilen Kreislauf an. Bei zunehmendem Schock wird der Puls schneller und schwächer („fadenförmig"). Schneller und schwacher Puls ist das einzige Leitsymptom welches bei jeder Schockform vorhanden ist. Beim bewußtlosen Patienten wird der Puls an der Halsschlagader getastet, sonst am Handgelenk. Beim Aussetzen des Pulses muß sofort mit der Reanimation begonnen werden.

Die Atemkontrolle ist vor allem beim bewußtlosen Patienten notwendig, da es wichtig ist, ausschließen zu können, daß es sich um einen Reanimationspatienten handelt. Die Puls- und Atemkontrolle ist laufend durchzuführen. Sie beruhigt Patient und Therapeut und gibt rechtzeitig einen Hinweis über eine eventuelle dramatische Verschlechterung der Lage. Nach der ersten Puls- bzw. Atemkontrolle ist der Notarzt zu verständigen.

Der Schockzustand stellt eine unter Umständen lebensbedrohliche Situation dar. Je rascher eine ärztliche Intervention stattfinden kann, desto größer sind die Überlebenschancen (siehe unten). Trotzdem hat auch der nicht ärztliche Therapeut nun einige sehr wichtige Aufgaben: Solange der Patient bei Bewußtsein ist, besteht die Möglichkeit, durch das Gespräch mit dem Patienten dem später eintreffenden Notarzt wichtige Hinweise für die eventuelle Ursachen des Schockgeschehens zu geben. So geht eine starke innere Blutung wie zum Beispiel bei einer Eileiterschwangerschaft mit starken Unterbauchschmerzen einher. Einem allergischen Schock geht meist die Einnahme von Medikamenten oder Nahrungsmittel voraus.

Die Beruhigung des Patienten kann sich nur dann einstellen, wenn der Psychotherapeut ohne Panik die wenigen Maßnahmen, die im Augenblick möglich sind – möglichst unter Ausschluß von Schaulustigen – durchführen. Der ständige vorsichtige Körperkontakt, das Gespräch, die konsequente Anwesenheit bis zum Eintreffen des Arztes und die fachgemäße Lagerung sind die Grundpfeiler der Interventionen.

Die Wärmeerhaltung mittels einer leichten Decke mildert die Auskühlung durch die verminderte Durchblutung der Haut.

Bei einem anaphylaktischen Schock ist die Zufuhr des vermuteten Allergens (z.B. Infusion) sofort zu stoppen.

Hintergrundwissen

Der Schock ist ein Syndrom, das von einer Vielzahl, zum Teil sehr unterschiedlicher Symptome, begleitet wird. Der Schockzustand bedeutet höchste Lebensgefahr und kann zum Multiorganversagen, also zum gleichzeitigen Versagen von mehreren Organen, führen. Dieses geht immerhin mit einer Mortalität von 50% einher und ist die häufigste Todesursache von Patienten auf Intensivstationen.

Bei nahezu jeder akuten lebensbedrohlichen Erkrankung oder Verletzung – sofern sie nicht augenblicklich tödlich verläuft (z.B. Sekundenherztod bei Kammerflimmern) – wird ein Schockstadium durchlaufen!

Den Ablauf eines Schocks kann man kurz folgendermaßen beschreiben (siehe Abb. 30).

Am Beginn des Schockgeschehens steht ein plötzlicher Abfall des Blutvolumens. Dabei kommen Blutverluste nach innen, wie etwa nach einem Oberschenkelbruch in die Muskulatur oder bei einer Eileiterschwangerschaft in den Bauchraum oder auch nach außen in Frage. Beträgt der Blutverlust mehr als 1,5 Liter beim Erwachsenen, besteht eine akute Schockgefährdung. Traumatisch bedingte Blutverluste sind in der psychotherapeutischen Praxis sicher sehr selten. Ein Blutvolumenmangel bzw. eine Blutverdickung tritt allerdings auch bei massiven Flüssigkeitsverlusten auf. Beispiele hierfür sind schwere Brechdurchfälle oder Verbrennungen.

Dem absoluten Volumenverlust ähnlich ist auch die akute Verminderung des Herzzeitvolu-

Störung der Herz-Kreislauffunktion 111

```
BLUTUNG   WASSERVERLUST      SEPSIS   NEUROGEN   ALLERGIE      HERZMUSKEL-    KAMMER-
                                                                VERSAGEN     FLATTERN
```

┌─────────────────────┐   ┌──────────────────────────┐   ┌─────────────────┐
│   AKUTER   │   │   AKUTE STÖRUNG DER   │   │   AKUTES   │
│ VOLUMENVERLUST   │   │   GEFÄSSREGULATION   │   │ PUMPVERSAGEN   │
│   │   │   UND   │   │   DES HERZENS   │
│   │   │ GEFÄSSDURCHLÄSSIGKEIT   │   │   │
└─────────────────────┘   └──────────────────────────┘   └─────────────────┘

┌──┐
│   SCHOCKGESCHEHEN   │
│   │
│   ABFALL DER BEWEGTEN BLUTMENGE   │
│   SYMPATHIKOTONE GEGENREGULATION   │
│   = ZENTRALISATION   │
│   │   ┌──────────────────────┐
│   VERMINDERTE GEWEBSDURCHBLUTUNG   │   │ „SCHOCK-KRANKHEIT" │
│   SAUERSTOFFMANGEL IN DEN ZELLEN   │────────│   SEKUNDÄRER   │
│   │   │   ORGANSCHADEN   │
│   BLUTVERDICKUNG UND VERSTOPFUNG   │   │   AN LUNGE, NIERE   │
│   DER KLEINSTEN BLUTGEFÄSSE   │   └──────────────────────┘
└──┘

STABILISIERUNG

            K R E I S L A U F S T I L L S T A N D

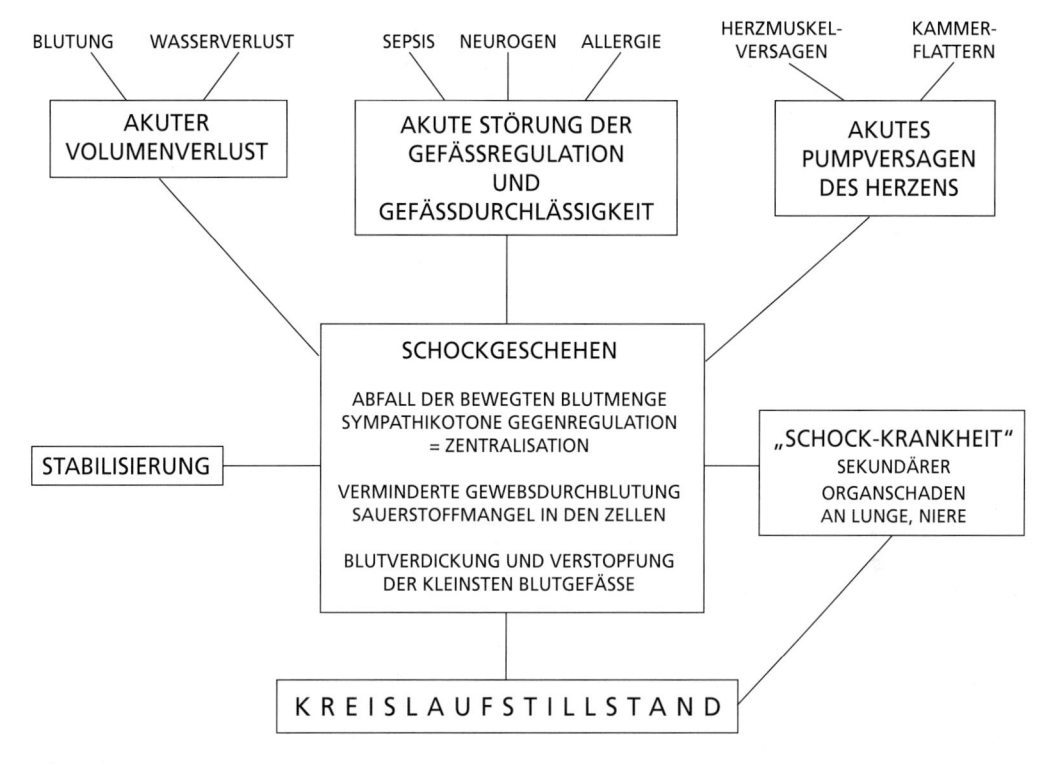

Abb. 30

mens, die sich immer bei einem Pumpversagen des Herzens einstellt. Beispiele hierfür sind der Herzinfarkt, die Herzinsuffizienz oder Herzrhythmusstörungen z.B. infolge eines Elektrounfalles. Eine gestörte Durchlässigkeit für die Blutflüssigkeit in den kleinen Blutgefäßen (Antigen-Antikörperreaktion) führt ebenfalls zu einem Mangel an zirkulierendem Blutvolumen und einer Verstopfung in den Kapillaren. Ein Beispiel dafür ist der allergische Schock (= anaphylaktischer Schock). Beim septischen Schock im Rahmen einer schweren Infektionserkankung, kommt es durch Zerfallsprodukte der Bakterien zu einer Überlastung des Kreislaufes, da sich die Blutgefäße der Haut zu stark öffen und dadurch das Blut falsch verteilt wird. Schon ein Eiterherd etwa im Kieferbereich kann bei schlechter Abwehrlage bereits einen solchen Schock auslösen. Im Unterschied zu allen anderen Schockformen hat der Patient hier eine warme, gut durchblutete Haut. Der septische Schock ist eine besonders „heimtückische" Schockform, und es sind Fälle bekannt, bei denen der Verlauf innerhalb weniger Stunden tödlich war. Jeder Patient, der sich krank fühlt und bei dem deutliche Kreislaufstörungen im Sinne eines schnellen, schwachen Pulses auftreten, gehört daher ärztlich abgeklärt. Ein neurogener Schock wird durch eine Störung der zentralen Kreislaufregulation hervorgerufen, wie sie etwa nach einem Schlaganfall oder sehr starken Schmerzen auftreten kann. Auch hier kommt es zum Abfall des Herzzeitvolumens.

Der erste Schritt im Ablauf eines Schocks ist, infolge der oben angeführten Ursachen, der Abfall des Herzminutenvolumens, also der Herzleistung. Als erste Gegenmaßnahme versucht der Organismus dies durch eine Steigerung der Herzfrequenz auszugleichen. Die gesteigerte Herzfrequenz alleine kann aber einen größeren Volumenverlust nicht ausgleichen. Nun bedient sich der Körper noch einer anderen sehr effektiven Möglichkeit, das zirkulierende Blutvolumen wieder zu steigern. Über die Kontraktion von Blutgefäßen in Organen, die zur Aufrechterhaltung der Vitalfunktionen nicht unbedingt notwendig sind (z.B. Haut,

Darm ...) wird Blut für das Herz und das ZNS bereitgestellt. Man bezeichnet das als „Zentralisation" des Kreislaufes. Diese Umstellung des Körpers, eine Aktivierung des sympathischen Nervensystems, findet sich auch in anderen Streßsituationen.

Als Ergebnis dieser Geschehnisse findet man die bei allen Schockformen führenden Leitsymptome: schneller, schwacher Puls, Tachypnoe und eine blasse, kühle, mit kaltem Schweiß bedeckte Haut. Noch bevor es zu einem Abfall des Blutdruckes kommt, reagiert der Körper also mit der Steigerung der Herzfrequenz. Gelingt es dem Organismus nun aus eigenem oder mit ärztlicher Hilfe, vor allem mittels Infusionen, den Volumenmangel zu kompensieren, dann kehrt der Kreislauf wieder zu einer stabilen Funktion zurück (kompensierte Schockphase). Beispiele für diese Minimalvariante eines Schockablaufes sind etwa die vasovagale Synkope, der orthostatische Kollaps und die Hitzeohnmacht. Bei den eben angeführten Formen kommt es durch den Bewußtseinsverlust zur horizontalen Lagerung und damit zu einer spontanen Remission.

Kommt ärztliche Hilfe zu spät bzw. ist diese nicht mehr ausreichend, tritt die zweite oftmals schließlich zum Tode führende Schockphase ein (dekompensierte Schockphase). Die Minderdurchblutung besonders in den kleinsten Blutgefäßen, den Kapillaren, führt dort zur sogenannten Mikrozirkulationsstörung. Der anhaltende Sauerstoffmangel führt zur Schädigung der Kapillaren, diese werden weiter und durchlässiger für Blutflüssigkeit, und damit versickert nun noch mehr Blutvolumen. Toxische Stoffwechselprodukte wie Milch und Kohlensäure sammeln sich an, und das durch den Kapillarwandschaden und die verdickte Blutflüssigkeit aktivierte Blutgerinnungssystem führt schließlich zur Verklumpung von Blutzellen, damit zu einem totalen Versagen der kapillären Durchblutung und in weitere Folge zum Untergang des betroffenen Gewebes. Das Endstadium wird gekennzeichnet von allgemeiner Blutungsneigung, dem völligen Zusammenbruch des Kreislaufes, typischen Organschäden an Lunge, Gehirn und Niere.

Der *anaphylaktische Schock* ist eine spezielle Form des Schocks und soll wegen seiner Unterschiede zum Volumenmangelschock bzw. kardiogenen Schock – sowohl im Verlauf als auch in den Symptomen – speziell angeführt werden.

Ausgelöst wird der anaphylaktische Schock durch eine Anitkörper-Antigenreaktion, also nach Aufnahme einer Allergie auslösenden Substanz. Dies führt zu einer schweren lokalen und in weiterer Folge akuten allgemeinen allergischen Reaktion. Der Gefäßwandschaden führt zur Ödembildung (z.B. an der Kehldecke oder an der Haut). Weiters kommt es zu Spasmen in der Luftröhre (Bronchospasmus = Asthma) oder im Darm (= Koliken). Den Ablauf bzw. Schweregrad betreffend unterscheidet man drei Stadien. Stadium eins ist ein Nesselausschlag der Haut mit Juckreiz. Stadium zwei ist gekennzeichnet durch schnellen, kaum tastbaren Puls, Übelkeit und Erbrechen, Stadium drei durch Asthma, Atemnot, volle Schocksymptomatik bis zum Atem- und Kreislaufstillstand.

Die Maßnahmen sind im wesentlichen gleich wie bei anderen Schockformen. Wichtig ist die Unterbrechung der Allergenzufuhr (z.B. durch eine Antibiotikainfusion). Die Symptome können sich bereits in der ersten Minute nach einer Medikamentenverabreichung einstellen, und daher ist es wichtig, beim Auftreten von Symptomen des Stadiums eins aufmerksam zu sein und – falls kein unmittelbar erkennbarer Zusammenhang zu erkennen ist – den Patienten nach eventueller Medikamenten- oder Nahrungsmitteleinnahme zu fragen.

2.1.5 Die Herzrhythmusstörungen

Abweichung der Herzaktionen von der normalen Herzfrequenz
Pulsverlangsamung = Bradykardie, Pulsbeschleunigung = Tachykardie, unregelmäßiger Puls = Arrhythmie

Synonyma: (umgangssprachlich) Herzstolpern, Herzflattern, Herzklopfen, Herzrasen
Engl.: Arrhythmia, dysrhythmia, cardiac rhythm disturbance

Leitsymptome (Tachykardie)

Körperlich

- Herzfrequenz über 100 Schläge/Minute
- Heftiges Herzklopfen, Herzrasen, Klopfen oder Pochen im Nacken
- Unwohlsein, Atemnot
- Schwindel bis Ohnmacht
- Eventuell Auftreten von Angina pectoris-Symptomen

Seelisch

- Angst, Panik, Unruhe

Auslöser

- Psychovegetative Störungen
- Herzinsuffizienz, Herzinfarkt, Schock
- Schilddrüsenüberfunktion, Fieber, Koffein-, Nikotinkonsum

Leitsymptome (Bradykardie)

- Herzfrequenz unter 60 Schläge/Minute
- Schwindel, bei weiterer Zunahme auch
- Blutdruckabfall und Schocksymptome

Auslöser

- Beginnender Herzinfarkt
- Schock
- Hirndrucksteigerung
- Herzwirksame Medikamente (z.B. bei Überdosierung in suizidaler Absicht)

Leitsymptome (Arrhythmie)

Körperlich

- unregelmäßiger Herzschlag, Extraschläge
- Herzstolpern in der Herzgegend oder im Halsbereich, Herzklopfen
- Schwindel, Absencen (Synkopen)

Seelisch

- Angst (Angstreaktion stark von der Persönlichkeitsstruktur abhängig)

Auslöser

↗ Herzinfarkt
↗ Psychische Konfliktsituation
↗ Medikamente (bei Suizidversuch!), Alkoholintoxikation, Nikotingenuß

Maßnahmen

→ Beruhigung – abklärendes Gespräch
→ Lagerung
→ Pulskontrolle
→ Notarztruf
→ Eventuell Schluck kalten Wassers (Kältereiz stimuliert Nervus vagus)
→ Eventuell in die Hocke gehen (führt zur Erhöhung des intraabdominellen Druckes und damit zur Stimulation des Nervus vagus)
→ Wärmeerhaltung

Erläuterungen zu den Maßnahmen

Auch nur gelegentlich auftretende Herzrhythmusstörungen müssen vom Arzt abgeklärt werden. Treten die Rhythmusstörungen im Zusammenhang mit einer bekannten organischen Herzerkrankung auf (Angina pectoris, Status post Herzinfarkt, Herzschrittmacher), dann muß sofort der Notarzt verständigt werden. Besonders im Zusammenhang mit dem Herzinfarkt sind Herzrhythmusstörungen ein Zeichen dafür, daß jederzeit ein plötzlicher Übergang zum kardiogenen Schock bis hin zum Herzstillstand erfolgen kann. Oft machen sich Herzrhythmusstörungen nur durch gelegentliche Synkopen bemerkbar.

Vereinzelte Extrasystolen sind auch beim jungen Erwachsenen normal und brauchen in der Regel kaum beachtet zu werden. Jede Rhythmusstörung, die subjektiv unangenehm erlebt wird, bedarf einer eingehenden ärztlichen Abklärung, um keine organische Ursache zu übersehen. Herzrhythmusstörungen bei jungen Menschen ohne Herzerkrankungen können ein Hinweis auf eine vorliegende Intoxikation mit Medikamenten oder Drogen sein.

Im Falle des erstmaligen Auftretens bei (noch) nicht bekanntem Herzleiden und lediglich kurzer Dauer – also etwa einige Extraschläge, die als Herzstolpern imponieren –, wird der Patient vorerst einmal beruhigt, indem man ihn die momentane körperliche Wahrnehmung beschreiben läßt.

Dann ist es angebracht, den Puls am Handgelenk zu fühlen; damit erhält man eine vorläufige Diagnose und stellt einen für den Patienten beruhigenden Körperkontakt her. Bietet der Patient außer der unter Umständen großen seelischen Erregung keinerlei Hinweis auf eine Verschlechterung seiner Kreislauffunktion, wie z.B. Schwindel, Ohnmacht, Schweiß, und tritt nach Abschluß dieser ersten Maßnahmen wieder eine Stabilisierung, das heißt eine normale Pulsfrequenz auf, dann genügt die Aufforderung, so bald als möglich den Hausarzt aufzusuchen, um eine mögliche organische Ursache abklären zu lassen.

Da Suizidversuche häufig mit herzwirksamen Medikamenten durchgeführt werden, sollte bei plötzlich auftretenden Herzrhythmusstörungen immer ein abklärendes Gespräch geführt werden.

Eine Rhythmusstörung kann durch längeres Aussetzen der Herzfunktion (z.B. auch durch Ausfall eines Herzschrittmachers), durch sehr unregelmäßigen Puls oder auch durch sehr schnellen Puls zum zeitweisen Zusammenbruch der Kreislauffunktion führen. Eine kurze Absence wäre dafür bereits ein Hinweis. Dann darf der Patient bis zum Eintreffen des Notarztes nicht mehr verlassen werden.

Die Hochlagerung soll das Herz entlasten und die Atmung unterstützen helfen.

Körperliche Anstrengung ist in diesem Stadium kontraindiziert.

Durch die regelmäßige Pulskontrolle wird die Kreislauffunktion überwacht.

Patienten, die schon längere Zeit unter tachykarden Rhythmusstörungen leiden, haben oft ihre eigenen „Tricks" entwickelt, um die Störung zu unterbrechen. Dabei hat sich das Schlucken von kaltem Wasser oder Eiswürfeln (Vagusreizung) bewährt.

Durch Zudecken kann ein eventuell auftretender Wärmeverlust gemindert werden.

Besonders im Rahmen einer bekannten schweren Herzerkankung (Herzinfarkt) muß damit gerechnet werden, daß sich jederzeit eine schwere Bradycardie oder sogar ein Kammerflimmern und damit ein Kreislaufstillstand entwickeln kann. An die Notwendigkeit einer Reanimation ist daher immer zu denken.

Der Verzicht auf Psychostimulanzien (z.B. Kaffee) und eine psychotherapeutische Abklärung sind bei vielen leichteren Formen wichtig, da psychovegetative Einflüsse das Auftreten verschiedener Rhythmusstörungen sehr begünstigen.

Hintergrundwissen

Die Muskulatur des Herzens wird durch rhythmische elektrische Impulse zur Kontraktion angeregt. Rhythmusstörungen können durch Veränderung der Erregungsbildung oder der Erregungsleitung verursacht sein. Erregungsbildungsstörungen führen zu einer Veränderung des Sinusrhythmus. Der Sinusknoten ist oberster Schrittmacher und liegt im rechten Vorhof. Das Zentralnervensystem hat über die vegetativen Herznerven Einfluß auf die Erregungsbildung, die Herzfrequenz und Leitungsgeschwindigkeit im gesamten Reizleitungssystem des Herzens. Damit erklärt sich die oft psychische Ursache von z.B. plötzlichem Herzrasen. Insgesamt zählen Herzrhythmusstörungen zu den häufigen Erkrankungen. Die vom Vorhof ausgehenden Tachykardien und Arrhythmien stellen den weitaus größten Anteil aller Rhythmusstörungen dar.

Die Rhythmusstörungen können nach pathophysiologischem Gesichtspunkt fogendermaßen (vereinfacht) eingeteilt werden:

A) Störungen des Sinusrhythmus

Störungen der Erregungsbildung führen zu einer Veränderung des Sinusrhythmus. Von einer *Tachykardie (Sinustachykardie)* spricht man bei einer Herzfrequenz von mehr als 100 Schlägen/min. Bei ausgeprägter Tachykardie verkürzt sich die Dauer der Diastole, und damit besteht die Gefahr der Minderdurchblutung des Herzmuskels, da dieser vorwiegend in der Entspannungszeit (Diastole) mit Blut versorgt wird. Herzleistung und Blutdruck nehmen ab.

Physiologisch findet man eine Frequenzsteigerung bei Fieber (10 Schläge/min pro 1°C Temperatursteigerung), bei körperlicher Belastung und Aufregung. Pathologischerweise unter anderem bei Herzinsuffizienz, Kreislaufschock, Herzinfarkt und Hyperthyreose. Sinustachykardien sind im Kindesalter und bei körperlicher Belastung eine normale Erscheinung, selten liegt die Frequenz über 140 Schlägen, und oft fehlen die störenden subjektiven Empfindungen wie Atemnot und Schmerzen. Die normalen Regulationsmechanismen sind noch erhalten, und so kann durch tiefes Einatmen oder durch Druck auf den Augapfel – beides stimuliert den Parasympathikus – die Frequenz wieder gesenkt werden.

Eine Schilddrüsenüberfunktion kann ebenfalls eine Sinustachykardie auslösen.

Von einer *Bradykardie (Sinusbradykardie)* spricht man bei weniger als 60 Schlägen/min. Bei der Bradykardie besteht die Gefahr einer verminderten Organdurchblutung, die sich meist in einer Bewußtseinsstörung oder einer Synkope bemerkbar macht. Ausgelöst wird sie durch die Erhöhung des Vagotonus, durch Hirndrucksteigerung, Herzinfarkt und Medikamentenintoxikation mit β-Rezeptorenblocker.

B) Supraventrikuläre Rhythmusstörungen

Unabhängig von der geordneten Herzfrequenz, die vom Sinusknoten ausgeht, können sich unter pathologischen Voraussetzungen in der Vorhofmuskulatur (supraventrikulär) kleine Herde bilden, die abnorme Erregungen starten und ebenfalls zur Herzkammer weiterleiten und sie damit aus dem normalen Rhythmus bringen. Diese Herde bilden sich auf Grund einer gesteigerten Erregbarkeit einzelner Herzmuskelbezirke und können eine Unzahl organischer und auch psychischer Ursachen haben. In dieser Gruppe unterscheidet man drei verschiede Formen:

Die *supraventrikuläre paroxysmale Tachykardie* ist mit Abstand die häufigste Herzrhythmusstörung. Von einem „übererregten" Schrittmacherzentrum (= Herd) aus, werden plötzlich Reize von einer Frequenz von 130–250 Schlägen/min ausgesandt und bleiben Minuten bis Tage bestehen. Die Patienten erleben schlagartig Schwindelgefühl, Synkopen oder pectanginöse Beschwerden. Organische Ursachen (Herzinfarkt, Herzmuskelentzündung, Hypertonie, Hyperthyreose ...) finden sich in nur 30% der Fälle. Im Vordergrund stehen psychische Ursachen. Körperliche Belastung, Kaffee- oder Nikotinabusus und Psychostimulanzienkonsum können derartige Anfälle begünstigen. Ein Schluck kaltes Wasser kann zu plötzlicher Frequenzverlangsamung führen.

Bei den *supraventrikulären Extrasystolen* treffen einzelne, von einem Vorhofherd ausgehende Reize vorzeitig in der Herzkammer ein und verursachen dort Extraschläge. Da nach jeder Herzaktion eine kurze Pause auftritt, in der das Reizleitungssystem keine Impulse weiterleitet, kann nach einem Extraschlag eine längere Pause bis zur nächsten, natürlichen Herzaktion auftreten. Außerdem kann zum Zeipunkt des Eintreffens eines Extraschlages die Kammer gerade am Beginn der Füllphase stehen, die nachfolgende Auswurfleistung wird dann so gering sein, daß sie als peripherer Puls gar nicht mehr zu tasten ist. Extrasystolen werden vom Patienten als Herzstolpern oder Herzklopfen wahrgenommen. Schwindelgefühl tritt bei länger andauernden Extrasystolen ohne Auswurfleistung auf. Diese anfallsartig auftretende Rhythmusstörung führt oft zur Tachykardie. Sie ist psychisch sehr irritierend und stellt manchmal den unmittelbaren Auslöser für Herzphobien bei entsprechend prädisponierten Menschen dar. Ähnlich wie bei den paroxysmalen Tachykardien stellen auch hier psychovegetative Ursachen einen wesentlichen Anteil. Die organischen Ursachen entsprechen denjenigen der paroxysmalen Rhythmusstörungen.

Beim *Vorhofflattern und Vorhofflimmern* handelt es sich um sehr rasche, unkoordinierte Vorhofkontraktionen. Die Pumpfunktion des Herzens wird aber in der Regel kaum beeinträchtigt.

Störung der Herz-Kreislauffunktion

C) Ventrikuläre Rhythmusstörungen

Ventrikuläre Rhythmusstörungen sind meist eine Folge schwerer organischer Herzerkrankungen wie Herzinfarkt oder auch eine Folge von Intoxikationen und beeinträchtigen die Pumpfunktion des Herzens meist schwer. Plötzliche Arrhythmien sind immer verdächtig in Bezug auf eine Intoxikation, vor allem dann, wenn sie bei jungen Patienten ohne bekannte Herzerkrankung auftreten. Insbesonders die Kombination verschiedener Präparate (Alkohol mit Tranquilizer oder Neuroleptika) verursacht schwere Rhythmusstörungen. Bei den sogenannten ventrikulären Extrasystolen kommt es zu außerordentlicher Erregungsbildung und damit zu einer vorzeitig stattfindenden Kammeraktion. Ventrikuläre Tachykardien können in Kammerflattern und -flimmern (bis zu 500 Reizwellen/min) übergehen. Eine wirksame Kontraktionsleistung des Herzens ist damit nicht mehr möglich. Die Patienten sind bewußtlos, der Puls ist nicht mehr tastbar. Kreislaufschock und Kreislaufstillstand folgen rasch.

Wird die Überleitung der Erregung zwischen Vorhof und Kammer (AV-Knoten, His-Bündel) unterbrochen, z.B. durch einen Herzinfarkt oder durch die Stimulierung des Parasympathikus stark verlangsamt, so kommt es zu einer ausgeprägten Verlangsamung der Herzfrequenz. Man spricht in diesem Falle von einer Blockierung der Erregungsübertragung, einem sogenannten AV-Block.

Im Falle einer vollständigen Leitungsunterbrechung springt nach einer Pause der „Eigenrhythmus" der Herzkammer mit einer Frequenz von ca. 20–30 Schlägen/min an.

Psychogen bedingte Herzrhythmusstörungen sind typischerweise anfallsweise auftretende paroxysmalen Tachykardien (130–250 Herzaktionen/min).

Ebenfalls häufig psychogen bedingt sind Extrasystolen, die als Herzstolpern oder -klopfen empfunden werden. Alle psychisch bedingten Rhythmusstörungen werden von begrenzter Dauer und ohne lebensbedrohliche Kreislauffunktionsstörungen sein. Trotzdem können sie in der Akutsituation subjektiv als äußerst bedrohlich empfunden werden. Psychisch bedingte Herzrhythmusstörungen stellen klassische psychosomatische Notfälle dar.

2.1.6 Blutdruckregulationsstörungen

2.1.6.1 Die vasovagale Synkope

Kurzzeitige Bewußtlosigkeit durch Blutverteilungsstörung

Synonyma: „Hysterische Ohnmacht", Kollaps, vagovasale Synkope, vaso-depressorische Synkope, vasovagaler Kollaps, vasovagaler Schock, Vasomotorenkollaps
Engl.: Faint, syncope, vasovagal syncope

Gestörter Funktionsbereich: Blutdruckregulation (Verminderung des venösen Blutrückflusses zum Herzen)

Leitsymptome

❏ Schwindel, Schwäche, Gähnen
❏ Übelkeit
❏ Schwarzwerden vor den Augen, Ohrgeräusche
❏ Blässe, Schweiß auf der Stirn
❏ Puls langsam und schwach

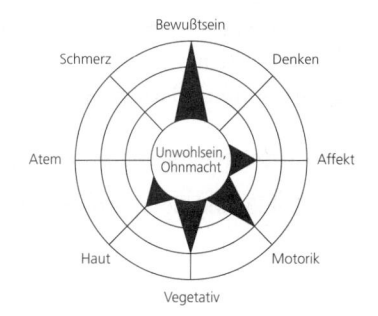

Darauf folgt:

- ❏ Kurzzeitige Bewußtlosigkeit
- ❏ Muskeltonusverlust (Sturz)
- ❏ Eventuell Muskelzuckungen

Auslöser

↗ Bewußt oder unbewußt erlebte Bedrohung, die nicht abgewendet werden kann
↗ Zusammenbruch der Angstabwehr
↗ Plötzlicher Schmerz
↗ Psychogener Schock

Verlauf

Nach einer kurzen Phase des Unwohlseins stellt sich eine rasch reversible (nach ca. einer Minute) Bewußtlosigkeit ein. Der Patient sackt dabei typischerweise in sich zusammen.
Die Vorzeichen können aber auch fehlen, und der Patient sinkt dann völlig unerwartet zu Boden.
Bei rechtzeitiger Flachlagerung kann die Bewußtlosigkeit abgewendet werden.
Selten kommen schwere (maligne) Verlaufsformen vor, die mit längerer, tiefer Bewußtlosigkeit einhergehen können.

Maßnahmen

→ Flachlagerung (eventuell dabei Beine hochlagern)
→ Kontaktaufnahme
→ Beruhigen
→ Wärmeerhaltung
→ Frische Luft
→ Puls in regelmäßigen Abständen überprüfen
→ An Sekundärverletzungen denken und gegebenenfalls auch ärztliche Behandlung veranlassen (z.B. Platzwunde)

Bei anhaltender Bewußtlosigkeit (über eine Minute):

→ Seitenlagerung
→ Notarztruf
→ Atmung und Kreislauf regelmäßig überprüfen

Bei Auftreten von mehr als einer Synkope:

→ Abklärung durch den Hausarzt

Störung der Herz-Kreislauffunktion

Erläuterungen

Unter richtiger Lagerung versteht man bei der vasovagalen Synkope die horizontale Lagerung bzw. eine Schräglage, bei der die Beine höher zu liegen kommen als der Kopf (Taschenmesserposition), um den venösen Rückstrom zum Herz zu begünstigen.

Vor Eintritt der Bewußtlosigkeit wird meistens ein unterschiedlich lange andauerndes Stadium des sich unwohl Fühlens durchlaufen. Wird dies vom Therapeuten erkannt, kann die Aufforderung, sich hinzulegen, das Auftreten der Bewußtlosigkeit abwenden. In der Regel wird dieses Vorstadium aber so rasch durchlaufen, daß erst durch das Zusammensinken des Patienten der Helfer auf den Notfall aufmerksam wird.

Bei der Kontaktaufnahme wird nicht nur die Tiefe der eventuellen Bewußtlosigkeit überprüft, sondern auch ein entsprechender Körperkontakt hergestellt und über die gesamte Zeit der Hilfeleistung beruhigend zugesprochen. Zum Körperkontakt gehört auch das Pulsfühlen bzw. -messen. Der Puls ist sehr oft deutlich verlangsamt (im Gegensatz zu anderen Kollapsformen und dem Kreislaufschock) und leicht unterdrückbar (= niedriger Blutdruck).

Bei Auftreten eine Synkope ist in den ersten Minuten eine regelmäßige Puls- und Atemkontrolle, das heißt eine genaue Beobachtung und Überwachung des Patienten, unbedingt erforderlich, da das Vorliegen einer „harmlosen" vasovagalen Synkope ja erst im Nachhinein gestellt werden kann. Hinter dem Bewußtseinsverlust können sich ernste kardiologische oder neurologische Krankheitsbilder verbergen.

Die vasovagale Synkope selbst kann, selten, auch in einer sogenannten „malignen" Form auftreten, bei der der Blutdruck auf weniger als ein Drittel des Normalwertes sinkt, und die Herzaktion sogar für einen kurzen Moment aussetzt (Asystolie).

Wichtig ist zur Beruhigung die Aufklärung des Patienten darüber, was sich gerade mit ihm ereignet hat (z.B. „Sie sind jetzt ganz kurz weg gewesen, und Sie werden sich bald erholt haben, wenn Sie noch etwas liegen bleiben"). Körperkontakt und Beruhigung werden ansonsten nach den Regeln der Psychischen Ersten Hilfe ausgeführt (siehe dort).

So wie beim Kreislaufschock, sollte man den Patienten durch eine Decke vor Wärmeverlust schützen.

Dauert die Bewußtlosigkeit trotz horizontaler Lagerung länger als eine Minute, so ist zu vermuten, daß es sich nicht um eine vasovagale Synkope handelt, sondern daß eine gravierende organische Störung vorliegt. Daraus ergeben sich dann folgende Schritte:

– Sind die Vitalfunktionen erhalten, erfolgt das weitere Vorgehen wie bei unklarer Bewußtlosigkeit.
– Sind die Vitalfunktionen beeinträchtigt, müssen eventuell Reanimationsmaßnahmen gesetzt werden.

Bei Auftreten von mehr als einer Synkope auch in einem längeren zeitlichen Abstand, sollte unbedingt eine ärztliche Abklärung durchgeführt werden, da Synkopen unter Umständen das erste Warnzeichen einer ernsten organischen Herz- oder Gehirnerkrankung sein können.

Hintergrundwissen

Die vasovagale Synkope stellt einen der häufigsten Notfälle in der psychotherapeutischen Arbeit dar. Diese Form der Kreislaufstörung ist immer mit einer kurzzeitigen Bewußtlosigkeit verbunden und löst sich durch die Abfolge Bewußtlosigkeit – Sturz – flache Lage selbst auf, sodaß die gefürchtete Schockreaktion praktisch immer ausbleibt.

Etwa 4% der Bevölkerung leiden an Synkopen, die Dunkelziffer dürfte allerdings wegen der oft unterlassenen Abklärung sehr hoch sein.

ZNS

- Bewußt oder unbewußt erlebte Bedrohung, die nicht abgewendet werden kann
- Zusammenbruch der Angstabwehr
- Psychogener Schock
- Plötzlicher Schmerz

Vegetatives Nervensystem Parasympathikusstimulation (Vagusreizung)

Weitstellung der Blutgefäße

Abfall der Herzfrequenz

Abnahme der Gehirndurchblutung

**Vasovagale Synkope
Ohnmacht**

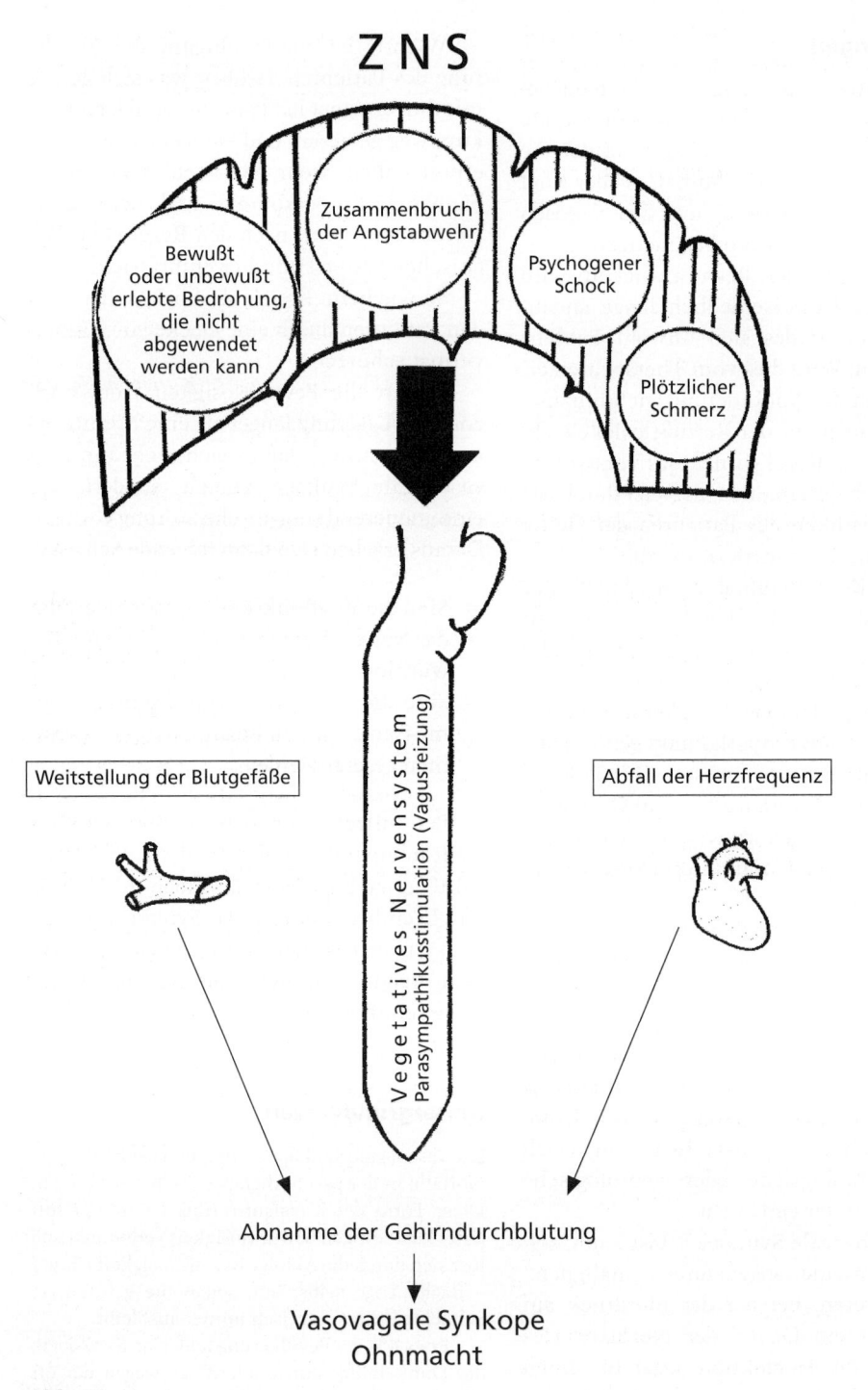

Abb. 31

Häufige Ursachen für Synkopen sind kardiale Probleme wie die Herzinsuffizienz oder die Herzrhythmusstörungen, Reflexsynkopen (plötzliche Druckänderung im Bauchraum bei Stuhlgang, Urinieren, Lachen usw.), Hypoglykämie, epileptische Anfälle, transitorische ischämische Attacke (siehe Schlaganfall), die orthostatische Ohnmacht (Fehlregulation durch langes Stehen), die Hitzeohnmacht (Fehlregulation durch Wärmestau) oder die vasovagale Ohnmacht.

Die vasovagale Synkope stellt also eine spezielle Form dar und zeigt sich in der häufigeren „gutartigen" oder der selteneren „malignen" Form. Die vasovagale Synkope und die orthostatische Hypotonie stellen eine Form des Kollapses dar, bei der die Störung das gesamte Blutgefäßsystem, also die Arterien und Venen und auch das Herz selbst, betrifft. Bei der vasovagalen Synkope ist darüber hinaus eine seelische Ursache meist offensichtlich; sie stellt somit eine klassische psychosomatische Reaktion dar. Die vasovagale Synkope kann daher als typischer psychosomatischer Notfall bezeichnet werden. Unter allen Synkopenformen ist die vasovagale, bzw. die offensichlich psychisch ausgelöste, die größte Gruppe.

Physiologisch handelt es sich dabei wie auch beim beginnenden Schock um ein Mißverhältnis zwischen dem Sauerstoffbedarf des Körpergewebes, insbesondere des Gehirnes, und dem Sauerstoffangebot. Dieses Mißverhältnis kommt durch einen plötzlichen Mangel an Blutvolumen und damit an Sauerstoff zustande. Eine plötzliche seelische Erregung, führt zu einer starken Erweiterung der sogenannten venösen Kapazitätsgefäße, d.h. einer Vielzahl von kleinen Blutgefäßen vor allem im Bauchraum und damit zu einer Verminderung des Rückstromes von venösem Blut zum Herzen (siehe Abb. 31). Gleichzeitig sinkt der arterielle Blutdruck, jener Druck, der durch die Kontraktion der linken Herzkammer und den Spannungszustand der Hauptschlagader erzeugt wird, dramatisch ab.

Diese erste Phase kann man auch als überschießende Aktivierung des parasympathischen Nervensystems bzw. des Nervus Vagus sehen, und sie ist für die vasovagale Synkope charakteristisch. Der Parasympathikus ist im wesentlichen auf Ruhe, Verlangsamung der Herzfrequenz und Aktivierung der Verdauung (Blutumverteilung in Richtung Bauchraum) ausgerichtet. Obwohl kein Blut verlorengeht, „versackt" das Blut in den weitgestellten Blutgefäßen, der venöse Rückfluß zum Herzen wird vermindert, und durch die gleichzeitig erniedrigte Herzfrequenz pumpt das Herz plötzlich deutlich weniger Blutvolumen in den Kreislauf.

Um einen weiteren Abfall des Blutvolumens in der Peripherie zu verhindern, kommt es normalerweise rasch zu einer Steigerung der Herzfrequenz, also einer Aktivierung des sympathischen Nervensystems. Bei der vasovagalen Synkope kommt es aber rasch zu einer Blockade dieser Gegenregulation und damit endgültig zu einem Blutdruckabfall auf die Hälfte des Normalwertes und zu einer deutlichen Verlangsamung der Herzfrequenz. Der Puls wird also *bradycard*, was der *Aktivierung des Vagus* entspricht. Bei der oben erwähnten malignen Verlaufsform sinkt der Blutdruck auf Werte von 40 zu 20 mm Hg (normal: etwa 120 zu 80 mm Hg) und die starke Stimulierung des Vagus führt sogar zum kurzzeitigen Aussetzen des Herzschlages (Asystolie) zwischen 8 bis 12 Sekunden.

Der typische Ablauf einer vasovagalen Synkope zeigt sich folgendermaßen: Dem eigentlichen „Kollaps" gehen meist bestimmte Vorzeichen wie Muskelschwäche, Übelkeit gefolgt von Schweißausbruch und innerer Unruhe voraus. Diese Unruhe ist wohl ein Ausdruck für die bewußte Restangst, die diese Situation immer begleitet.

Der Betroffene wird, wenn die Entwicklung der Synkope nicht zu schnell geht, für jeden sichtbar blaß. Dies entspricht der Phase, in der der Organismus auf das mangelnde Blutangebot zum Herzen und den dadurch niedrigen Blutdruck mit einer Kontraktion der kleinen Hautgefäße zu begegnen versucht. Der Patient atmet deutlich tiefer, eventuell gähnt er auch. Spätestens jetzt sollte der Helfer dem Patienten die flache Lagerung vorschlagen. Viele Patienten wollen in der Verleugnung der innerlich bedrohlichen Situation dies nicht annehmen. Innerhalb kürzester Zeit sackt der Patient nun in sich zusammen.

Danach bildet sich die Bewußtlosigkeit rasch wieder zurück. Wenn die Bewußtlosigkeit länger andauert, wird sie fallweise von Muskelzuckungen begleitet. Dadurch kann der Betrachter den Eindruck gewinnen, daß es sich hierbei um einen epileptischen Anfall handelt.

Vereinzelt kann es aber auch zu länger andauernder Bewußtlosigkeit ohne Muskelzuckungen kommen, wobei sich die Frage stellt, ob es sich dann nicht um einen Notfall anderer, vielleicht ernster, Genese handelt oder ob die Bewußtlosigkeit simuliert wird.

Bei unklaren Synkopen ist die Abklärung in einer Klinik unumgänglich. Dort ist es auch möglich, die einzelnen kardiovaskulären Formen voneinander zu unterscheiden und leichte Verlaufsformen der vasovagalen Synkopen (ca. 75%) von schweren zu differenzieren. Ebenso muß abgeklärt werden, ob möglicherweise neurologische Ursachen für die Synkope vorliegen.

Junge Patienten leiden vornehmlich unter einer harmlosen Form der vasovagalen Synkope und können daher wegen der guten Prognose beruhigt werden. Die Behandlung könnte dann sowohl in einer psychotherapeutischen Behandlung als auch einer entsprechenden Veränderung des Lebensstils bestehen. So können regelmäßiges Frühstück und Sport sowie ausreichende Flüssigkeits- und Salzzufuhr dazu beitragen, das Kreislaufsystem in seiner Anpassungsfähigkeit zu stärken. Die vor allem bei älteren Patienten vorkommende schwerere Verlaufsform stellt unter Umständen eine Indikation für eine Dauermedikation von herzwirksamen Medikamenten dar.

Auf der psychologischen Ebene findet sich die Angst als Leitthema. Bei manchen Patienten handelt es sich um das Vorhandensein einer bewußt erlebten Bedrohung, andere wiederum sind nicht in der Lage, ihre Angst zu spüren und/oder zu artikulieren.

Wenn als Lösungsmöglichkeit für die emotional bedrohliche Situation weder eine Affektäußerung noch eine Flucht aus der Bedrohung möglich ist, kommt es zur Reaktion auf der somatischen Ebene. Deutlich ist der regressive Charakter der Symptomatik, auch ein demonstrativer, auf Unterstützung ausgerichteter Charakter der Synkopen ist nicht zu übersehen, Ohnmachten ereignen sich im allgemeinen vor „Publikum".

Typische Situationen, in denen die vasovagale Synkope auftritt, sind Anblick von Blut, das Zusehen bei medizinischen Eingriffen z.B. beim eigenen Kind, überfüllte Räume und erotisch aufgeladene Situationen wie Popkonzerte oder religiöse Gruppenerlebnisse, in denen hochgradige Beziehungswünsche und gleichzeitig Ängste vor deren Erfüllung bestehen.

Fallbeispiel

In einer Sitzung im Rahmen einer Selbsterfahrungsgruppe wird das Thema Autorität bearbeitet. Während ein Teilnehmer über den Konflikt mit seinem sehr strengen Vater spricht, wird ein anderer Teilnehmer, ein 46jähriger, von seiner Persönlichkeitsstruktur zwänglich-schizoider Mann, plötzlich ohnmächtig. Er sinkt in sich zusammen und kommt schließlich auf dem Boden zu liegen. Hautfarbe, Puls und Atmung sind dabei aber von niemandem als besonders auffällig wahrgenommen worden.

Nach vielen fürsorglichen Bemühungen der Gruppenteilnehmer wacht er nach etwas mehr als einer Minute wieder auf. Einige Zeit später ist er in der Lage, über die schweren Mißhandlungen durch seinen Vater und seine bis zum heutigen Tage bestehenden Ängste vor autoritären Vaterfiguren zu berichten.

Störung der Herz-Kreislauffunktion

2.1.6.2 Der orthostatische Kollaps

Anpassungsstörung des Kreislaufes bei Lagewechsel mit plötzlicher Blutdrucksenkung

Synonyma: Orthostase-Syndrom (Ortho = aufrecht, Stase = Stillstand, griech.), orthostatisches Syndrom, Orthostasereaktion, hypothone Regulationsstörung, konstitutionelles Orthostasesyndrom, primäre oder essentielle Hypotonie, Synkope, Kreislaufkollaps
Engl.: Orthostatic syndrome, circulatory collaps

Gestörter Funktionsbereich: Blutdruckregulation (Verminderung des Blutrückflusses zum Herzen)

Leitsymptome

❑ Schwindel, Ohrensausen
❑ Flimmern oder Schwarzwerden vor den Augen
❑ Kurze Bewußtseinsstörung bzw. -verlust
❑ Puls: schnell und schwach
❑ Schwitzen

Auslöser

↗ Lagewechsel (vom Liegen oder Sitzen zum Stehen)
↗ Längeres Stehen

Maßnahmen

→ Hinlegen lassen
→ Sonstige akute Maßnahmen entfallen, da sich der Kreislauf von selbst stabilisiert

Hintergrundwissen

Von dieser Störung sind vor allem Personen betroffen, die schon konstitutionell bedingt niedrige Blutdruckwerte haben. Beim Übergang vom Liegen zum Stehen oder vom Sitzen zum Stehen oder bei längerfristigem Stehen kommt es kurzzeitig zu einem Blutdruckabfall, verbunden mit den Symptomen einer zerebralen Minderdurchblutung: Schwindel, Ohrensausen, Flimmern und Schwarzwerden vor den Augen, Bewußtseinsverlust. Zugleich setzen die Zeichen einer überschießenden Gegenregulation durch das sympathische Nervensystem ein, nämlich schneller Puls und Schweißausbruch.

Diese Gegenregulation setzt im Vergleich dazu bei der vagovasalen Synkope viel später ein. Bei der vasovagalen Synkope ist der Nervus Vagus übermäßig aktiviert und blockiert diese Gegenregulation, woraus sich die auch längerdauernde Bewußtseinsstörung bei der vasovagalen Synkope erklärt. Beim Gesunden sind also die Regulationsmechanismen so effizient, daß keinerlei Blutdruckschwankungen auftreten.

Beim „Hypotoniker" bleibt während des Lagewechsels zu viel Blut in den großen Venen der

Beine und des Bauchraumes, sodaß es zu einem plötzlichen Abfall der zum Herzen strömenden Blutmenge kommt. Die Kreislaufregulation ist in diesem Augenblick insuffizient, scheinbar überfordert, und der Organismus reagiert im Extremfall sogar mit einem Kollaps. Im Liegen tritt dann sofortige Besserung ein, und der Patient ist wieder bei Bewußtsein.

Betroffen sind vorwiegend jugendliche Patientinnen mit schlankem, zartem Körperbau und Zeichen einer gesteigerten sympathischen Aktivität wie feuchten Händen und schnellerem Puls. Vorübergehend findet sich diese Regulationsstörung auch während einer Infektionserkankung, längerem Liegen oder hormoneller Dysfunktionen. In der psychotherapeutischen Arbeit können diese Störungen besonders dann auftreten, wenn Entspannungstechniken verwendet werden und Patienten z.B. nach dem Autogenem Training „nicht zurücknehmen".

Die zu treffenden Maßnahmen sind denen bei der vasovagalen Synkope sehr ähnlich. Die Störung ist in der Regel viel kürzer, weniger bedrohlich und im Zusammenhang mit einem Lagewechsel so eindeutig zu diagnostizieren, daß eine Verständigung des Arztes nicht erfolgen muß.

Anders ist es jedoch, wenn der Patient dadurch auffällt daß er, unabhängig von einem Kollaps, chronisch unter den Symptomen der „konstitutionellen Hypotonie" leidet. Dabei bestehen körperliche und geistige Ermüdbarkeit, Schwindelgefühl, Neigung zu Ohnmachten besonders bei längerem Stehen. Häufig besteht auch ein Druck- und Beklemmungsgefühl in der Herzgegend. Auch dieser Symptomkomplex findet sich häufig bei psychosomatischen Patienten (Anorexia nervosa, Depressionen).

Von der konstitutionellen Hypotonie unterscheidet man die sogenannte sekundäre Hypotonie, deren Ursachen unter anderem Störungen der Nebennierenrinde, Herzfehler und Medikamentennebenwirkungen (z.B. durch Tranquilizer, Antidepressiva und Bluthochdruckmittel) sein können.Bei beiden Patientengruppen finden sich häufig Synkopen. Alle Patienten, bei denen aufgrund ihrer chronischen Hypotonie Synkopen auftreten, müssen ärztlich abgeklärt werden, damit ausgeschlossen werden kann, daß die Hypotonie durch schwere körperliche Störungen verursacht wird. Eine wichtige Unterscheidung bei Synkopen ist immer die zwischen einer kurzen Bewußtlosigkeit durch Kreislaufregulationsstörung und der durch Epilepsie (siehe Tabelle 7).

Tabelle 7

Bewußtlosigkeit durch Kreislaufregulationsstörung	Bewußtlosigkeit bei Epilepsie
Patient sinkt mit schlaffem Muskeltonus zusammen	Stürzt wie vom Blitz getroffen
Kurze Bewußtlosigkeit	Längerdauernde Bewußtlosigkeit
Nach dem Aufwachen orientiert	Nach dem Aufwachen desorientiert, Dämmerzustand
Blick unauffällig oder Augen geschlossen	Blick ausdruckslos ins Leere gerichtet

Störung der Herz-Kreislauffunktion

2.1.6.3 Die Bluthochdruckkrise

Plötzlicher, starker Anstieg des Blutdruckes bei normaler oder erhöhter (Hypertonie) Blutdrucklage mit Zeichen von Organschädigungen

Synonyma: Hypertensive Krise, hypertone Krise
Engl.: Hypertension

Gestörter Funktionsbereich: Blutdruckregulation

Leitsymptome

❑ Kopfschmerzen, Kopf gerötet, Schwindel, Sehstörungen

Außerdem können vorhanden sein:

❑ Erbrechen
❑ Benommenheit, Verwirrtheit, Bewußtseinstrübung bis zur tiefen Bewußtlosigkeit
❑ Krämpfe, Lähmungen
❑ Herzklopfen, Herzrhythmusstörungen, Angina pectoris-Symptome und Atemnot
❑ Nasenbluten
❑ Angst, Unruhe, Schwitzen

Das Symptombild ist nicht einheitlich, meistens sind aber Kopfschmerzen und Sehstörungen vorhanden; es können mehrere oder auch nur ein einzelnes Symptom auftreten.

Verlauf

Eine lebensbedrohliche Komplikation (z.B. Apoplexie, Herzinfarkt) kann innerhalb kürzester Zeit hinzukommen.

Maßnahmen

→ Lagerung (erhöhter Oberkörper, Seitenlagerung bei Bewußtlosigkeit)
→ Notarzt verständigen
→ Beruhigen

Erläuterung der Maßnahmen

Die Feststellung einer hypertonen Krise ist vom medizinisch nicht geschulten Ersthelfer, insbesondere ohne Möglichkeit den Blutdruck zu messen, praktisch nicht möglich. Die Diagnose ist lediglich zu vermuten.

Besonders bei solchen Patienten, bei denen bereits eine Hypertonie diagnostiziert ist, ist es wichtig, beim Auftreten von Kopfschmerzen, Schwindel, Nasenbluten oder Sehstörungen eine eventuelle Bluthochdruckkrise in Betracht zu ziehen und den Patienten zu motivieren, eine Abklärung seines Blutdrukkes vornehmen zu lassen. Die Maßnahmen im Notfall werden grundsätzlich von den vorhandenen Leitsymptomen bestimmt und erfordern alle eine medizinische (notärztliche) Behandlung. Genauere Hinweise können in den Kapiteln Bewußtseinsstörungen und Herzinfarkt nachgelesen werden.

Hintergrundwissen

Die hypertone Krise ist eine eher seltene Erkrankung, die in erster Linie bei Menschen auftritt, die bereits unter einem erhöhten Blutdruck leiden (Blutdruckwerte über 160 mm Hg systolisch und 95 mm Hg diastolisch). Besonders gefährlich ist dabei vor allem der plötzliche rasche Anstieg des Blutdruckes mit den damit verbundenen negativen Auswirkungen auf verschiedene Organe. Der Blutdruckwert wird mehr als 250/140 mm Hg betragen.

Die Ursachen für die Entstehung einer hypertonen Krise liegen vor allem bei jenen Erkrankungen, die zu einer plötzlichen Verengung der arteriellen Blutgefäße führen. Das sind z.B. eine Nebennierengeschwulst (Phäochromozytom), die stoßartig Übertragersubstanzen des sympathischen Nervensystems freisetzen kann, psychische Auslöser, die das sympathische Nervensystem erregen, Nierenerkrankungen mit Störung in der Freisetzung eines blutdruckregulierenden Nierenhormones und natürlich auch das Absetzen der Hochdruckmedikamente.

Die Hochdruckkrise kann innerhalb von Minuten zu lebensbedrohlichen Zuständen führen. So muß das Herz wegen des Druckanstieges im Blutgefäßsystem plötzlich wesentlich mehr Arbeit leisten, es muß gegen den Widerstand pumpen. Was beim chronischen Bluthochdruck lediglich eine Vermehrung der Herzmuskulatur bewirkt, kann bei der Hochdruckkrise durch den plötzlichen Sauerstoffmangel des Herzmuskels unter Umständen zum Infarkt führen. Der Druckanstieg kann darüberhinaus zum Zerreißen eines Gehirngefäßes mit nachfolgender Gehirnblutung (Schlaganfall) führen.

Abgesehen von diesen lebensbedrohlichen akuten Folgeerscheinungen zeigt sich die hypertone Krise vor allem im Auftreten eines Zustandbildes, das durch neurologische Störungen wie lokal begrenzte Gehirnschwellung gekennzeichnet ist. Beginnend mit schweren Kopfschmerzen, Übelkeit, Erbrechen und leichten Bewußtseinsstörungen entwickelt sich bald das durch Bewußtlosigkeit und generalisierte Krämpfe geprägte Vollbild.

2.1.7 Die Lungenembolie

Verlegung der arteriellen Lungenstrombahn (= sauerstoffarmer, von der rechten Herzkammer in die Lunge gepumpter Blutstrom) durch ein, in den meisten Fällen aus den Beinvenen losgerissenes, Blutgerinnsel (Embolus), seltener duch Fett, Luft oder Gewebsteilchen

Engl.: Pulmonary embolism

Gestörter Funktionskreis: Verringerte Gefäßdurchgängigkeit in der Lungenschlagader

Leitsymptome

❑ Schmerz und Engegefühl im Brustkorb
❑ Plötzliche Atemnot verbunden mit schneller, flacher Atmung
❑ Hustenreiz
❑ Angst, Unruhe

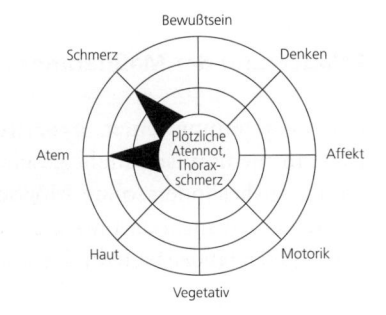

Störung der Herz-Kreislauffunktion

In schweren Fällen:

❏ Zyanose
❏ Bewußtseinsstörung
❏ Symptome eines Kreislaufschocks

Verlauf

Der Verlauf ist abhängig von der Größe des verstopften Gefäßes. Kleine Lungenembolien können ohne Symptome verlaufen. Schwere Embolien führen rasch zum kardiogenen Schock und Kreislaufstillstand.
Sehr schnell kann es auch zu einer Verschlechterung des Zustandsbildes mit Atem- und Kreislaufstillstand kommen.

Auslöser

↗ Lange Bettlägrigkeit, Operationen, Entbindung, Knochenbrüche
↗ Blutgerinnungsstörung, Absetzen von Antikoagulantien (blutgerinnungshemmende Medikamente)

Maßnahmen

→ Oberkörper hochlagern
→ Notarztruf
→ Beruhigen
→ Kontrolle von Puls und Atmung

Bei Verschlechterung bzw. schwerer Schocksymptomatik:

→ Maßnahmen entsprechend kardiogenem Schock

Erläuterung der Maßnahmen

Die Erkrankung ist meist erst bei genauer klinischer Untersuchung diagnostizierbar, im klinischen Vorfeld ist sie eigentlich nur zu vermuten.

Ähnlich der hypertonen Krise kann das Vorliegen einer Lungenembolie auf Grund der Risikofaktoren und der Symptome nur angenommen und auf diskrete Zeichen angemessen d.h. rechtzeitig reagiert werden. Immerhin werden schwere Lungenembolien innerhalb der ersten Stunde nach dem Geschehen von nur 35% der Patienten überlebt!

Die Symptome können dem Herzinfarkt sehr ähnlich sein. Die Maßnahmen entsprechen im wesentlichen denen bei kardiogenem Schock. Das Hochlagern des Oberkörpers soll die Atmung erleichtern und das Herz entlasten.

Hintergrundwissen

Bei der Lungenembolie lösen sich meist aus den tiefen Beinvenen Blutgerinnsel (Thromben) ab, die dann über das rechte Herz in die Lungenschlagader gelangen. Über 90% aller Lungenembolien haben darin ihre Ursache.

Die Entstehung eines Blutgerinnsels wird durch erhöhte Gerinnungsbereitschaft des Blutes, durch Gefäßverletzungen sowie durch die Verlangsamung der Blutströmung gefördert. Auf Grund des letztgenannten Faktors treten Thrombosen häufig bei Bettlägrigen auf und besonders dann, wenn zusätzlich Erkrankungen vorhanden sind, die die Herzleistung vermindern, z.B. Herzinsuffizienz oder Rhythmusstörungen. Gefährdet sind auch alle frisch operierten und unfallgeschädigten Patienten. Eine vorhandene Fettsucht steigert zusätzlich das Risiko.

Wird mehr als die Hälfte der Lungenstrombahn verlegt – und das geschieht immerhin bei ca 8 % aller Lungenembolien –, entwickelt sich eine akut lebensbedrohliche Situation. Durch die plötzliche Verlegung der Lungenstrombahn muß das rechte Herz gegen einen zu hohen Widerstand pumpen. Reflektorisch wird die Pumpleistung des linken, den gesamten Körper mit Blut versorgenden Herzens gedrosselt. Dadurch entwickelt sich ein schwerer Schock mit einem Symptombild, das dem Herzinfarkt sehr ähnlich ist. Der Tod tritt ein, wenn etwa 70–80 % der Lungenstrombahn ausfallen.

Lungenembolien gehören nicht zu den psychosomatischen Erkrankungen im engeren Sinne. Es werden aber auch psychische Auslöser für die Störung der Blutgerinnung beschrieben.

Ferner ist bei Risikopatienten (z.B. Herzklappenoperierte) die Nichteinhaltung der ärztlich vorgeschriebenen Dosierung von blutgerinnungshemmenden Medikamenten (Antikoagulantien) eine Ursache für die lebensbedrohliche Lungenembolie.

2.2 Störungen der Atemfunktion

2.2.1 Allgemeine Symptome der Atemfunktionsstörung

- ❏ Dyspnoe (Atemnot, Lufthunger)
- ❏ Tachypnoe (schnelle, eventuell auch flache Atmung)
- ❏ Atmung schwer, Einsatz der Atemhilfsmuskulatur (aktives Heben und Senken des Schultergürtels)
- ❏ Unfähigkeit zu sprechen
- ❏ Bellender, anfallsartiger Husten
- ❏ Keuchende, ziehende, rasselnde Atmung
- ❏ Zyanose (bläuliche Lippen, bläuliche Gesichtsfarbe)
- ❏ Zunehmende Bewußtseinsstörung

Allgemeine Maßnahmen

→ Bereits bekannte Maßnahmen (z.B. Medikamenteneinnahme bei Asthmapatienten) unterstützen
→ Oberkörper hochlagern, beengende Kleidung öffnen
→ Frischluftzufuhr
→ Beruhigung
→ Ärztliche Abklärung veranlassen (z.B. Herzinsuffizienz?)

Störungen der Atemfunktion

Falls keine Besserung:
→ Notruf
→ Gegebenenfalls Reanimation

2.2.2 Die akute Ateminsuffizienz – die Verlegung der Atemwege

Synonym für die Verlegung der Atemwege: Aspiration
Engl.: Aspiration of foreign body

Gestörter Funktionsbereich: Vollständige oder teilweise Blockierung des Luftstroms

Leitsymptome

- ❏ Krampfhafter Atemversuch (sichtbar an Zwerchfellbewegungen = forcierte Bauchatmung)
- ❏ Heftiger Hustenreiz
- ❏ Sprechunfähigkeit, ziehendes Atemgeräusch
- ❏ Bei (fast) vollständiger Verlegung: Zyanose, Apnoe, Kreislaufstillstand

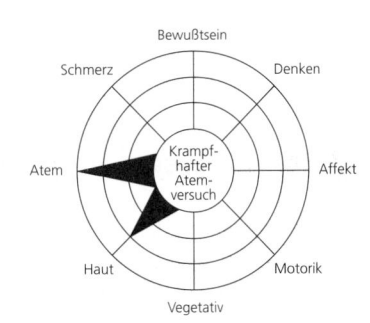

Auslöser

↗ Verschlucken eines Fremdkörpers (Nahrung, bei Kindern vor allem Nüsse oder kleine Spielsachen), Aspiration von Erbrochenem
Atemwegsverlegung und Ertrinken stehen bei Kindern an oberster Stelle der Ursachen für plötzlichen Stillstand von Kreislauf und Atmung
↗ Schwellung (Entzündung) der Kehlkopfschleimhaut (z.B. durch Insektenstich, allergische Reaktionen)
Im Zungengrund und im Kehlkopfbereich bilden sich Ödeme besonders rasch aus und verschließen dann die Atemwege
↗ Stimmritzenkrampf
↗ Zurückfallende, den Kehldeckel verschließende, entspannte Zunge (bei Bewußtlosigkeit)

Verlauf

Bei Verlegung des Kehlkopfes durch einen kompakten Fremdkörper kann es innerhalb kurzer Zeit zum Erstickungstod oder durch Vagusreizung zum reflektorischen Herzstillstand kommen. Man bezeichnet dies auch als Bolustod.

Maßnahmen (bei Verlegung durch einen Fremdkörper)

→ Kräftige Schläge mit der flachen Hand zwischen die Schulterblätter bei nach vorne (oder noch besser vorne unten) gebeugtem Oberkörper

Wenn ohne Erfolg:

„Heimlich-Handgriff": Dabei wird der Patient im Stehen oder Sitzen von hinten umfaßt, beide Hände des Helfers werden über der Magengrube übereinandergelegt. Die untere Hand wird zur Faust geballt. Dann werden mehrere kräftige Druckstöße in Richtung Zwerchfell durchgeführt.
Tritt nicht sofort Erfolg ein, so sollte der Handgriff wenig später wiederholt werden, da durch den Sauerstoffmangel die Muskulatur erschlafft und ein zunächst vergeblicher „Heimlich" wenige Minuten später erfolgreich sein kann.

→ Notruf; Seitenlagerung bei Bewußtlosen
☞ Bei Kindern, die noch atmen können, sind Schläge auf den Rücken oder der „Heimlich"-Handgriff verboten, weil der Fremdkörper dann erst in eine lebensbedrohliche Position rutschen kann.

Maßnahmen (bei Bewußtlosen)

→ Ausreichende Überstreckung des Kopfes in der Seitenlagerung, Freimachen und Freihalten der Atemwege

2.2.3 Asthma bronchiale – der akute Asthmaanfall

Spontan auftretender reversibler Anfall mit einer generalisierten Atemwegsobstruktion auf der Basis eines hyperreaktiven Bronchialsystems

Synonyma: Bronchialasthma
Engl.: Bronchial asthma

Gestörter Funktionsbereich: Lungenbelüftung

Leitsymptome

Körperlich

❑ Atemnot, Erstickungsgefühl (Dyspnoe)
❑ Schnelle Atmung, Kurzatmigkeit (Tachypnoe)
❑ Ausatmung pfeifend („Giemen")
❑ Ausatemphase verlängert
❑ Husten und Verschleimung
❑ Engegefühl in der Brust

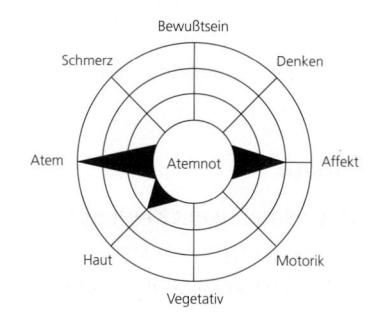

Störungen der Atemfunktion

Bei leichtem bis mittelschwerem Anfall: zusätzliches Auftreten von Hyperventilationssymptomen wie Schwindel, Kribbeln, Kopfschmerzen
Bei schwerem Anfall: Zyanose, graue Gesichtsfarbe, kalter Schweiß, Sprechschwierigkeiten, Einsatz der Atemhilfsmuskulatur; Tachykardie

Seelisch

- Angst, Beunruhigung, Unruhe, Gefühl der Hilflosigkeit, Gereiztheit, Zorn
- Todesangst
- Müdigkeit, Verwirrung mit Lethargie (schwerer Anfall)

Auslöser

- Emotionale Belastungssituation
- Situationen in Verbindung mit Weinen, Schreien oder Lachen bei sonst vorwiegend unterdrücktem emotionalem Ausdruck
- Allergenexposition: Inhalations- oder Nahrungmittelallergene, Medikamente, Reizstoffe (Tabak ...), Kaltluft
- Akute Infektionen der Atemwege
- Körperliche Anstrengung
- Schlaf (Vagusreiz)

Verlauf

Anfallsartig, spontan oder auf therapeutische Intervention reversibel
Dauer: bis zu mehreren Stunden, bei Therapieresistenz auch tagelang (= Status asthmaticus)

† Tod infolge einer Erstickung und Kreislaufversagens im Status asthmatikus möglich

Maßnahmen

→ Beruhigung
→ Aufrechte Sitzhaltung, Oberkörper nach vorne oder sitzend Hände auf einem Tisch abstützen lassen
→ Langsam atmen, ohne zu pressen
→ Jede körperliche Anstrengung, auch Sprechen, vermeiden
→ Unterstützung der Medikamenteneinnahme (laut Plan!) z.B.: 2 Hübe eines Inhalationsmittels (Dosier-Aerosol). Falls keine Besserung: Wiederholung nach 15 Minuten

Bleibt Besserung aus:

☏ Arzt/Rettung verständigen

Bei einem schweren Anfall:

☏ Notarztruf
  Beim Patienten bleiben

Erläuterung der Maßnahmen

Die Betreuung des Patienten im akuten Asthmaanfall unterscheidet sich von der bei den meisten anderen internen Notfällen, da der Asthmapatient sein Leiden im allgemeinen bereits gut kennt und im Umgang damit geübt sein wird. Dennoch kommt der Beruhigung des Patienten eine sehr große Bedeutung zu, da gerade durch viele bereits durchgemachte, zum Teil vielleicht auch mit Todesängsten verbundene Asthmaanfälle ein hoher Grad an Erwartungsängsten besteht. Der Psychotherapeut wird übrigens kaum eine Erstmanifestation eines akuten Asthmaanfalles erleben. Die Unterstützung des Patienten in den von ihm bereits erlernten Maßnahmen steht im Vordergrund. Die meisten Patienten tragen ihre Medikamente ohnedies ständig bei sich. Darüberhinaus ist es wichtig zu erfragen, ob der Patient nicht etwa kurz vorher schon ein Medikament eingenommen hat.

Zu Anfang eines Anfallsgeschehens ist es noch möglich, durch ein Gespräch (stützend, stärkend) auf die individuelle Lebenssituation seit dem Zeitpunkt der Verschlechterung einzugehen.

Oft werden akute Infektionen oder auch starke emotionale Belastungen berichtet. Ergibt sich nach diesen Interventionen (Nachfragen des Therapeuten, Artikulieren durch den Patienten) keine Stabilisierung, dann wird der Patient vom Therapeuten darin unterstützt, die ihm vertrauten Maßnahmen durchzuführen und als erstes eine für die Atemfunktion entlastende Körperhaltung einzunehmen (z.B. Kutscherhaltung), und langsam und ohne dabei zu pressen zu atmen.

Wichtig ist es vor allem, dem Patienten Präsenz und Nähe zu signalisieren, ohne jedoch die gerade für den Asthmapatienten wichtige Abgrenzung zu übergehen. Die beim Asthmatiker ständig vorhandene Ambivalenz zwischen körperlicher Nähe und Distanz gebietet es dem Therapeuten, die körperlichen Grenzen sehr genau zu respektieren. Andererseits kann es für manche Asthmatiker in dieser Situation wichtig sein, auch körperliche Nähe zu einer vertrauten Person zu spüren. Je nach der therapeutischen Beziehung kann dies durchaus auch der Arzt bzw. der Psychotherapeut sein. Um eine Grenzüberschreitung zu vermeiden, ist es notwendig (nicht nur beim Asthmapatienten, aber gerade hier im besonderen), den Patienten danach zu fragen, ob er möchte, daß man ihn bei der Hand nimmt oder ihm die Hand auf seinen Rücken legt. Alle anderen Körperregionen kommen für eine derartige Intervention nicht in Frage.

Kann der Patient Körperkontakt annehmen, so spricht man währenddessen weiterhin beruhigend auf ihn ein und erinnert ihn daran, vor allem langsam zu atmen und nicht zu pressen. Dies ist wegen der potentiellen begleitenden Hyperventilation von Bedeutung, die eine unmittelbare Folge der Luftnot ist. Hyperventilaton beim Asthmatiker bedeutet aber eine Verstärkung der Einatmung, da ja vor allem die Ausatmung behindert ist. Dadurch entsteht ein leichte Überblähung der Lunge. Es ist daher wichtig, während der Beruhigung die Aufmerksamkeit des Patienten auf eine langsame ruhige Ausatmung zu lenken. Eventuell kann auch die Anregung gegeben werden, der Patient möge beim Ausatmen leicht summen. Das bewirkt neben der Beruhigung einen erhöhten Luftdruck in den Bronchien und wirkt damit der Verengung in den Bronchien (Bronchialspasmus) und der Überblähung wirkungsvoll entgegen.

Bei entsprechender therapeutischer Sicherheit und Kenntnis des Patienten kann man sich auch die Vorstellung des „Wegatmens" zunutze machen. Der Patient legt seine eigene Hand auf die Brust und wird dazu angeleitet, gegen den Druck seiner Hand zu atmen.

Erfahrungsgemäß verschlechtert jede körperliche Anstrengung den Asthmanfall oder kann ihn (vor allem bei Kindern) sogar auslösen. Auch das Sprechen ist anstrengend, bei einem schweren Asthmaanfall wegen der bestehenden Atemnot fast nicht mehr möglich. Schon bei einem leichten Asthmaanfall braucht der Patient Schonung und Ruhe. Jede Tätigkeit, ob nun Lesen, Essen, Trinken oder Sprechen wird als enorme Anstrengung erlebt. Es ist daher auch nicht empfehlenswert, den Patienten alleine zu seinem Arzt oder ins Krankenhaus fahren zu lassen. Wenn nicht ein Arzt gerufen werden kann, so ist in jedem Falle für einen Transport zu sorgen.

Wichtig für den Helfer ist die Einschätzung, ob es sich um einen schweren oder leichten Asthmaanfall handelt. Bei einem schweren Asthmaanfall ist sofort der Notarzt zu verständigen; der Patient hat schwere Atemnot bei raschen, uneffektiven Atembewegungen, kann kaum mehr als ein paar Worte sprechen, ohne nach Luft zu schnappen, sein Gesicht ist mit kaltem Schweiß bedeckt und hat eine blaß-graue bzw. bläuliche Verfärbung angenommen. Erstickungsangst und Unruhe können bereits durch die beginnende Erschöpfung, Verwirrung und Lethargie überdeckt werden.

Der frei praktizierende Psychotherapeut erlebt in seiner Praxis wohl eher den leicht bis mäßig schweren Asthmanfall. Patienten, die sich gerade in einem sehr schlechten Zustand befinden, kommen ohnehin meist nicht mehr zur vereinbarten Therapiestunde. Anders bei jenen, die vielleicht schon seit Tagen oder Wochen eine Überempfindlichkeit ihrer Bronchien spüren. Dabei besteht häufig trockener Husten, zeitweise Atemnot und ein Engegefühl in der Brust. Der Anfall kann nun akut mit verstärkter Kurzatmigkeit, Husten und vor allem mit deutlich hörbarem spastischem Ausatemgeräusch (Giemen) beginnen.

In der Regel ist zum Beispiel die Wirksamkeit eines Dosieraerosols am Anfang einer Asthmabehandlung zur Durchbrechung eines Anfalles viel wirksamer als bei lange bestehendem Asthma mit häufiger Anwendung derartiger Sprays; hat der Patient bereits vor der Therapiesitzung 1–2 Hübe genommen, ohne daß es zu einer Verbesserung seines Zustandes gekommen ist, kann man davon ausgehen, daß Abwarten und Beruhigen alleine zuwenig sein werden, und daß ärztliche Intervention notwendig sein wird.

Der Verzicht auf eine umgehende ärztliche Intervention ist nur dann gerechtfertigt, wenn es sich um einen leichten Asthmaanfall handelt, also bei lediglich geringgradiger Dyspnoe, bei fehlenden oder kaum vorhandenen Atemgeräuschen und bei insgesamt stabilem Zustand und wenn der Patient außerdem in fortlaufender ärztlicher Kontrolle steht.

Asthma bronchiale stellt eine chronische Erkankung dar, die den Patienten oft ein Leben lang begleitet. Akute Anfälle können jederzeit auftreten. Da die Psychotherapie bei Asthmatikern eine sehr lange andauernde ist und zum Teil auf einen besseren Umgang mit der Erkrankung und einer Reduzierung der Anfallshäufigkeit bzw. -stärke abzielt, hat die Anfallsprophylaxe einen sehr großen Stellenwert. Für den Psychotherapeuten bedeutet das konkret:

– den Patienten darin zu unterstützen, einen Arzt zu finden, zu dem er eine gute, vertrauensvolle Beziehung aufbauen kann. Die regelmäßige Einnahme der Medikamente und die fortlaufende Kontrolle der Lungenfunktion, die zum Teil auch selbst vorgenommen werden kann, als Objektivierung des Therapiefortschrittes sind so gewährleistet. Folgekrankheiten

wie Lungenblähung und Herzvergrößerung können weitgehend verhindert werden;
- nach erfolgter ärztlicher Abklärung Strategien erarbeiten, um auslösende Faktoren weitgehend zu vermeiden oder besser unter Kontrolle zu bekommen (Psychohygiene);
- Entspannungstechniken üben, Atemübungen, die speziell für Asthmapatienten entwickelt wurden, empfehlen:
- atemtherapeutische Elemente in die Therapie einbauen, um dem Patienten die Möglichkeit zu geben, den Atemvorgang bewußter zu erleben und zu lernen, den Anfallsablauf selbst aktiv zu beeinflussen;
- schon beim Auftreten von geringgradigen Symptomen (wie z.B. Husten), welche das Wohlbefinden noch kaum beeinträchtigen, dem Patienten empfehlen, viel zu trinken. Damit verflüssigt sich das eingedickte Bronchialsekret und der Flüssigkeitsverlust durch Hyperventilation und Schwitzen wird reduziert.

Hintergrundwissen

Fünf bis zehn Prozent der Bevölkerung leiden an Asthma bronchiale; damit stellt es eines der häufigsten Krankheitsbilder unserer Gesellschaft dar. Die Letalität ist trotz Therapie besonders in sozial unteren Schichten konstant hoch. Die Anzahl der Todesfälle wegen Asthma nimmt weltweit zu. Die Morbidität ist in sozial oberen Schichten höher.

Da Asthmapatienten meist einen sehr langen Leidensweg haben und die Erkrankung zu den klassischen Psychosomatosen gezählt wird, ist die Häufigkeit von Asthmaerkrankten in psychotherapeutischen Praxen bzw. auf psychosomatischen Stationen oder in Rehabilitationsanstalten sehr hoch.

Man versteht unter Asthma bronchiale ein Zustandsbild, das durch eine Überreagibilität des Tracheobronchialbaumes gekennzeichnet ist. Diese manifestiert sich typischerweise durch anfallsartig auftretende Atemnot mit Giemen, die Symptome der Atemwegsobstruktion also, und durch Husten, der oft zähen Schleim herausbefördert. Ursächlich läßt sich die Erkrankung auf drei pathologische Veränderungen der Bronchialschleimhaut zurückführen:

1. Kontraktion der Bronchialmuskulatur,
2. Anschwellen der Atemwegsschleimhaut und
3. Veränderung (Eindickung, Vermehrung) des Bronchialschleimes (Abb. 32).

Diese Mechanismen führen zur Störung des Gasaustausches, vermehrter Atemarbeit und einer Überblähung der Lunge. Die Atemnot kann längerdauernd bestehen oder akut anfallsartig auftreten, wobei die Lungenfunktionsstörungen von geringgradiger Beeinträchtigung bis zu lebensbedrohlichen Erstickungsanfällen reichen können. Charakteristisch für die asthmatische Erkrankung ist die Reversibilität, die entweder spontan oder auf therapeutische Maßnahmen hin auftritt.

Das Asthma bronchiale wird in zwei Formen eingeteilt, wobei es oft zu Mischbildern zwischen diesen kommen kann.

1) Das endogene (idiopathische) Asthma: Es tritt häufiger als das allergische Asthma auf und zwar besonders in den mittleren Lebensjahren. Es erfordert eine meist lebenslange Therapie und hat eine schlechtere Prognose als das allergische Asthma. Außerdem besteht der Hang zur Chronizität mit andauerndem Husten und ständiger vermehrter Schleimproduktion. Eine Atemwegsinfektion ist oft auslösend, doch die genaue Ursache für die Überempfindlichkeit des Bronchialbaumes ist noch nicht sicher bekannt.

2) Das allergische (= exogene) Asthma: Es tritt im Kindes- oder Jugendalter nach Allergenexposition auf. Zwischen den meist plötzlich einsetzenden kurzen Anfällen sind die Patienten oft beschwerdefrei. In der Anamnese finden sich häufig andere allergische Erkrankungen. Diese Patienten sprechen auf eine medikamentöse Therapie gut an und haben eine bessere Langzeitprognose.

Auch wenn die Ursache der Überempfindlichkeit des Bronchialbaumes noch nicht restlos geklärt ist, kennt man eine *Re*ihe von Kausalfaktoren, also Ereignisse, die dem Asthmaanfall unmittelbar vorausgehen. Dazu gehören Infekte (Grippe, Nebenhöhlenentzündungen, Bronchitis),

Störungen der Atemfunktion

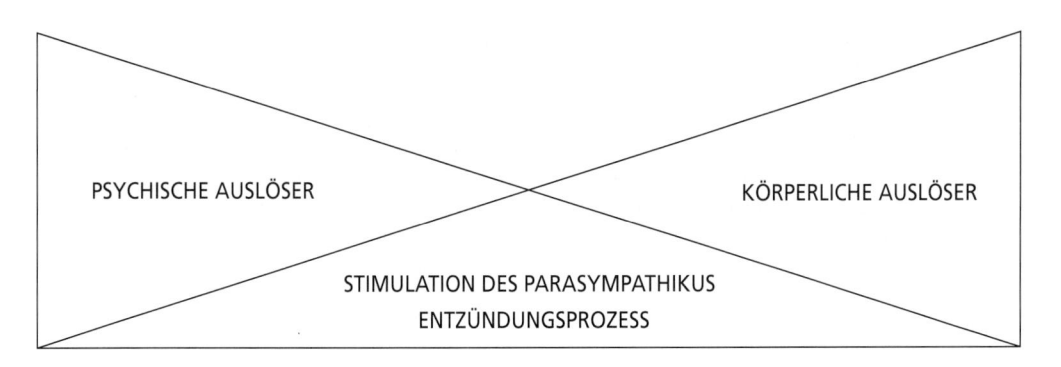

PSYCHISCHE AUSLÖSER   KÖRPERLICHE AUSLÖSER

STIMULATION DES PARASYMPATHIKUS
ENTZÜNDUNGSPROZESS

| VERKRAMPFUNG DER BRONCHIAL-MUSKULATUR | PRODUKTION VON ZÄHEM SCHLEIM | SCHLEIMHAUT-SCHWELLUNG |

ASTHMA BRONCHIALE

STARK ERSCHWERTE UND VERLÄNGERTE AUSATMUNG

VERMEHRTE ATEMARBEIT, ERHÖHTE HERZBELASTUNG

DRUCKERHÖHUNG IM BRUSTRAUM

KOHLENDIOXYDANSTIEG IM BLUT, SAUERSTOFFMANGEL IM BLUT
BEWUSSTSEINSTRÜBUNG

Abb. 32

Inhalationsallergene (Pollen, Hausstaub, Tierhaare, Pilzsporen, Mehlstaub etc.), inhalative Reizstoffe (Benzin, Zigarettenrauch, Industriechemikalien, Kaltluft, Schadstoffe in der Luft), Nahrungsmittelallergene wie Milch, Eier, Schokolade, Schalentiere, bestimme Obstsorten etc., körperliche Anstrengung besonders beim kindlichen Asthma, Lachen und Weinen, Arzneimittel (z.B. Aspirin, Inhalationsnarkotika) und nicht zuletzt jene persönlichen seelischen Reizsituationen, die eine psychosomatische Antwort im Sinne eines Asthmaanfalles auf dem Boden der Bronchialüberempfindlichkeit auszulösen vermögen.

Der Tonus der Bronchialwandmuskulatur wird von den sympathischen Nervenfasern einerseits und vom parasympathischen Nervensystem (Nervus vagus) im Gleichgewicht gehalten. Vagus und Sympathikusnerven reagieren ohne direkte Beeinflußbarkeit durch unseren Willen auf verschiedene Reize und stellen die Bronchialwand eng (Vagotonus) oder weit (Sympathikotonus). Der Vagusnerv stellt gewissermaßen einen Reflexbogen dar, in dem über Rezeptoren in Bronchialschleimhaut und Nase Informationen (z.B. Reizung durch Zigarettenrauch) zum Gehirn weitergeleitet und verarbeitet werden.

Über Vagusnerven wird die Muskulatur der Bronchien durch erhöhte Nervenaktivität verengt und durch verminderte Vagusaktivität erweitert. Darüber hinaus stimuliert der Vagus die Schleimsekretion der Bronchialwand. Auf die Aktivität dieses Gehirnnervs, der auch die „Lebensfunktionen" einer Reihe anderer Organe (z.B. Herz, Magen-Darm, Blase) steuert, haben verschiedene Gehirnanteile und somit auch Emotionen einen Einfluß. Der Parasympathikus steht grundsätzlich für die Funktion der Erholung und Energiespeicherung, die Aktivität des Sympathikus für Energieentladung, körperlichen und seelischen Streß und Erregung. Man nimmt an, daß die vagal vermittelte Reizantwort beim Asthmatiker gegenüber dem Gesunden verstärkt ausfällt. Damit ist auch erklärt, warum ein Gesunder niemals durch einen verstärkten Vagusreiz – etwa bei einem Schreck – einen Asthmaanfall bekommen wird.

Der Sympathikus stimuliert nur in geringem Maß die Lunge direkt. Allerdings kann man davon ausgehen, daß die im Blut zirkulierenden Botenstoffe des sympathischen Nervensystems (Katecholamine) einen erheblichen Einfluß auf die Lungenfunktion ausüben. Sympathische Fasern bzw. die Katecholamine hemmen die Drüsensekretion und fördern die Relaxation der Bronchialmuskulatur.

Die allergische Genese der Asthmaerkankung wird über eine Immunantwort zwischen dem Antigen (z.B. Pollen) und dem Antikörper ausgelöst. Dabei kommt es zur Freisetzung von pharmakologisch wirksamen Mediatoren, die eine Entzündungsreaktion der Schleimhaut auslösen. Außerdem blockiert die entzündete Schleimhaut die Wirkungsmöglichkeit der sympathischen Nerven und Botenstoffe, sodaß diese ihre entspannende Wirkungskraft nicht entfalten können.

Auf diesen Mechanismen baut auch die Pharmakotherapie auf. Lange andauernde inhalative Applikation von Cortison in niedrigen Dosen unterbindet die Entzündungsreaktion der Bronchialschleimhaut. Im akuten Anfall verwendet man Substanzen, welche die Aktivität der sympathischen Nerven simmulieren (z.B. Sympathikomimetika) oder den Vagusnerv blockierende Substanzen (Vagolytika).

Ein Asthmanfall kann akut mit Hustenanfällen, giemender Atmung und Kurzatmigkeit beginnen, aber auch schleichend über Tage oder Wochen mit der allmählichen Zunahme von Dyspnoe, trokkenem Husten (oft in der Nacht) und Druckgefühl in der Brust. Sehr typisch für das Asthma ist der ganz trockene, quälende Husten, der keinen Schleim fördert, weil dieser zu dick, zu zäh oder gar nicht in den großen Bronchien ist. Oft führt auch der Hustenreiz direkt zum Asthmaanfall.

In der leichten bis mäßig schweren Anfallsform (Grad I und II) wird die Atemtiefe forciert und dafür auch teilweise die Atemhilfsmuskulatur aktiviert. Der Gasaustausch in der Lunge, also die Aufnahme von Sauerstoff und Abgabe von Kohlendioxyd ist abgesehen von den leichten Veränderungen im Sinne einer Hyperventilation weitgehend ungestört.

In der schweren Form (Grad III) besteht eine ausgeprägte Atemnot mit Zyanose und deutlichem Einsatz der Atemhilfsmuskulatur. Der Patient verliert auch die Kraft zu sprechen. Der Sauerstoffgehalt des Blutes ist stark erniedrigt, der Kohlendioxydgehalt starkt erhöht, da die verengte Bronchialwand und zähe Schleimpfopfen den Gasaustausch auf 25% des Normalwertes verringern.

Im Stadium der respiratorischen Insuffizienz (Grad IV) bzw. im Status asthmatikus besteht schwerste Atemnot, Einsatz der gesamten Atemhilfsmuskulatur, das Atemvolumen sinkt auf ca. 10% des Normalwertes. Der Sauerstoffgehalt im Blut ist sehr stark erniedrigt, der Patient erschöpft, lethargisch und verwirrt („Kohlendioxydnarkose").

Die Behinderung der Belüftung betrifft immer die kleinen und kleinsten Bronchien und auch nicht gleichmäßig in der ganzen Lunge, sondern ist je nach Schweregrad nur auf bestimmte Lungenabschnitte beschränkt. Die Lumeneinengung behindert vor allem das Ausströmen der Luft (verlängerte Ausatmung) und führt zusammen mit der verstärkten Einatmung zur Überblähung der Lungenbläschen (Ventilmechanismus). Die Folgeschäden des Asthmas sind die sich nicht mehr zurückbildende Überblähung der Lunge mit dem klinischen Bild des sogenannten Lungenemphysems, das eine Überbelastung des Herzens zur Folge hat und damit die Lebenserwartung des schweren Asthmatikers einschränkt. In einem therapeutisch nicht mehr beherrschbaren Status asthmaticus kann ein Patient an Kreislaufüberlastung und Erstickung sterben.

Um als Psychotherapeut einen Klienten im akuten Asthmaanfall adäquat begleiten zu können – abgesehen von der notwendigen medizinischen Notfallbetreuung – ist es wichtig, sich die hervorstechendsten Persönlichkeitsmerkmale des Asthmatikers sowie die spezifischen psychischen Konfliktthemen zu vergegenwärtigen.

Psychodynamisch ist beim Asthmatiker immer die Ambivalenz zwischen Anklammern und Loslösen, die im Zusammenhang mit der frühen Mutterbeziehung steht, zu bemerken. Der Wunsch nach Hingabe steht der Angst vor und der verzweifelten Abwehr dieses Hingabewunsches gegenüber, die Idee der Verschmelzung mit dem Objekt (der Mutter, dem Therapeuten ...) wechselt mit der Aggression auf eben dieses Objekt.

Es besteht eine Störung des Ideal-Ichs, der Asthmapatient fühlt sich „klein", ungenügend und hilflos oder als Teil eines übermächtigen Systems wie z.B. der Eltern oder des Arztes, des Therapeuten, zugleich steht er sehr strengen Über-Ich-Forderungen gegenüber.

Emotionaler Ausdruck, der verhindert ist, äußert sich auf der somatischen Ebene; so gilt Asthma als unterdrücktes Weinen, Asthma als Wut- oder Angstschrei, im Zusammenhang mit der gestörten Mutter-Kind-Beziehung.

Auch die Beziehung des Asthmapatienten zu seinem Therapeuten wird von heftiger Ambivalenz gekennzeichnet sein. Auf der einen Seite stehen Mißtrauen, Argwohn, angepaßtes Verhalten mit Aggressionshemmung. Aggressionen werden sich am ehesten verdeckt bemerkbar machen, Verlassenheitsgefühle werden nicht ausgedrückt, Angst vor Nähe und Angst in der Beziehung erdrückt zu werden äußern sich in distanziertem Verhalten des Patienten.

Auf der anderen Seite gibt es große Erwartungen an den Therapeuten und heftige symbiotische Wünsche. Der Patient fürchtet, den Therapeuten zu verlieren, verlassen und zurückgewiesen zu werden. Zugleich werden emotionale Impulse abgewehrt und der Patient neigt dazu, die Beziehung zu dominieren.

Im Notfall ist für den Psychotherapeuten das Gewahrsein des Ambivalenzkonfliktes das oberste Gebot, wenn es um das Management auf der psychologischen Ebene geht. Die Grenzen des Asthmapatienten, vor allem die körperlichen Grenzen müssen unbedingt gewahrt werden, auch wenn der appelative Charakter des Anfalles deutlich ist.

Asthmaanfälle können durch viele Ursachen ausgelöst werden. Der vorwiegend psychogen ausgelöste Anfall entsteht häufig in Situationen, in denen der Patient eine massive Einengung erlebt, gegen die er keine Grenzen ziehen kann. Er erlebt sich daher in seiner persönlichen Freiheit stark behindert und trägt den nicht gelebten Widerstand in (auto)aggressiver Weise auf der somatischen Ebene aus.

Fallbeispiel

Ein 6jähriger Bub, der seit seinem dritten Lebensjahr an Asthma bronchiale leidet, kommt wegen Verhaltensauffälligkeiten im Kindergarten zur Therapie.

Er lebt mit Mutter und Großmutter in einem männerlosen Haushalt, der Vater starb, als der Bub noch nicht ganz drei Jahre alt war. Zwischen Mutter und Großmutter gibt es immer wieder heftige Spannungen, zum Teil wegen der Erziehung des Kindes. Die Großmutter ist offensichtlich sehr streng, die Mutter ist dem Buben gegenüber gewährender und nimmt vieles lockerer, ist jedoch auf ihre Mutter bei der Betreuung des Kindes angewiesen, da sie berufstätig ist.

Während einer Phantasiereise imaginiert der Bub sich und seine Großmutter auf einer Zugsreise. Er ist der Lokomotivführer, seine Großmutter fährt als Fahrgast mit. Dann nimmt er seine Großmutter und wirft sie aus dem fahrenden Zug. Unmittelbar während er dem Therapeuten die Szene schildert, wird er spürbar aufgeregt, die Atmung wird ziehend, er beginnt zu husten und verlangt sofort nach seinem Inhalationsspray. Die Verwendung des Sprays bleibt allerdings erfolglos; nun setzt sich der Therapeut neben ihn und leitet ihn zu einer ruhigen Atmung, bei der er die Ausatemphase betont, an. Da der Bub eine gute, vertrauensvolle Beziehung zum Therapeuten hat, läßt er es sich offensichtlich auch gerne gefallen, daß dieser die Hand auf seine Schulter legt. Der Therapeut begleitet die Atmung des Kindes, die sich langsam wieder normalisiert. Auch die Aufregung legt sich nach und nach, der Bub wird wieder ruhiger.

In der Folge wird mit dem Buben als nächster Therapieschritt spielerisch an der Beziehung zur Großmutter gearbeitet, er lernt, sowohl seinen Ärger auf die Großmutter als auch seine Abhängigkeit von ihr und seine Wünsche an sie auszudrücken.

2.2.4 Das Hyperventilationssyndrom

Im Verhältnis zum erforderlichen Gasaustausch des Körpers vertiefte Ein- und Ausatmung mit Auswirkung auf den Säure-Basenhaushalt

Synonyma: Hyperventilation, Hyperventilationstetanie, psychogene Dyspnoe, respiratorische Alkalose (gr. hyper = über; lat. ventilare = lüften)
Engl.: Hyperventilation

Gestörter Funktionsbereich: Atemregulation

Leitsymptome

Körperlich

❑ Atemnot
❑ Schnelle, vertiefte Atmung
❑ Kribbeln um den Mund, in den Händen und Füßen
❑ Gefühllosigkeit der Hände (Fingerspitzen!)
❑ Motorische Lähmung, Pfötchenstellung der Hände
❑ Blässe, Schwitzen, Schwindel, Heißwerden im Gesicht
❑ Kopfschmerzen, Benommenheit
❑ Eventuell Ohnmacht

Seelisch

❑ Gefühl, nicht durchatmen zu können, Erstickungsgefühl
❑ Unruhe, Ängstlichkeit
☞ Die akute Hyperventilation kann auch ohne das subjektive Gefühl der Atemnot auftreten. Oft sind der Abbruch des Blickkontaktes und die Bewußtlosigkeit die ersten und einzigen auffallenden Symptome.

Störungen der Atemfunktion

Verlauf

Akut bei voller Gesundheit, schnelles Abklingen auf beruhigende Einflüsse (Arzt, Therapeut). Auch chronischer Verlauf mit unspezifischen Symptomen möglich. Die eventuell auftretende Bewußtlosigkeit ist rasch reversibel.

Auslöser

↗ Angst, Panik, Aufregung
↗ Schmerzen
↗ Verschiedene, nicht ausgedrückte, gefühlsbesetzte Inhalte z.B. sexueller Art

Maßnahmen

→ Beruhigen
→ Lagerung
→ Eventuell Rückatmung
→ Falls keine Besserung: Arzt verständigen
→ Bei Wiederholung ärztliche Abklärung erforderlich

Bei zusätzlicher Ohnmacht: Vorgehen wie bei Bewußtlosigkeit
Bei Epileptikern kann die Hyperventilation einen Anfall auslösen!

Erläuterung der Maßnahmen

Die wichtigste Maßnahme stellt bei diesem Notfall die Beruhigung dar. Sie reicht wenn sie richtig durchgeführt wird in den meisten Fällen aus, um einen akuten Hyperventilationsanfall zu unterbrechen.

Zuerst wird der Patient auf die veränderte Atmung aufmerksam gemacht. Oftmals fehlt das Gefühl der Luftnot. Dann, wenn es die Beziehung erlaubt, legt der Therapeut dem Patienten am besten die Hand auf den Rücken oder nimmt ihn am Unterarm und gibt langsam mit bestimmter und beruhigender Stimme eine Anweisung zum Atmen. Dabei soll auf den aktuellen Atemrhythmus geachtet und unter ständigem Wiederholen etwa wie folgt (synchron mit der tatsächlichen Thoraxbewegung) gesprochen werden: „Sie atmen jetzt ganz ruhig und Sie bekommen auch genug Luft und können wieder ganz gleichmäßig und langsam ein- und ausatmen."

Beruhigenden Einfluß auf den Patienten hat auch die Aufklärung über die aktuelle Symptomatik. Dabei wird man ihm mitteilen, daß die plötzlich aufgetretene Störung rasch vorübergehen wird, mit der offensichtlich vertieften Atmung zusammenhängt und keinerlei Schäden hinterlassen wird. Eine Information dieser Art ist auch deshalb wichtig, da Atemnot und Muskelkrämpfe mit Symptomen eines Herzdruckes bzw. Herzschmerzes einhergehen und den Patienten zusätzlich ängstigen können (positive Rückkoppelung).

Die richtige Lagerung, abgesehen von der, die der Patient gerne einnehmen möchte, ist liegend mit leicht erhöhtem Oberkörper.

Um ein weiteres Absinken von Kohlendioxyd im Blut zu vermeiden, kann der Patient auch versuchen, die eigene Hohlhand vor den Mund zu halten, damit ein Teil der Ausatemluft wieder rückgeatmet wird. Der Nachteil dieser Methode ist allerdings, daß ein Teil der Atemluft, die rückgeatmet werden sollte, verlorengeht. Eine andere Möglichkeit stellt die Rückatmung über einen vor den Mund gehaltenen Plastiksack dar. Gut bewährt – weil für den Patienten weniger unangenehm und angstmachend als der herkömmliche Plastiksack – hat sich in der Praxis ein einfaches Hilfsmittel, das der Psychotherapeut leicht herstellen kann: Auf einem kleinen Plastiksäckchen wird ein Mundstück, im medizinischen Fachhandel als Mundstück für Inhalatoren erhältlich, fixiert, durch das der Patient dann aus- und einatmen kann, ohne daß Rückatemluft verlorengeht.

Stellt sich keine Beruhigung ein, so ist es sinnvoll, einen Arzt zu rufen, der nach einer körperlich-neurologischen Untersuchung die Möglichkeit hat, den Patienten medikamentös (z.B. durch Valium) zu beruhigen. Spätestens damit sind die körperlichen Symptome beseitigt bzw. die zugrundeliegende Angst gemildert.

In jedem Fall ist es nach dem Versuch die Atmung zu beruhigen wichtig, auf die spezielle konfliktauslösende Situation des Patienten einzugehen. Dabei ist allerdings zu bedenken, daß es Fälle gibt – insbesonders auch bei Kindern –, in denen die auslösende Konfliktsituation weder bewußt ist, noch ein ersichtlicher Zusammenhang zwischen der aktuellen Situation und Hyperventilation besteht.

Nach dem Anfall wird die Atem- und Kreislauffunktion des Patienten noch für kurze Zeit (z.B. bis zum Ende der Therapiestunde) beobachtet.

Eine ärztliche Abklärung ist notwendig, falls:

- die Hyperventilation mehr als einmal und auch außerhalb der therapeutischen Sitzung aufgetreten ist;
- weitere internistische oder neurologische Symptome vorhanden sind (Brustschmerz, Kopfschmerz, Übelkeit, Sehstörungen, schlechter Allgemeinzustand ...);
- organische Erkrankungen beim Patienten bekannt sind (chirurgisch, intern, neurologisch);
- entweder nur Hyperventilation, aber keine tetanischen oder Lähmungssymptome vorhanden sind oder Tetanie bzw. Lämungserscheinungen bestehen, aber keine verstärkte Atmung;
- der Patient auf eine organische Ursache fixiert ist.

Nachbetreuung im Falle einer chronischen Hyperventilation

Zum einen ist es wichtig, die Symptome ernst zu nehmen, zum anderen aber auch, eine Fixierung auf eine organische Schiene zu verhindern. Typischerweise besteht bei Hyperventilationspatienten ein abnormes Atemmuster im Sinne einer verstärkten Brustatmung. Eine Atemtherapie, die die abnorme Atmung auf eine lockere Zwerchfell-Bauch-Atmung umlenkt, stellt eine sinnvolle Prophylaxe dar.

Hintergrundwissen

Das *Hyperventilationssyndrom* hat seine Ursache in einer deutlichen Vertiefung und Beschleunigung der Atmung. Im Anfall kann das Atemminutenvolumen bis zu 500% über dem Soll liegen! Die Stimulierung des Atemzentrums kann verschiedene Ursachen haben.

Obwohl auch das Hyperventilationssyndrom, wie alle psychosomatischen Krankheitsbilder, multifaktoriell bedingt gesehen werden muß, liegt der ätiologische Schwerpunkt klar auf der Psyche. (Manche Autoren sprechen von 95% psychischer Bedingtheit.) Häufig betroffen sind junge Frauen und Mädchen, aber auch Buben, seltener erwachsene Männer.

Hyperventilationen können häufig in Situationen beobachtet werden, in denen Menschen Gefühle von Wut und Ärger nicht artikulieren oder nach intensiven Schmerzempfindungen. Auch heftige Spannungszustände und Auseinandersetzungen begünstigen das Auftreten von Hyperventilationen.

Als ätiologische Faktoren sind demnach Angst und Aufregung von entscheidender Bedeutung. Es besteht ein Konflikt zwischem dem Wunsch, Kontrolle zu haben (= Macht) und dem Erlebnis angstbesetzter Ohnmacht. Der psychische Konflikt wird jedoch nicht gelöst, der Patient flüchtet vor einer Entscheidung in die beschleunigte Atmung. Nun wird „abgeatmet" und „ausgeseufzt", was verbal nicht artikulierbar war. Aggressive Gefühle zu äußern, sich gegen Unterdrückung zu wehren ist ebenso wenig möglich wie Unterordnung innerlich zu akzeptieren. Das Symptom kann also auch als Versuch gesehen werden, Abhängigkeitsgefühle auszudrücken.

Einige Autoren (z.B. Alexander) sehen die Hyperventilation als einen symbolischen Ausdruck stark gefühlsbesetzter Inhalte, die zugleich zu bedrohlich sind, als daß sie bewußt gemacht und artikuliert werden könnten. Sehr häufig handelt es sich dabei um erotische, sexuelle Inhalte, und das Erscheinungsbild einer Hyperventilationstetanie mit vertiefter Atmung, Schwitzen, Zittern usw. legt durchaus Assoziationen zu sexueller Aktivität nahe. Gerade auch bei Kindern bzw. jugendlichen Betroffenen ist meist sehr deutlich der sexuelle Inhalt, z.B. ödipale Bindungen, erfaßbar. Möglicherweise liegt auch eine der Erklärungen für das gehäufte Auftreten des Hyperventilationssyndroms bei (jungen) Frauen sowie Jugendlichen beiderlei Geschlecht darin, daß diesen Personengruppen der direkte Ausdruck sexueller Gefühle und Bedürfnisse gesellschaftlich nur beschränkt zugestanden wird.

Neben den psychischen Auslösern für eine Stimulation des Atemzentrums gibt es die (seltenen) organischen Gründe für eine Hyperventilation. Dazu gehören der Sauerstoffmangel (Anämie, Höhenaufenthalt, Lungenerkrankungen), zentrale Störungen (Tumor, Hirntrauma), Stoffwechselstörungen (Leberkoma, Aspirinvergiftung), Fieber und der Einfluß von Hormonen. Letzterer ist vor allem deshalb von Bedeutung, da Angst und Streß den Ausstoß der Nebennierenhormone verstärken und durch die direkt stimulierende Wirkung dieser Hormone eine Hyperventilation begünstigen. Der Effekt von weiblichen Hormonen sorgt besonders in der Schwangerschaft für eine vertiefte Atmung und könnte für das verstärkte Auftreten des Hyperventilationssyndroms bei Frauen mitverantwortlich sein. Die Schilddrüsenüberfunktion steigert neben der angstauslösenden Wirkung den Stoffwechsel und den Sauerstoffbedarf und damit auch die Atemfrequenz

Die Pathophysiologie der Hyperventilation besteht im wesentlichen aus folgendem Ablauf (Abb. 33):

Durch die verstärkte Atmung wird mehr Sauerstoff aufgenommem und mehr Kohlendioxyd abgeatmet, als es der aktuellen Stoffwechsellage, dem Bedarf des Körpers entspricht. Kohlendioxyd, im Blut als Kohlensäure gelöst, ist ein wesentlicher Faktor zur Aufrechterhaltung des Säure-Basengleichgewichtes im Blut. Der nun sich entwickelnde, relative Kohlensäuremangel führt damit zur sogenannten respiratorischen Alkalose (Basenüberschuß im Blut).

Die Alkalose verstärkt erstens die Bindung von freiem Kalzium an Eiweiß, und zweitens bewirkt sie eine Kontraktion der Blutgefäße des Gehirnes und der kleinen Blutgefäße in der Haut. Der damit verbundene zerebrale Sauerstoffmangel kann zu kurzer Bewußtlosigkeit (Synkope) führen. An Eiweiß gebundenes Kalzium steht für den Stoffwechsel nicht mehr zur Verfügung und führt damit zum Abfall des Kalziumspiegels im Blut. Der Kalziummangel fördert über die Steigerung der neuromuskulären Erregbarkeit charakteristische Muskelkrämpfe die typischerweise an den Händen beginnen. Treten im Rahmen des Hyperventilationssyndroms derartige Muskelsymptome hinzu, so spricht man vom Vorliegen einer *Hyperventilationstetanie* (gr. hyper = über, tetanos = Spannung).

Die dritte physiologische Ebene der Körperveränderungen besteht in der Aktivierung des Sympathikus und den damit verbundenen vegetativen Symptomen wie Pulsbeschleunigung, Angina pectoris-Schmerzen und Schweißausbruch.

Ganz allgemein führt der Kalziummangel zu zerebralen Veränderungen wie Nervosität, Agitiertheit, Schwächegefühl und Verwirrtheit. Diese und die mit der Sympathikusaktivierung verbundenen Veränderungen sowie die Verengung der

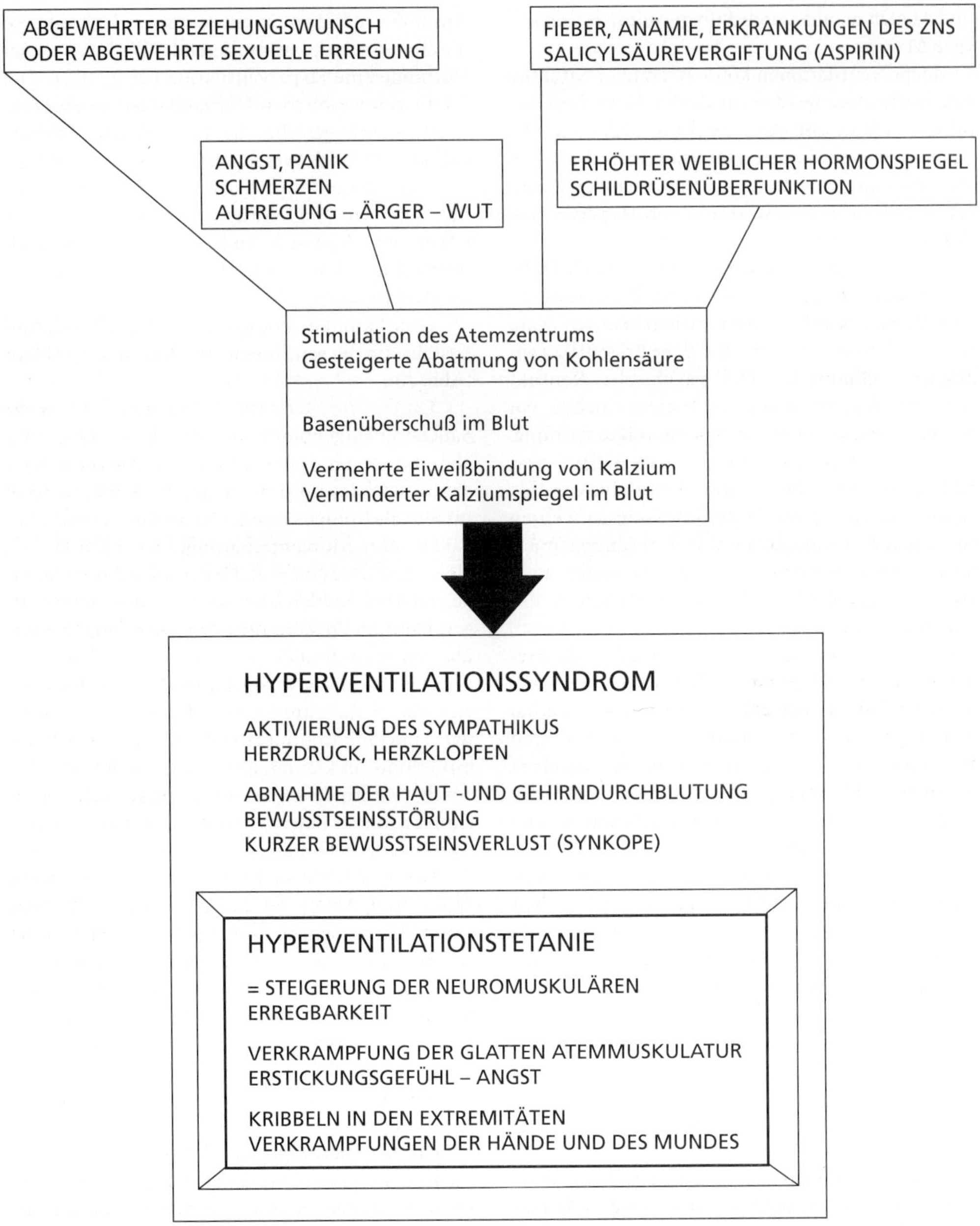

Notfälle aus dem Bereich der Inneren Medizin

ABGEWEHRTER BEZIEHUNGSWUNSCH
ODER ABGEWEHRTE SEXUELLE ERREGUNG

FIEBER, ANÄMIE, ERKRANKUNGEN DES ZNS
SALICYLSÄUREVERGIFTUNG (ASPIRIN)

ANGST, PANIK
SCHMERZEN
AUFREGUNG – ÄRGER – WUT

ERHÖHTER WEIBLICHER HORMONSPIEGEL
SCHILDRÜSENÜBERFUNKTION

Stimulation des Atemzentrums
Gesteigerte Abatmung von Kohlensäure

Basenüberschuß im Blut

Vermehrte Eiweißbindung von Kalzium
Verminderter Kalziumspiegel im Blut

HYPERVENTILATIONSSYNDROM

AKTIVIERUNG DES SYMPATHIKUS
HERZDRUCK, HERZKLOPFEN

ABNAHME DER HAUT -UND GEHIRNDURCHBLUTUNG
BEWUSSTSEINSSTÖRUNG
KURZER BEWUSSTSEINSVERLUST (SYNKOPE)

HYPERVENTILATIONSTETANIE

= STEIGERUNG DER NEUROMUSKULÄREN
ERREGBARKEIT

VERKRAMPFUNG DER GLATTEN ATEMMUSKULATUR
ERSTICKUNGSGEFÜHL – ANGST

KRIBBELN IN DEN EXTREMITÄTEN
VERKRAMPFUNGEN DER HÄNDE UND DES MUNDES

Abb. 33

Atemwege (Verkrampfung der Bronchialmuskulatur) führen zu einer positiven Rückkoppelung im Gesamtgeschehen. Die oft eintretende Bewußtlosigkeit stoppt dann auf natürliche Weise die Überaktivität des Atemzentrums.

Der Ablauf eines angstinduzierten hyperventilationstetanischen Anfalls kann folgendermaßen beschrieben werden: Das Erscheinungsbild der Atmung wechselt von tiefer, frequenter, stöhnender Respiration bis zu andauernder, deutlich schnellerer und vertiefter Atmung. Die Patienten beklagen sich über Angstgefühle und drücken besonders Besorgnis bezüglich der Herzbeschwerden aus. Sehr oft sind Patienten sich ihrer Hyperventilation nicht bewußt. Wenn die Beschwerden auf die Atmung bezogen werden, dann hört man fast immer Feststellungen wie: „Ich kann keinen Atem holen" oder „Ich bekomme nicht genügend Luft" und „Ein Druck auf der Brust und Atemnot zwingen mich, schnell und andauernd zu atmen". Später werden zuerst meist die Lippen taub, der Mund ist nicht mehr richtig beweglich und das Gesicht fühlt sich wie steif oder eingefroren an. Dazu kommen Schwindel, Druck im Kopf und manchmal auch Schmerzen im Oberbauch. Typisch ist auch das Kribbelgefühl in den Extremitäten, vor allem an den Fingern. Bei fortschreitendem Kalziumabfall treten Krämpfe auf. In erster Linie sind das lokal begrenzte Fehlhaltungen der Finger (Pfötchenstellung), weiters (und schon seltener) treten Kußmundstellung durch Lippenmuskelkrampf, Starre der Gesichtsmuskeln, Lid- Augenmuskelkrampf, Stimmband- und Gähnkrämpfe auf. Extrem selten sind generalisierte tonische Krämpfe (ähnlich der Epilepsie). Dominiert wird das Gesamtbild jedoch von der psychischen Dramatik.

Fallbeispiel

Eine 17jährige Schülerin kommt über Empfehlung einer Vertrauenslehrerin ihrer Schule zur Psychotherapie. Die 17jährige gilt als sehr intelligent, kommt aus einem sogenannten „guten" Elternhaus, wirkt in ihrem äußerem Erscheinungsbild recht brav und fast überangepaßt und wesentlich jünger als sie tatsächlich ist. Bislang gehörte sie in ihrer Schulklasse immer zu den besten Schülerinnen, plötzlich jedoch fallen ihre Leistungen extrem ab, sie hat ausgeprägte Prüfungsängste und berichtet ihrer Lehrerin in einem vertraulichen Gespräch von massiven Problemen mit den Eltern und dem Gefühl, von zuhause ständig überfordert zu werden.

In der Anamnese erzählt sie davon, vor kurzem einen „merkwürdigen Anfall" gehabt zu haben. Sie sei mit ihrem älteren Bruder alleine zu Hause gewesen, habe geduscht und dann plötzlich beim Ankleiden gespürt, daß sie „immer weniger Luft bekomme". Es sei ihr heiß geworden, sie habe zu schwitzen begonnen und – „um nicht zu ersticken" – schnell und intensiv geatmet. Zugleich habe sie ein Kribbeln in den Händen gespürt und ihr Gesicht habe sich so steif und starr angefühlt.

Schließlich sei ihr Bruder, ein 21jähriger Student der Sozialakademie, auf sie aufmerksam geworden und habe sie beruhigt und ihr geraten, langsam zu atmen und deutlich auszuatmen. Nach kurzem habe sie sich beruhigt, alles sei wieder wie vorher gewesen.

In einer der ersten Therapiesitzungen erzählt die Patientin von der Beziehung zu ihrem Vater, der offensichtlich sehr hohe Leistungsanforderungen an seine Tochter stellt und sie dabei auch immer wieder enorm abwertet und mit anderen vergleicht, die „besser" seien als sie. Sie fühle sich von ihm ständig kontrolliert, erzählt sie, er überprüfe ihre Hausübungen, ihre Schultasche, ihre Schränke in ihrem Zimmer, sogar ihren Wäscheschrank – mit der Begründung, sie sei unordentlich und er wolle ihr Ordnung lernen, damit sie es einmal im Leben leicht habe.

Die Klientin wird während ihrer Erzählung immer aufgeregter, die Therapeutin registriert die veränderte, gerötete Gesichtshaut der jungen Frau und hat außerdem den Eindruck, daß der Kontakt zu ihr immer schlechter wird und daraufhin der Blickkontakt ganz abreißt, indem die Patientin vor sich auf den Boden starrt. Auf die sich offensichtlich schlecht fühlende Patientin versucht sie noch, beruhigend einzuwirken, doch deren Atmung wird schneller, und ihre Hände beginnen zu krampfen. Sie sackt auf dem Sofa in sich zusammen.

Die Therapeutin legt die offensichtlich bewußtlose Patientin auf dem Sofa hin und und stellt fest, daß diese nicht weckbar ist und auch offensichtlich ein Atemstillstand eingetreten ist; daraufhin alarmiert sie den in der gleichen Praxis tätigen praktischen Arzt. Als er eintrifft, funktionieren Atmung und Kreislauf der Patientin wieder normal, und sie ist kurz darauf auch ansprechbar. Durch die forcierte Abatmung von Kohlensäure hatte offenbar das im wesentlichen über den Kohlendioxydgehalt im Blut gesteuerte Atemregulationszentrum die Spontanatmung für kurze Zeit (im Sinne einer Gegenregulation) gänzlich unterdrückt!

In der folgenden psychotherapeutischen Bearbeitung stellen sich nach und nach die Zusammenhänge heraus: Der Vater der Klientin hatte vor etlicher Zeit begonnen, seine Tochter in Situationen, in denen sie unbekleidet war – beim Duschen oder Baden, beim An- und Auskleiden, beim Zubettgehen usw. – zu überraschen. Vor einiger Zeit hatte er, als sie sich beim Duschen im Badezimmer einsperrte, gedroht, die Türe aufzubrechen, da es in seinem Haus „keine versperrten Türen gibt". Sie hatte schließlich, als er schon mehrmals gegen die Türe getreten hatte, klein beigegeben und aus Angst, ihn noch mehr in Rage zu bringen, nackt geöffnet.

In der Therapiesitzung, in der die Klientin schließlich hyperventilierte, war für sie noch nicht verbal ausdrückbar, was sie an Gefühlen der Ohnmacht, der Angst und vor allem der sexuellen Bedrängnis durch den Vater erlebt. Zum Teil waren die bedrohlichen Inhalte noch nicht einmal erinnerbar; so kamen erst im Laufe der Therapie immer mehr Erinnerungen an Grenzüberschreitungen durch den Vater hoch, die nicht nur, aber doch auch immer wieder, im körperlichen bzw. sexuellen Bereich stattgefunden hatten.

2.3 Stoffwechselstörungen

2.3.1 Das hypoglykämische Koma – die Hypoglykämie

Bewußtlosigkeit infolge von stark erniedrigtem Blutzucker

Synonyma: Hyopglykämischer Schock (Hypo = nieder, Glucose = Traubenzucker, wichtigstes Molekül des Kohlenhydratstoffwechsels), hypoglykämische Reaktion, Insulinschock
Engl.: Hypoglycemic shock

Leitsymptome (der Hypoglykämie)

Körperlich

Vegetative Symptome:

❏ Heißhunger und Schwächegefühl, Gähnen, Zittern
❏ Kühle, blasse, schweissige Haut
❏ Puls: normale Stärke, aber schnell (= tachycard)

Neurologische Symptome:

❏ Bewußtseinstrübung – Bewußtseinsverlust, Doppelbilder, Aphasie, Paresen, epileptische Anfälle

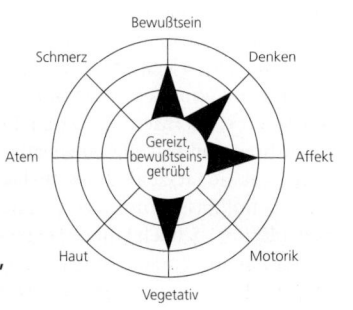

Seelisch

❏ Apathie, Verwirrtheit,
❏ Innere Unruhe, Angst, Agitiertheit, Verhaltensstörung, Aggressivität, Wutausbruch
❏ Exogener Reaktionstyp (wie bei Psychose)

Auslöser

↗ Überdosierung von Insulin bei Diabetikern
↗ Nach Alkoholgenuß (Unterernährte, Alkoholiker)
↗ Fasten

Verlauf

Die Hypoglykämie geht meist rasch vom Stadium der Apathie in ein hypoglykämisches Koma über.

Maßnahmen

→ Beruhigen, hinsetzen lassen, körperliche Anstrengung vermeiden
→ Zuckerwürfel 3–5 Stück (in die Backentaschen) oder 100 ml Obstsaft anbieten – falls ansprechbar
→ Seitenlagerung bei Bewußtlosen
→ Notarztruf
→ Atem- und Pulskontrolle
→ Wärmeerhaltung
→ Später ist die Abklärung der möglichen psychologischen Hintergründe für die mangelnde Compliance notwendig!
☞ Kein Einflößen von zuckerhaltigen Flüssigkeiten bei Bewußtlosen!
☞ Bei längerdauernder Hypoglykämie besteht die Gefahr einer Hirnschädigung!
☞ Hinter jeder Bewußtlosigkeit kann sich ein hypoglykämisches Koma verbergen!

Hintergrundwissen

Ein akut auftretendes hypoglykämisches Koma zeigt sich in einer plötzlich auftretenden Bewußtlosigkeit, die bei Ausbleiben einer Behandlung rasch in ein tiefes Koma übergehen kann. Das Absinken des Blutzuckers bewirkt ein Energiedefizit im ZNS mit Koma. Man unterscheidet zwei verschiedene Muster von Verläufen: 1. den Verlauf mit Betonung auf Erhöhung des Sympathikotonus und 2. jenen mit Überwiegen der zentralnervösen Symptome. Noch vor dem Eintreten der Bewußtlosigkeit kommt es zu einer Alarmmeldung von Seiten des Gehirnes und zur Auslösung einer Stimulation des sympathischen Nervensystems (Streßreaktion). Die Zeichen der sympathischen Gegenregulation sind Nervosität, Zittern, Schweißausbruch, Tachykardie usw. Bei langsam entstehenden hypoglykämischen Zuständen können die sympathischen Gegenregulationen fehlen, womit dann die zentralnervösen Symptome mehr im Vordergrund stehen.

Die physiologisch jüngsten Abschnitte des Gehirns (Großhirnrinde und Kleinhirn) haben den größten Energieverbrauch und reagieren als erste auf den Glukosemangel. Die Symptome bestehen aus Kopfschmerzen, Unruhe, Verwirrtheit, Persönlichkeitsveränderungen, die auch als Rauschzustand fehlinterpretiert werden können, Sprach- und Sehstörungen und schließlich Bewußtlosigkeit und Krämpfen. Bewußtseinstrübung und Verwirrtheit sind die häufigsten Symptome bei Hypoglykämien, doch es kommt auch vor, daß diese Patienten plötzlich in einen akuten Erregungszustand kippen und unter Umständen auch gewalttätig werden können.

Wiederholte Anfälle von Hypoglykämie führen zu irreversiblen Ausfällen mit Intelligenzminderung und Muskelschwund oder -lähmungen. Wird ein hypoglykämisches Koma nicht behandelt, so führt dies in weitere Folge zum Eintreten des Hirntodes.

Hauptrisikogruppe für diesen Notfall sind Diabetiker. Bei ihnen ist die Hypoglykämie ein ständig vorhandenes Risiko. Sie kann durch falsche Insulindosierung, Überdosierung der Diabetestabletten (Sulfonylharnstoff, z.B. Glokophage®), eine nicht eingenommene Mahlzeit, nicht vorhergeplante körperliche Anstrengung oder auch ohne erkennbare Ursache entstehen. Die Patienten müssen daher lernen, die hypoglykämischen Symptome zu erkennen.

Da die Symptomatik auf die Zufuhr von kohlenhydrathaltigen Nahrungsmitteln rasch abklingt, sollten alle Diabetiker Zuckerwürfel mit sich tragen. Ein Ausweis, der den Patienten als insulinabhängig kennzeichnet, erleichtert im Notfall das Erkennen einer Hypoglykämie.

Eine Ursache für die Hypoglykämie bei Nicht-Diabetikern ist der Alkoholkonsum nach längerem Fasten – die Leber ist nicht in der Lage, Kohlenhydrate bereit zu stellen. Typisch für diese Hypoglykämie sind Bewußtseinsstörungen, Stupor oder ein Koma; sie muß sofort behandelt werden. Auch längeres Fasten kann zu einer Hypoglykämie führen. Besonders gefährdet sind Kinder und Säuglinge. Der Blutzuckermangel nach Fasten gehört ebenso zur Gruppe der reaktiven Hypoglykämien wie die Hypoglykämie duch erhöhte Muskelarbeit, in der Schwangerschaft, nach Operationen im Magen-Darmbereich oder auch bei vegetativ dystonen Patienten.

Die für den Psychotherapeuten wichtigste Risikogruppen sind neben den jugendlichen Diabetikern jene Patienten, die unter einer Anorexia nervosa oder schweren Depressionen (Nahrungskarenz!) leiden.

Wichtige, aber seltene Ursachen für plötzliche Hypoglykämien, insbesonders im Rahmen einer Psychotherapie, sind insulinproduzierende Tumoren, schwere Leber- und Nierenerkrankungen, Zustände nach chirurgischen Eingriffen im oberen Gastrointestinaltrakt und Insuffizienz der Hirnanhangdrüse.

2.3.2 Das hyperglykämische Koma

Bewußtlosigkeit infolge von stark erhöhtem Blutzucker

Synonyma: Diabetisches Koma, Koma diabeticum, Koma hyperglycämicum, hyperosmolares bzw. ketoacetotisches Koma
Engl.: Diabetic coma

Leitsymptome

Körperlich

❏ Langsam einsetzende Bewußtseinstrübung, -verlust
❏ Durst, vermehrtes Wasserlassen, Appetitlosigkeit, Erbrechen
❏ Vor allem bei Kindern vorangehende heftige Bauchschmerzen

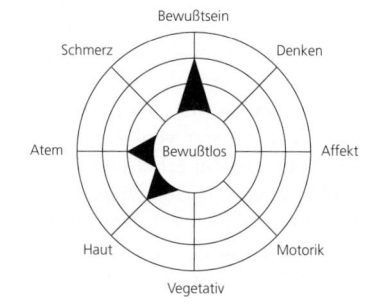

- Vertiefte Atmung riecht nach Azeton (nicht immer!)
- Trockene Haut
- Puls schnell (Tachykardie)

Seelisch

- Lethargie, Somnolenz

Verlauf

Die Entwicklung der Bewußtseinsstörung dauert über Stunden bis Tage.

Auslöser

↗ Insulinmangel beim Diabetiker (Unterlassen der Insulingabe, akute Infekte, Diätfehler)

Maßnahmen

→ Wie beim hypoglykämischen Koma, allerdings ohne Zuckergabe!
→ Später: Psychologische Abklärung der mangelhaften Compliance

Hintergrundwissen

Als Konsequenz des Insulinmangels kommt es zu einem starken Anstieg des Blutzuckers und einer vermehrten Ausscheidung von Glukose im Urin. Dies wiederum bedingt eine stark vermehrte Wasserausscheidung (Polyurie) bzw. einen vermehrten Harndrang (Polydipsie). Es kommt zum Gewichtsverlust trotz normaler oder verstärkter Nahrungs- und Flüssigkeitsaufnahme und zu einer rasch zunehmenden Schlappheit und Müdigkeit. Gelegentlich wird ein heftiger Schmerz im Oberbauch empfunden, der wegen des gleichzeitigen Erbrechens mit einer chirurgischen Oberbauchaffektion verwechselt werden kann.

Für das Koma typisch sind die Austrocknung (Exsikkose) und die auffallend vertiefte, regelmäßige Atmung. Die ausgeatmete Luft ist azetonhaltig.

Ein diabetisches Koma entwickelt sich langsam, und der Patient bzw. der Therapeut kennen grundsätzlich das bestehende Risiko. Die rechtzeitige ärztliche Behandlung sollte daher kein Problem sein. Eine Hyperglykämie stellt immer ein Risiko für alle Spätkomplikationen des Diabetes mellitus dar; sie ist die Hauptursache für eine zusätzliche Morbidität der Diabetiker. Daher sind in der Therapie auch die eventuell mangelnde Compliance und die Widerstände gegen die zum Teil sehr belastende Behandlung wie tägliche Injektionen und Blutzuckerkontrollen anzusprechen und zu bearbeiten.

2.3.3 Die Hyperthyreose

Gesteigerte Freisetzung von Schilddrüsenhormonen mit pathologischer Auswirkung auf den gesamten Organismus

Synonyma: Thyreotoxikose, Morbus Basedow, autonomes Adenom der Schildrüse, thyreotoxische Krise
Engl.: Hyperthyroidism

Leitsymptome (der akuten thyreotoxischen Krise)

Plötzliches Auftreten einer schweren Hyperthyreose

- Extreme Muskelschwäche bei gleichzeitig rastloser und überschießender Motorik
- Dauertachykardie
- Extreme innere und äußere Unruhe, akuter Erregungzustand
- Ausgeprägte psychische Symptome: präpsychotische, psychotische (schizoaffektive) Zustandsbilder bis zur tiefen Bewußtlosigkeit

Leitsymptome (der chronischen Hyperthyreose)

- Schneller Puls (Tachykardie), Herzrhythmusstörungen (Herzrasen, unangenehm empfundenes Herzklopfen)
- Verstärktes Schwitzen – warme, zarte, feuchte Haut
- Feinschlägiges Zittern (Tremor), vor allem der Hände
- Zunehmende Nervosität, Schlaflosigkeit, Affektlabilität, zunehmender Antrieb
- Wärmeintoleranz
- Gewichtsabnahme trotz Heißhunger, Durchfälle
- Strumabildung (sichtbarer Kropf)
- Deutliche Veränderung der Augen: vermehrter Tränenfluß (Glanzaugen), starrer Blick, seltener Lidschlag, Lid bleibt beim Blick nach unten oben

Verlauf

Die thyreotoxische Krise ist eine lebensbedrohliche Erkrankung mit schlechter Prognose, die eine sofortige intensivmedizinische Behandlung erfordert.
Bei einer länger bestehenden Schilddrüsenüberfunktion und besonders bei älteren Patienten sind die Symptome oft weniger deutlich ausgeprägt. Ohne entsprechende medizinische Behandlung bleibt die Erkrankung bestehen.

Maßnahmen

→ Ärztliche Abklärung veranlassen oder Notruf
→ Schilddrüsenüberfunktionen werden häufig als rein psychogene Erkrankungen fehlinterpretiert. Entsprechende Symptome (z.B. Herzrasen) sollten daher immer somatisch abgeklärt werden. Besteht begründeter Verdacht, daß die somatische Abklärung falsch negativ war, so empfiehlt sich eine nochmalige Schilddrüsenhormonbestimmung zu einem späteren Zeitpunkt.

Hintergrundwissen

Die Schilddrüsenhormone haben zwei Hauptaufgaben. Sie führen einerseits zu einer Stimulation der Eiweißsynthese in allen Körpergeweben und zur Anregung des gesamten Zellstoffwechsels und damit auch des Sauerstoffverbrauches.

Schilddrüsenerkrankungen gehören zu den häufigen Erkrankungen (ca. 0,5–2 % der Bevölkerung), Frauen sind fünfmal häufiger betroffen als Männer, der Erkrankungsgipfel liegt im jugendlichen und mittleren Lebensalter.

Nicht selten liegt der Schwerpunkt der Symptomatik weniger im Bereich des Herz-Kreislaufsystems als vielmehr im psychischen. Dabei treten vor allem Symptome wie Angst, Stimmungslabilität, Hyperaktivität, Konzentrationsstörungen und präpsychotische Zustandsbilder auf. Bei älteren Patienten können auch sogenannte „apathische Hyperthyreosen" mit Depressivität und Lethargie vorkommen. Immer wieder passiert es, daß auf Grund dieser Symptomatik Hyperthyreosen primär psychotherapeutisch behandelt werden.

Man unterscheidet im wesenlichen folgende Formen der Hyperthyreose:

1. Die Hyperthyreose vom Typ Morbus Basedow, bei der Antikörper, die gegen das Schilddrüsengewebe gerichtet sind, eine Überproduktion an Schilddrüsenhormonen auslösen. Typisch dabei sind eine sichtbare Kropfbildung, hervortretende glänzende Augen und Herzrasen.

2. In einem Viertel der Fälle wird die Überfunktion durch sogenannte „autonome Adenome", das sind gutartige Schilddrüsengewebsvermehrungen (Tumoren) ausgelöst. Das Tumorgewebe ist dabei nicht mehr durch die Steuerhormone der Hirnanhangdrüse beeinflußbar. Im Vordergrund der Beschwerden steht die Herzsymptomatik, Veränderungen der Augen kommen nicht vor.

3. Auch Schilddrüsenentzündungen können eine Hyperthyreose auslösen.

3. Notfälle aus dem Bereich der Neurologie

3.1 Der epileptische Anfall

Sich wiederholende, plötzlich auftretende Hirnfunktionsstörung, gekennzeichnet durch kurzdauernde Perioden mit veränderter Bewußtseinslage, Krämpfen oder anderen abnormen motorischen Phänomenen, auf der Basis von überschießenden pathologischen Entladungen einer Nervenzellgruppe

Synonyma: Krampfanfall, Konvulsion, zerebraler Krampfanfall, Fallsucht, Morbus sacer
Engl.: Epilepsy

Leitsymptome des großen (tonisch-klonischen) Anfalles

Zuerst tonische (= Verkrampfungs-) Phase

- Plötzliches Hinstürzen, eventuell mit Schrei
- Bewußtlosigkeit
- Atemstillstand und Zyanose
- Generalisierte Erstarrung des Rumpfes und der Extremitäten bei überstrecktem Rücken
- Erweiterte Pupillen, Blickwendung auf eine Seite, Gesicht verzerrt

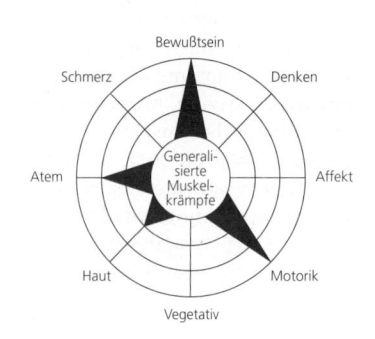

Nach 10–30 Sekunden klonische (Schüttel-) Phase

- Diffuses Zittern am ganzen Körper
- Sodann Steigerung zu starken, synchronen Beugezuckungen der Extremitäten und Zuckungen des Rumpfes und des Kopfes
- Speichel rinnt aus dem Mund
- Eventuell: Urin-, Stuhlabgang
- Zungen-, Wangenbiß, Blutung aus dem Mund

Nach Anfallsphase (postkonvulsive Phase)

- Erschlaffung der Extremitäten und des Rumpfes
- Nachschlaf (Patient anfangs nicht weckbar!)
- Nach dem Erwachen: Patient ist verwirrt, benommen, hat Kopf- und Muskelschmerzen

Der epileptische Anfall   151

Akute Auslöser

- ↗ Entzug von Alkohol oder Drogen
- ↗ Medikamenteneinnahme (insbesondere trizyklische Antidepressiva, Neuroleptika)
- ↗ Medikamentenentzug, z.B. bei Umstellung von Antiepileptika oder Entzug von Sedativa und Hypnotika
- ↗ Ermüdung, Schlafentzug
- ↗ Hypoglykämie (bei Diabetikern), Hypoxie
- ↗ Forcierte Hyperventilation (metabolische Alkalose)
- ↗ Blitzlicht, Flimmerlicht (TV), Geräusche
- ↗ Emotionale Spannung

Vorzeichen (Prodromalerscheinungen)

- Stunden bis Tage vor dem Anfall:
  Verstimmungszustände, Reizbarkeit, aggressives Verhalten, Kopfschmerzen oder vegetative Störungen
- Sekunden vorher:
  Aura (Wahrnehmungen auf allen Sinnesgebieten, „eigenartige Gefühle", Angstgefühl, Unwohlsein im Magen)

Vorzeichen sind nur fallweise vorhanden!

Verlauf

Der eigentliche Krampfanfall dauert ein bis drei Minuten, die Nachanfallsphase zwischen 5 und 20 Minuten, oftmals gefolgt von einem längeren Erholungsschlaf (ca. 60 Minuten). Obwohl ein Krampfanfall für den Laien sehr gefährlich aussieht, ist er für den Betroffenen in der Regel nicht lebensbedrohlich.
Im Status epilepticus folgen Anfälle aufeinander, ohne daß in der Zwischenzeit das Bewußtsein wiedererlangt wird. Er kann Stunden bis Tage andauern und tödlich enden.

Maßnahmen

Während des Anfalls

- → Kündigt sich der Anfall an (Aura, starrer Blick, Versteifung des Körpers), dann legt man den Patienten am besten rasch auf den Boden (Couch)
- → Entfernen von gefährlichen Gegenständen aus der Nähe des Patienten oder den Patienten aus der Gefahrenzone wegziehen
- → Patienten niemals festhalten
- → Weder harte noch weiche Gegenstände in den Mund des Patienten einführen
- → Beengende Kleidung am Hals lockern, Kopfkissen unterlegen

→ Den Ablauf des Anfalls genau beobachten und die Anfallsdauer kontrollieren
→ Den Patienten, solange er das Bewußtsein nicht wieder erlangt hat, nicht verlassen
→ Der (Not)Arzt muß verständigt werden:
  – beim erstmaligen Auftreten eines Anfalles
  – bei bekanntem Anfallsleiden, wenn der Anfall länger als 5 Minuten dauert
  – beim Auftreten von mehreren großen Anfällen dicht hintereinander

Nach dem Anfall

→ Atemkontrolle – auch bei unregelmäßiger Atmung ist keine Atemspende notwendig
→ Eventuelle Bewußtlosigkeit feststellen
→ Seitenlagerung
→ Atmung und Puls überwachen
→ Auf Verletzungen achten
→ Beruhigen des Patienten (und eventuell der Helfer)
→ Beim Auftreten von psychomotorischer Erregung oder sinnlosen Handlungen keine Gegenwehr setzen, sondern Betroffenen begleiten

Erläuterung der Maßnahmen

Da ein großer epileptischer Anfall von sehr starken Muskelkontraktionen gekennzeichnet ist, besteht eine akute Verletzungsgefahr, sowohl für den Patienten als auch für den Helfer. Der Patient sollte daher so gelagert werden, daß er sich nicht selbst verletzen kann. Der Patient wird also entweder aus dem Gefahrenbereich gebracht (z.B. weg von Treppen und dergleichen), oder Gegenstände, an denen er sich verletzen könnte, müssen entfernt werden.

Es sollte kein Versuch unternommen werden, den Patienten zu halten bzw. die klonischen Bewegungen mit Gewalt zu unterdrücken, weil dadurch ein unnötiges Trauma entstehen kann.

Der Gefahr eines Zungenbisses oder einer Verletzung der Mundschleimhaut sollte nicht – wie manchmal praktiziert – durch das Einführen eines harten Gegenstandes wie z.B. eines Löffels oder Stiftes begegnet werden, weil es dadurch zu Verletzungen der Zähne kommen könnte. Hantieren am Mund des Patienten kann sogar mit dem Verlust eines Fingers enden.

Die Kleidung am Hals sollte gelockert und unter den Kopf sollte ein Kissen gelegt werden.

Grundsätzlich ist bei einem epileptischen Anfall der Notarzt zu verständigen. Er hat die Möglichkeit, den Anfall medikamentös zu unterbrechen. Insbesondere längerdauernde Anfälle (über 3 Minuten) stellen eine sehr ernste Situation für den Patienten dar, weil es zu irreversiblen Schäden im Zentralnervensystem kommen kann.

Ein Notarztruf kann unterbleiben, wenn der Anfall nur von kurzer Dauer ist, der Patient als Epileptiker bekannt ist und trotz medikamentöser Einstellung immer wieder Anfälle produziert. Da für den medizinischen Laien ein epileptischer Anfall nicht immer eindeutig zu diagnostizieren ist und auch eine Reihe von Differentialdiagnosen möglich ist, sollte auch beim bloßen Verdacht auf einen epileptischen Anfall eine ärztliche Abklärung erfolgen. Dafür kann die Feststellung, ob der Patient während des Anfalles bzw. kurz nachher bewußtlos gewesen ist, eine wichtige Rolle spielen. Damit ist die Möglichkeit gegeben, zwischen einem psychogenen Anfall und einem epileptischen Anfall zu differenzieren.

In der Phase nach dem Anfall befinden sich die Patienten meistens in tiefer Bewußtlosigkeit. Die Maßnahmen entsprechen dem Vorgehen wie im Kapitel „Unklare Bewußtlosigkeit" beschrieben. Vor der Seitenlagerung werden immer Atmung und Puls überprüft. Beim epileptischen Anfall ergibt sich die Überprüfung der Atmung ja bereits aus dem Erscheinungsbild des Patienten (Zyanose) unabhängig davon, ob man die Diagnose eines epileptischen Anfalles gestellt hat. Der anfängliche kurze Atemstillstand weicht einer normalen bis unregelmäßigen Atmungsfrequenz. Es besteht aber dadurch keine Indikation für eine Beatmung! Die Seitenlagerung des Patienten bei leicht überstrecktem Hals soll einer Aspiration vorbeugen. Bis zum Eintreffen des Notarztes werden die Vitalfunktionen überwacht und der Patient vor Wärmeverlust geschützt.

Die Nachschlafphase kann auch sehr kurz ausfallen oder überhaupt fehlen. Dann fühlt sich der Patient lediglich erschöpft. Manchmal kann der Patient in der Nachschlafphase allerdings seine Umgebung und deren Verhalten, z.B. die Hilfsmaßnahmen, so weit verkennen, daß er darauf gewalttätig reagiert. Eine gewisse Vorsicht ist auch in dieser Phase durchaus angemessen, und es genügt gewöhnlich, den Patienten nach dem Anfall ungestört ausruhen zu lassen. Sollte es zu sinnlosen Handlungen oder zu einer psychomotorischen Erregung kommen (z.B. Herumschlagen), dann sollte keinesfalls Gegenwehr gesetzt, sondern der Patient „begleitet" werden.

Durch den anfänglichen Sturz und in der Krampfphase sind Sekundärverletzungen häufig. Neben den Zungen- und Mundschleimhautverletzungen kann es zu Schädelverletzungen oder auch zu Knochenbrüchen kommen. Sollte ein Notarztruf nicht erfolgt sein, so ist daran zu denken, daß sich der Patient verletzt haben könnte (Schädel-Hirntrauma, Platzwunden, Fraktur ...) und er ist daher einer weiteren ärztlichen Abklärung zuzuführen.

Zur eigenen Sicherheit des Helfers kann das Wissen beitragen, daß die Erste Hilfe beim epileptischen Anfall auf einige wenige Handlungen beschränkt ist und bei unsicherer Diagnose nach dem Schema der Bewußtlosigkeit vorgegangen wird.

Der Patient kann sich nie an den Anfall erinnern und ist verwirrt, benommen, er reorientiert sich langsam oder fällt in einen längeren Tiefschlaf. Zu diesem Zeitpunkt ist der aktive, beruhigende Kontakt mit dem Patienten sinnvoll. Man wird ihn gut verständlich und langsam bei seiner Reorientierung unterstützen. Eine undramatische Information über die Vorkommnisse der letzten Minuten und, falls erfolgt, der Hinweis auf den bald eintreffenden Arzt wird dem Patienten in seiner Verwirrung und Desorientiertheit ein wenig Sicherheit geben.

Je nach der Art der persönlichen Beziehung zwischen Patient und Psychotherapeut kann auch Körperkontakt eine hilfreiche Unterstützung auf dem Weg zu einer Reorientierung. Zum einen gibt der Betreuer durch seine körperliche Zuwendung dem Patienten die spürbare Zusicherung, nicht allein gelassen zu sein, zum anderen ist er „begreifbarer" Teil der wiederzuerwerbenden Realität. Wie in allen Notfallsituationen gilt als oberster Grundsatz, daß nicht unmittelbar lebensrettender Körperkontakt nur dann hergestellt werden darf, wenn dies für den psychotherapeutischen Helfer stimmig ist und er auch eine Ablehnung zu respektieren bereit ist. Die Möglichkeiten der körperlichen Zuwendungen reichen auch hier von einer Berührung der Hand oder des Armes bis zum Halten des Patienten.

Als Anfallsprophylaxe gelten folgende Maßnahmen:

- ausreichend Schlaf,
- kein Alkohol,
- keine anfallsauslösenden Medikamente,
- keine Unterbrechung der Medikamenteneinnahme,
- genaue Einhaltung der vorgeschriebenen Dosierung,
- individuelle Psychohygiene (Vermeidung von spezifischen Streßfaktoren, Psychotherapie),
- keine körperliche oder geistige Überforderung.

Leitsymptome des kleinen Anfalles (Absence)

Synonyma: Pyknolepsie (gr. dicht), Epilepsie des Kindesalters, Petit mal (franz. kleines Übel)
  Engl.: Petit mal, absence

- ❏ Abrupte Bewußtseinsänderung
- ❏ Verwirrung, Trübung bis Bewußtseinspause
- ❏ Einfache Stereotypien
- ❏ Kurzfristige Unterbrechung einer Tätigkeit
- ❏ Kurze, unbegründete Verhaltensänderung
- ❏ Eventuelle vegetative Symptome
- ❏ Kein Hinstürzen
- ❏ Keine Nachanfallsphase

Vorkommen, Auslöser

Überwiegend im Kindesalter. Die Anfälle wiederholen sich mehrmals am Tag.
Anfallsprovozierend wirken Hyperventilation, Hypoglykämie, Müdigkeit und emotionale Spannungen. Absencen entstehen häufig, wenn der Patient ruhig dasitzt, seltener, wenn er sich bewegt.

Maßnahmen

→ Keine unmittelbaren Interventionen nötig
→ Kontakt herstellen, wenn nicht möglich, dann nach dem Anfall nochmals Kontaktversuch
→ Neuropsychiatrische Abklärung veranlassen

Der epileptische Anfall

Leitsymptome
des fokalen Anfalls mit komplexer Symptomatik

Synonyma: Psychomotorischer Anfall, partieller komplexer Anfall, Temporallappenepilepsie
Engl.: Psychomotor epilepsy, complex partial epilepsy

- Bewußtseinspause, -trübung
- Stereotypien
  (orale bis komplexe Automatismen)
- Traumartiger Zustand
- Angst, Erschrecken
- Illusionäre Verkennung, Halluzinationen
- Vertrautheitsgefühl („Deja vu")
- Entfremdungsgefühl („Jamais vu")
- Denkstörung
- Glücksgefühle
- Amnesie für die Dauer des Anfalles

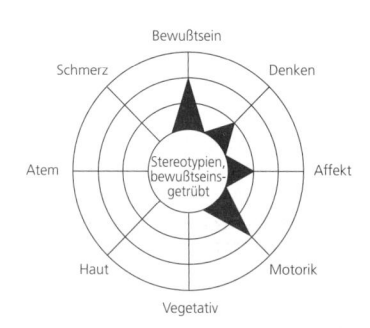

Verlauf

Plötzlicher Beginn, keine Reaktion auf äußere Reize. Der Anfall dauert im Durchschnitt wenige Minuten, kann aber auch kürzer oder länger sein. Nach den ersten beiden Minuten ist teilweise Reaktion auf Ansprache möglich. Der Status psychomotoricus (sehr selten) kann Stunden bis Tage andauern.

Maßnahmen

→ Keine unmittelbaren Interventionen nötig
→ Kontakt herstellen, wenn nicht möglich, dann nach dem Anfall nochmals Kontaktversuch
→ Beim Auftreten von psychomotorischer Erregung oder sinnlosen Handlungen keine Gegenwehr setzen, sondern Betroffenen begleiten
→ Neuropsychiatrische Abklärung veranlassen

Hintergrundwissen

Der epileptische Anfall ist durch das plötzliche Auftreten von motorischen, sensiblen, sensorischen, vegetativen und psychischen Phänomenen bzw. deren Kombination gekennzeichnet. Er ist das Ergebnis abnormer, mehrfach übersteigerter elektrischer Entladungen größerer Nervenverbände. Je nach Lokalisation in der Hirnrinde (sensibel, motorisch ...) oder nach Ausdehnung (generalisiert/partiell) der pathologischen Entladungen im Gehirn ergeben sich die unterschiedlichsten Anfallsformen. Die Art des Anfalles verläuft allerdings beim jeweiligen Patienten immer ähnlich.

Neurophysiologisch basiert das Anfallsgeschehen im wesentlichen auf einem Ungleichgewicht zwischen hemmenden und erregenden Impulsen an den Nervensynapsen. Wenn bestimmte endogene oder exogene Reize, wie z.B. Stoffwechselstörungen oder Flimmerlicht wirksam werden, kann es zu abnormen fokalen Entladungen kommen. Als Folge der Ausbreitung dieser Entladungen entstehen Krämpfe und Bewußtlosigkeit. Einen ausreichend starken endogenen Reiz vorausgesetzt, z.B. Drogen, Alkoholentzug, Hypoxie oder Hypoglykämie, kann auch ein gesundes Gehirn unkontrollierte elektrische Entladungen abgeben und damit einen Krampfanfall auslösen.

Epileptische Anfälle sind nicht gleichbedeutend mit dem Begriff Epilepsie. Dieser Begriff wird nur verwendet, wenn epileptische Anfälle auch ohne erkennbare Ursache chronisch rezidivieren.

Krampfanfälle können mit einer Reihe von zerebralen oder extrazerebralen Erkrankungen einhergehen. Die wichtigsten zerebralen Ursachen sind Verletzungen, Tumore, Entzündungen, Infarkte und Blutungen im zentralen Nervensystem. Bei den extrazerebralen Erkrankungen sind vor allem die Stoffwechselstörungen, Hypoxie, Drogen, Medikamente und Medikamenten- bzw. Alkoholentzug als Verursacher zu nennen.

Man unterteilt die Epilepsien in generalisierte Anfälle, bei denen sich das pathologische Entladungsmuster auf das gesamte Gehirn ausdehnt, und partielle Anfälle.

Generalisierte Anfälle rufen normalerweise von Beginn an Bewußtlosigkeit und Krämpfe hervor. Partielle (fokale) Anfälle mit elementarer Symptomatik gehen von einem Anfallsherd in einem eng umschriebenen Hirnrindenareal aus und zeichnen sich durch ein sehr unterschiedliches Bild von begrenzten motorischen, sensiblen, optischen oder akustischen Fehlfunktionen des Gehirns aus, führen aber nie zum Verlust bzw. der Störung des Bewußtseins. Die fokalen Anfälle mit komplexer Symptomatologie gehen mit Bewußtseinsstörungen einher.

Bei etwa 5% aller Menschen kommt es im Laufe des Lebens zumindest zu einem epileptischen Anfall, ca. 1% leiden unter einer manifesten Anfallserkrankung. Gerade im psychotherapeutischen Klientel, besonders auch bei Patienten mit Alkohol-, Drogen- oder Medikamentenabusus, ist mit einer überdurchschnittlichen Häufigkeit von Anfallserkrankungen zu rechnen. Jeweils 40% aller Anfälle entfallen auf die generalisierten Anfälle vom tonisch-klonischen Typ (Grand-mal Anfall) und auf die partial-komplexen (psychomotorischen) Anfälle.

Die *generalisierten tonisch-klonischen Anfälle* können motorisch relativ unauffällig, genauso gut aber auch sehr massiv auftreten und entsprechen dann dem klassischen Bild eines epileptischen Anfalles, wie er in den Leitsymptomen beschrieben wurde. Es ist daher wichtig, auch dann an eine Epilepsie zu denken, wenn Muskelzuckungen nur diskret vorhanden sind. Der Schrei, Atemstillstand und Zyanose können fehlen. Eine tiefe Bewußtlosigkeit, verzerrtes Gesicht, weite Pupillen und die Blickwendung der Augen auf eine Seite sind aber stets vorhanden. Der typische „große Anfall" beginnt gelegentlich mit Prodromalerscheinungen (Aura), die schon Stunden vor dem Anfall einsetzen können. Die Aura äußert sich in Symptomen wie depressiver Verstimmung, Reizbarkeit, motorischer Unruhe, Kopfschmerzen, Schwindel, Unwohlsein, Übelkeit und Schweißausbrüchen. Sekunden vor dem Anfall kann es dann zu optischen oder akustischen Halluzinationen kommen. Manchmal sind die Patienten Stunden vor dem Anfall in ihrem Verhalten verändert, wobei die Art der Veränderung individuell sehr verschieden ist, bei einzelnen Patienten aber immer in der gleichen Weise auftritt, so ist z.B. ein sonst sehr sanftes Kind plötzlich in seinem Verhalten äußerst heftig. Oftmals bestehen schon Stunden bis Tage vor dem Anfall erhöhte Reizbarkeit und aggressive Verstimmung, die Beobachtern unerklärlich erscheinen, und die sich in körperlichen oder verbalen Aggressionshandlungen entladen. Der Anfall beendet dann diesen Zustand. Es kommt auch vor, daß die Patienten kurz vor dem Anfall diesen ankündigen.

Unter plötzlichem Bewußtseinsverlust und oftmals mit einem durchdringenden Aufschrei (Initialschrei) stürzen die Patienten zu Boden. Die tonische Phase (Verkrampfungs- oder Starrephase) beginnt. Der Aufschrei, er tritt ungefähr bei der Hälfte aller Grand mal-Anfälle auf, entsteht durch eine zu diesem Zeitpunkt einsetzende Kontraktion des Zwerchfells, welche eine forcierte Ausatmung bei geschlossenen Stimmbändern auslöst. Infolge der tonischen Zwerchfellkontraktion, welche eine Atembewegung unmöglich macht, setzt die Atmung aus, und die Patienten werden zyanotisch. Der venöse Blutrückfluß aus dem Gesicht wird behindert, und so kommt es zusätzlich zu einem venösen Blutstau, mit der so charakteristischen Blauverfärbung des Gesichts.

Nicht nur das Zwerchfell, auch viele andere Muskelgruppen verkrampfen sich bzw. erstarren.

Besonders charakteristisch ist der verzerrte Gesichtsausdruck, insbesonders mit einer Verkrampfung der Kiefermuskeln, durch die es zu Zungenverletzungen kommen kann. Die Arme werden meist im Ellenbogen gebeugt und im Schultergelenk nach außen gedreht, wodurch sogar Auskegelungen des Schultergelenkes möglich sind. Handgelenk und Fingergelenke werden stark gebeugt. Die Beine werden gestreckt gehalten und sind nach innen rotiert. Der Rücken wird überstreckt. Die Pupillen erweitern sich fast immer und bleiben bis zum Ende des Anfalls in dieser Stellung. Auch der Blick der Augen in eine Richtung und die Wendung des Kopfes auf eine Seite sind sehr typisch.

Nach längstens zwei Minuten wird dieser Zustand von einer sich langsam steigernden Aktivität von Muskelzuckungen, der sogenannten klonischen Phase, abgelöst. Ein vorerst feiner Tremor am ganzen Körper steigert sich zu generalisierten, beidseits synchronen Beugezuckungen. Diese werden von kurzen Phasen muskulärer Atonie abgelöst. Die Zunge fällt in dieser Phase bei vielen Patienten zwischen die Zähne, während der Mund sich ständig öffnet und schließt. Bei unbemerkt ablaufenden Anfällen ist der Zungenbiß oftmals der einzige Hinweis auf den Anfall. Durch die Zungenbewegungen bzw. die klonischen Bewegungen der Atemmuskulatur bildet sich Schaum im Mund, der dann langsam austritt. Die Zeitspanne der Muskelerschlaffung wird immer länger, die Dauer der Muskelkontraktionen kürzer, und schließlich hören diese ganz auf. Zu diesem Zeitpunkt setzt die Atmung wieder ein. Manchmal kommt es in der Krampfphase auch zu unwillkürlichem Stuhl- und Urinabgang.

Nun beginnt die postkonvulsive (postiktale) Phase, die Nachanfallsphase. Vorerst sind die Patienten bis zu 2 Minuten in einem komatösen Zustand, in welchem die Atmung wieder tief und regelmäßig mit „schnorchelnden" Geräuschen einsetzt. Die meisten Patienten verfallen nach dieser komatösen Phase in einen tiefen Schlaf von unterschiedlicher Dauer. Häufig kommen die Patienten dann über das Stadium einer veränderten Geistesverfassung bzw. Verwirrtheit zu sich und verfallen, wenn sie ungestört bleiben, in einen Nachschlaf, der bis zu mehrere Stunden andauern kann.

Bis zum ersten Erwachen vergehen zwischen 5 bis 20 Minuten. In dieser Zeit, die man auch als Dämmerzustand bezeichnet, kann der Patient Halluzinationen oder eine Wahnsymptomatik erleben und unter Umständen Handlungen begehen, die vollig sinnlos erscheinen und durch motorische Ungeschicklichkeit auffallen.

Für den Ersthelfer ergibt sich dabei auch die Gefahr, daß der Patient die Umgebung bzw. das Verhalten der Helfer soweit fehlinterpretieren kann, daß sich daraus unter Umständen gewalttätige Handlungen ergeben oder Triebentladungen stattfinden.

Für den Anfall und die postkonvulsive Phase besteht eine Amnesie. Als „Restsymptome" des Anfalls resultieren oft Kopfschmerzen und außerdem generalisierte Muskelschmerzen (Muskelkater am Folgetag), welche neben dem Zungenbiß oft die einzigen Hinweise auf einen unbemerkt (nächtlich) abgelaufenen Anfall sein können.

Es gibt allerdings auch eine postiktale Phase, in der sich die Patienten lediglich erschöpft fühlen. In welcher Form auch immer, die postiktale Phase ist so charakteristisch für den Grand mal Anfall, daß das Fehlen dieser Phase mit ihren typischen Auffälligkeiten unter Umständen auf das Vorliegen eines psychogenen Anfalles hinweist.

Im Grand mal-Status (Status epilepticus) kommt es zu wiederholten generalisierten tonisch-klonischen Anfällen, ohne daß zwischenzeitlich das Bewußtsein wiedererlangt wird. Es stellt dies einen lebensbedrohlichen Zustand dar, da Hypoxie und Kreislaufschock zu schweren zerebralen Schäden führen können, die ohne umgehende intensivmedizinische Intervention letztlich den Tod des Patienten herbeiführen. Unregelmäßige Medikamenteneinnahme, Medikamentenentzug, Alkoholentzug und Drogenintoxikation stellen die häufigsten Ursachen dar.

Die Diagnose eines epileptischen Anfallsleidens wird mit Hilfe des EEGs gestellt. Im EEG ist dann die Neigung zu abnormen hirnelektrischen Ladungen, meist auf einen bestimmten Herd bezogen, festzustellen.

Die Therapie erfolgt durch das Vermeiden von anfallsauslösenden Situationen (Psychohygiene!) bzw. das Vermeiden von Medikamenten oder Drogen bzw. durch die ausreichende Therapie eines Grundleidens (Diabetes, Hirntumor, Entzündungen, Blutung ...). Mittels Pharmakotherapie lassen sich die meisten Anfälle vollständig unterdrücken. Antiepileptika müssen regelmäßig eingenommen werden, eine unregelmäßige Einnahme ist schlechter als keine medikamentöse Therapie, da schwankender Medikamentenspiegel Anfälle provozieren kann.

Ungefähr 15% aller epileptischen Erkrankungen fallen in die Gruppe der sogenannten *Absencen (Petit mal)* und kommen fast ausschließlich im Kindes- und Jugendalter vor. Kennzeichnend ist der plötzliche Beginn bzw. das Ende dieses eher kurzen Anfallsgeschehens und die Veränderung des Bewußtseinszustandes bei Fehlen sonstiger Epilepsiesymptome (Aura, motorische Phänomene ...). Die Veränderung des Bewußtseinszustandes reicht von einer vollständigen Bewußtlosigkeit, einer Verdüsterung des Bewußtseinszustandes bis hin zu kurzer Verwirrung des Patienten. Oft führen die Patienten einfache schablonenhafte Bewegungen (Stereotypien) wie Augenblinzeln, Lippenschmatzen, Kauen usw. aus. Sie schwanken plötzlich, fallen aber nicht zu Boden, zeigen eine kurze, auffällige, unerklärliche Verhaltensänderung und unterbrechen eine zu diesem Zeitpunkt ausgeübte Tätigkeit. So kommt es vor, daß sie Dinge fallen lassen oder aufhören zu sprechen und eventuell sogar nach dem Anfall das Gespräch wieder dort fortsetzen, wo sie unterbrochen haben. Typisch ist der abwesende, starre Blick, wobei die Augen auch nach oben abweichen können. Viele Patienten zeigen auch eine Veränderung der Hautfarbe (blaß oder gerötet), der Atmung, der Herzfrequenz – also vegetative Symptome. Für die Zeit des Anfalles besteht eine Amnesie, eine Nachanfallsphase kommt praktisch nicht vor.

Die Anfälle wiederholen sich mehrmals am Tage und entstehen häufig, wenn der Patient ruhig dasitzt, viel seltener, wenn er in Bewegung ist. Auslösend wirken wie auch sonst bei den Epilepsien vor allem Hyperventilation, Hypoglykämie und seelische Spannungen. Grundsätzlich nehmen Absencen einen gutartigen Verlauf und heilen oft spontan nach dem 15. Lebensjahr.

Ca. 40% aller Anfälle können den *komplexen fokalen (psychomotorischen) Anfällen* zugeordnet werden. Je nach betroffener Hirnregion können psychomotorische Symptome (Automatismen), Bewußtseinsstörungen, kognitive Störungen, affektive Symptome bzw. psychosensorische Symptome im Vordergrund stehen. In der Regel setzt sich der Anfall aus mehreren dieser Einzelstörungen zusammen. Bei etwa zwei Drittel der Patienten geht dem Anfall die sogenannte Aura (Prodromalerscheinungen) voraus. Charakteristische Prodromi sind traumhaft empfundene Zustände. Die Umwelt macht dabei einen stark vertrauten oder unheimlich-fremden Eindruck. Aber auch Magensensationen, Schwindelgefühle, optische, akustische, olfaktorische Halluzinationen oder sensomotorische Symptome können einen Anfall ankündigen.

Das zentrale Symptom stellt die Bewußtseinsstörung dar, die man auch gerne als „Dämmerzustand" umschreibt. Die Bewußtseinsstörung beginnt in den meisten Fällen mit bewegungslosem Starren, welches für etwa 10 Sekunden anhält. Danach finden sich einfache oder komplexe stereotype Bewegungen wie Kauen, Lippenschmatzen, Blinzeln, Schnüffeln, Hüsteln, Nesteln, Zupf- und Reibbewegungen am Körper oder an den Kleidern, stereotype Hand- und Armbewegungen bis hin zum An- und Ausziehen, Umhergehen oder Aggressionshandlungen. Weiters finden sich sprachliche Automatismen wie das Ausstoßen von Schimpfwörtern oder wirres Reden und affektive Äußerungen wie z.B. Lachen oder Singen. Von der vegetativen Seite zeigt sich Gesichtsverfärbung (Röte/Blässe), Pupillenveränderung, Erbrechen, weiters Stuhl- und Urinabgang und Pulsbeschleunigung.

Diese Fülle von Syptomen besteht natürlich niemals bei einem einzelnen Anfall. Die Aneinanderreihung der Einzelsymptome bleibt beim gleichen Patienten allerdings konstant.

Zwischendurch können die Patienten wieder für kurze Zeit vor sich hinstarren, um dann mit den Automatismen wieder fortzufahren.

Das Symptom des Muskeltonusverlustes ist selten, Muskelzuckungen finden nie statt. Der für den großen Anfall typische Sturz ereignet sich beim komplexen Anfall nicht.

In den ersten beiden Minuten reagieren die Patienten übrigens auf keinerlei äußere Reize. Die komplexen stereotypen Handlungen dauern in der Regel ca. 5 Minuten, selten bis zu einer Stunde. Gewalttätige Handlungen ereignen sich selten und meist nur dann, wenn versucht wird, Patienten am Ausführen ihrer Automatismen zu hindern.

Differentialdiagnostisch gilt es, bei den psychomotorischen Anfällen oftmals zwischen Absencen, Synkopen und vor allem den psychogenen Anfällen zu unterscheiden. Falls ein psychomotorischer Anfall stark affektbetont und theatralisch ist, gleicht er dem hysterischen Anfall, der allerdings immer ohne Bewußtseinsverlust vor sich geht.

3.2 Die Narkolepsie

Schlafanfall, Störung des Wach-Schlafzyklus

Synonyma: Narkolepsie-Kataplexie-Syndrom
Engl.: Narkolepsy

Leitsymptome

- Anfallsweise unüberwindlicher Schlafzwang (Minuten bis Stunden)
- Eventuell verbunden mit:
  - Kataplexie (anfallsweiser Zusammenbruch der Haltemotorik)
  - Schlafparalyse
  - Hypnagogen Halluzinationen
- Die Patienten sind, wie beim normalen Schlaf, immer weckbar

Maßnahmen

→ Neuropsychiatrische Abklärung veranlasssen

Hintergrundwissen

Die Narkolepsie ist eine selten vorkommende Erkrankung (Syndrom).

Die Betroffenen sind den ganzen Tag über müde; besonders in monotonen Situationen oder in solchen, die auch für Gesunde ermüdend sind (Fernsehen, nach dem Essen, Autofahren ...), treten plötzlich kurze Schlafanfälle auf. Es können wenige bis viele Anfälle pro Tag auftreten, wobei sich dem Anfall auch noch die Symptome der Kataplexie, der Schlafparalyse und der hypnagogen Halluzinationen anschließen können.

Die Kataplexie ist eine plötzliche, meist nur wenige Sekunden anhaltende Lähmung ohne Bewußtseinsverlust, welche entweder einzelne Körperteile oder die gesamte Muskulatur betrifft (schlaffes Hinfallen). Auslösend sind immer plötzliche Erregung oder überraschende Gefühlsausbrüche (Lachen, Angst, Schreck).

Die Schlafparalyse tritt gelegentlich beim Einschlafen oder Erwachen auf. Sie ist durch einen Sekunden bis Minuten andauernden beklemmenden Tonusverlust am ganzen Körper gekennzeichnet. Die hypnagogen Halluzinationen sind lebhafte, furchterregende, akustische oder optische Halluzinationen, die zwischen Wach- und Schlafphase auftauchen.

Die Ursache dieser Erkrankung ist weitgehend ungeklärt, manchmal tritt sie nach durchgemachten ZNS-Erkrankungen auf.

3.3 Der Schlaganfall

Akute Hirndurchblutungsstörung mit nachfolgender Unterbrechung des Gewebsstoffwechsels. Als Ursache kommt eine anatomisch oder funktionell bedingte Unterbrechung der (Blut-)Strombahn in Frage.

Synonyma: Apoplexia cerebri, zerebraler oder apoplektischer Insult, Gehirnschlag
Engl.: Apoplexy, cerebrovascular accident, stroke

Leitsymptome

- Plötzliche schlaffe Lähmungen halbseitig oder gekreuzt (Hemiparese), eventuell mit blitzartigem Hinstürzen
- Bewußtseinsstörungen: Verwirrtheit, Bewußtlosigkeit
- Aphasie, Apraxie, Ataxie, Agnosie, Anopsie
- Herabhängender Mundwinkel, einseitig schwacher Händedruck
- Puls verändert
- Hemihypästhesie (halbseitige, gesteigerte Berührungsempfindlichkeit), Krampfanfälle, Schwindel

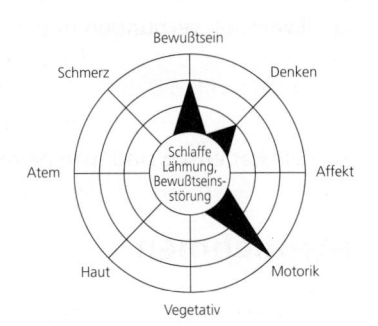

Auslöser (Risikofaktoren)

↗ Bluthochdruck
↗ Rauchen
↗ Herzklappenfehler, Vorhofflimmern
↗ Diabetes mellitus

Maßnahmen

→ Beruhigung
→ Sofort Rettung und Arzt anfordern, auch bei unsicherer Diagnose, auch bei diskreter Symptomatik
→ Lagerung
→ Bewußtseinslage und Kreislauffunktion überprüfen und den Patienten bis zum Eintreffen der Rettung beobachten
→ Bei Bewußtlosigkeit: Seitenlagerung, Atemwege freihalten

Erläuterung der Maßnahmen

Der Schlaganfall ist ein medizinischer Notfall, der ebenso rasch diagnostiziert und behandelt gehört wie etwa der Herzinfarkt. Da der Schlaganfall aber keine Schmerzen macht und oftmals zu Beginn nur diskrete Zeichen setzt, werden die Beschwerden oft bagatellisiert. Je früher die Behandlung des Schlaganfalles einsetzt, desto geringer ist die Gefahr eines irreversiblen Gewebeschadens. Spätestens 6 Stunden nach dem Beginn der Durchblutungsstörung sind bei ausbleibender Behandlung Dauerschäden zu erwarten. Bei der Erstuntersuchung im Krankenhaus wird geklärt, ob es sich im Falle eines Schlaganfalles um einen Durchblutungsmangel (Ischämie) oder, was seltener ist, um eine Gehirnblutung handelt.

Meistens setzen die Symptome akut in voller Stärke ein. Es ist allerdings auch möglich, daß sich die Beschwerden zunehmend verstärken und schließlich zum Zustandsbild eines schweren Schlaganfalles entwickeln bis hin zum Koma. Die Beobachtung des Patienten bis die Hilfe eintrifft, ist deshalb unumgänglich.

Etwa 50% aller Schlaganfallpatienten erleben vor dem eigentlichen Insult einen oder mehrere lediglich flüchtige Durchblutungsstörungen. Da diese ohne besondere Dramatik verlaufen, werden sie oft nicht ernstgenommen. Ein späterer schwerer Schlaganfall könnte bei rechtzeitiger Abklärung unter Umständen vermieden werden (Risikofaktoren ausschalten). Für den Ersthelfer bedeutet das, daß beim Vorliegen auch nur eines einzigen Leitsymptomes eine medizinische Abklärung unbedingt veranlaßt werden muß.

Wie bei allen Notfällen ist die Beruhigung des Patienten sehr wichtig. Beim Schlaganfall sind es nicht sosehr die Schmerzen, sondern vielmehr die für den Patienten spürbare neuropsychologischen Veränderungen, die ihn beunruhigen und enormen seelischen Streß verursachen.

Man wird dem Patienten, der in dieser Situation oft auch verwirrt ist, langsam und verständlich seine Situation erklären und ihm versichern, daß die Symptome bald abklingen, sobald Schritte gegen die vermutete Durchblutungsstörung unternommen werden.

Die Lagerung bei erhaltenem Bewußtsein erfolgt am besten in liegender Position, wobei der Oberkörper etwa 30 Grad angehoben werden sollte.

Hintergrundwissen

Der Schlaganfall ist eine schlagartig auftretende Durchblutungsstörung des Gehirnes, die zu im günstigsten Fall mindestens 24 Stunden dauernden Beschwerden, aber auch zum Tode führen kann.

Schlaganfälle gehören zu den häufigen Erkrankungen bzw. Notfällen. Der Schlaganfall rangiert in der Häufigkeit der Todesursachen nach Herzinfarkt und Krebs an dritter (!) Stelle.

Die Wahrscheinlichkeit, daß ein Mensch an einem Schlaganfall erkrankt, wird als Morbiditätsrisiko bezeichnet und beträgt bei den 65–75jährigen bereits 5%. Der Anteil dieser Todesursache an der Gesamtmortalität in dieser Altersgruppe beträgt ca. 15%. Grundsätzlich ist der Infarkt aber in jedem Alter möglich. Bei jüngeren Menschen hat sich Kokain zum wichtigsten Risikofaktor für den Schlaganfall entwickelt.

Der größte Risikofaktor ist erhöhter Blutdruck, bedeutend sind darüberhinaus alle Risikofaktoren, die eine Arteriosklerose begünstigen wie Rauchen, Übergewicht, Zuckerkrankheit und bei jungen Frauen vor allem die Kombination Rauchen und Pille.

Herzerkrankungen, die die Entstehung eines Blutgerinnsels (Thrombose) fördern, stellen eine weitere sehr wichtige Ursache für den Schlaganfall dar. Zu diesen Herzerkrankungen gehören das Vorhofflimmern – bei älteren Menschen häufig und oft lange Zeit unbemerkt, für fast die Hälfte der Thrombosen verantwortlich –, Herzklappenfehler oder -entzündungen und die Zeit nach einem Herzinfarkt. Längere Zeit anhaltender emotionaler

Streß wirkt sich ebenfalls auf die Entwicklung eines Schlaganfalles begünstigend aus.

Rund 80% aller Schlaganfälle sind Ischämien, also Durchblutungsmangel von Hirnabschnitten, etwa 20 Prozent sind Blutungen. Die Diagnose Schlaganfall stellt also nur eine typische Kombination von mehreren Symptomen dar und gibt vorerst noch keine Antwort auf die zugrundeliegende Krankheit des vorliegenden neurologischen Herdgeschehens.

Die wichtigste Ursache der Ischämien besteht in arteriosklerotischen Gefäßwandveränderungen mit nachfolgender Entstehung einses Blutgerinsels, aber auch in der Loslösung eines Embolus (losgelöstes Gerinnsel) aus verschiedenen Orten des Körpers, vornehmlich des Herzens, welcher in weiterer Folge dann eine Hirnarterie verstopft.

Blutungen in das Hirngewebe (intrazerebrale Blutungen) machen rund 15 Prozent aller Schlaganfälle aus, Blutungen unter die weiche Hirnhaut, sogenannte subarachnoidale Blutungen, etwa 5 Prozent. In jedem Fall sind die Auswirkungen vor allem bei intrazerebralen Blutungen hochakut, und dieses Krankeitsbild hat im Vergleich zu den anderen Schlaganfallformen einen viel ungünstigeren Verlauf.

Die Ursache für Gehirnblutungen sind vor allem hoher Blutdruck, häufig in Kombination mit Mikro- Aneurysmen (sackartige Gefäßfehlbildungen), in denen sich dann das But hineinwühlen kann. In weiterer Folge kommt es dann zu einer Massenblutung in das Gehirn.

Bei der Stadieneinteilung hat sich folgendes, nach zeitlichen Gesichtspunkten geordnetes Schema durchgesetzt: Man unterscheidet klinisch reversible Ausfälle (TIA) vom progredienten Hirninsult und dem Hirninfarkt.

- Die transitorische ischämische Attacke (TIA) dauert in der Regel wenige Minuten bis 24 Stunden. Mehr als die Hälfte aller TIAs dauern weniger als 10 Minuten. Sie sind durch reversible neurologische Ausfälle gekennzeichnet und neigen zu Rezidiven. Die typischen Symptome sind kurzdauernde aphasische Störungen, sensomotorische Störungen (z.B. flüchtiges Schwächegefühl oder Gefühlstörung in den Armen oder Beinen), flüchtige einäugige Blindheit (Amaurosis fugax), Schwindel, Verschwommensehen, Dysathrie, Dysphagie und ganz typisch auch die sogenannten drop attacks (Sturzanfälle). Bei einem Sturzanfall versagen dem Betroffenen plötzlich die Beine, er stürzt unvermittelt zu Boden. Im Unterschied zu den Synkopen oder epileptischen Anfällen bleibt das Bewußtsein erhalten, die Patienten fallen häufig auf die Knie und können das Ereignis auch genau beschreiben.

  TIAs haben pathophysiologisch gesehen in der Regel eine Mikroembolie zur Grundlage, entweder aus den Hirngefäßen selbst oder aus dem Herzen kommend. Sie können sowohl durch erhöhten als auch durch niedrigen Blutdruck ausgelöst werden. TIAs sind also vorerst harmlose, weil vorübergehende zerebrale Ischämien (Durchblutungsmangel). Die Bedeutung der TIAs liegt in der Tatsache, daß das Risiko, im weiteren Verlauf an einem Schlaganfall zu erkranken, auf das 6fache erhöht ist, gegenüber gleichalten Menschen ohne TIAs sogar auf mehr als das 10fache, die Lebenserwartung ist damit auch deutlich vermindert. Jeder fünfte TIA-Patient verstirbt in späterer Zeit an einem Schlaganfall, etwa doppelt so viele an einem Herzinfarkt. Es ist daher besonders wichtig, einen Patienten mit dem Verdacht einer TIA weiter neurologisch aber auch internistisch abklären zu lassen. Die TIA-Symptomatik ist nicht weniger wichtig zu nehmen als etwa die der Angina pectoris.

- Unter RIND oder PRIND (reversibles ischämisches neurologisches Defizit) versteht man ein im wesentlichen der TIA ähnliches Krankeitsbild mit dem Unterschied, daß die Symptomatik länger anhält (ca. 2 Wochen).

- Unter einem progredienten Hirninsult versteht man einen reinen ischämischen Schlaganfall, bei dem es zur stufenweisen Zunahme der neurologischen Ausfälle kommt.

- Ein vollendeter Hirninfarkt stellt einen ischämischen Schlaganfall dar, bei welchem alle neurologischen Symptome plötzlich in ihrer gesamten Intensität auftreten und sich nur teilweise zurückbilden – über Monate hinweg.

Einen typischen Verlauf zu beschreiben, ist kaum möglich, da je nach betroffenem Gebiet die Symptomatik sehr verschieden ist. Häufige Symptome sind die Hemiparese bzw. die Sturzanfälle und neuropsychologische Störungen wie die Störungen des Sprachverständnisses und des Sprechens (Aphasie) und Störungen der Aufmerksamkeit des Gedächtnisses und der Orientierung.

Unter einer Parese versteht man eine Lähmung, unter Hemiparese eine halbseitige Lähmung. Sie entsteht durch den Ausfall eines Teiles der gegenüberliegenden Gehirnhälfte. Grobe Bewegungsabläufe wie etwa das Heben eines Armes können noch möglich sein, die Feinbeweglichkeit wie etwa das Schreiben ist aber unmöglich.

Unter Apraxie versteht man eine Störung der komplexen Handlungsabläufe, d.h. die Patienten können zwar Einzelhandlungen durchführen aber keine zusammengesetzten Bewegungsabläufe. Zum Beispiel ist es dem Patienten nicht mehr möglich, bewußt vom Sessel aufzustehen, er kann dies aber kurze Zeit später spontan ohne Probleme.

Agnosie bezeichnet eine Störung des Verstehens; der Patient ist etwa nicht mehr in der Lage, das Gesicht eines Freundes zu erkennen.

Anopsie bedeutet, nicht sehen zu können. Meist entwickelt sich eine Hemianopsie (halbseitiger Gesichtsfeldausfall) auf der gleichen Seite, auf der die Lähmung besteht. Sie führt zum Übersehen von Gegenständen auf einer Seite.

Unter einer Hemihypästhesie versteht man eine halbseitige Minderung oder einen Ausfall der Empfindung für Schmerz, Berührung, Druck und Temperatur. Diese Störung ist häufig mit einer gleichseitigen Hemiparese verbunden.

Die Vielfalt der neurologischen Symptomatik beim Schlaganfall führt zu Verwechslungsmöglichkeiten mit anderen neurologischen Erkrankungen, die zum Teil im vorliegenden Buch auch näher beschrieben sind. Als Differentialdiagnose kommen folgende Störungen in Frage: die Synkope, die Hypoglykämie, Blutungen in die Hirnhaut, z.B. nach einem Sturz, nächtliches „Einschlafen" der Arme oder Beine durch Druck auf Nerven und Blutgefäße, die periphere Faszialisparese (Gesichtslähmung) auf Grund einer Hirnnervenerkrankung, epileptische Anfälle, komplizierte Migräneanfälle, Gehirntumore und Entzündungen des Gehirnes.

3.4 Der akute Kopfschmerz

3.4.1 Die akute Kopfschmerzattacke

Erstmaliges Auftreten eines sich rasch entwickelnden akuten Kopfschmerzes, der das Allgemeinbefinden massiv beeinträchtigt und zumeist auf einer organischen Erkrankung basiert

Synonyma: Sekundärer Kopfschmerz, Kephalgie
Engl.: Cephalgia, headache

Leitsymptome

- Akuter, heftiger Schmerz (bohrend, drückend, dumpf ...); beidseitig und/oder auch Vorder/Hinterkopf betreffend
- Plötzlicher rasender Schmerz (selten langsam ansteigend)
- Eventuell mit Bewußtseinstrübung, steifem Nacken oder/und Erbrechen

Auslöser

↗ Erkrankungen des Gehirnes wie Meningitis, Enzephalitis, Blutung in die Hirnhaut, Schädel-Hirntrauma, Tumor, akute Minderdurchblutung (Hypoxie, Schlaganfall)

↗ Erkrankungen im Bereich der Augen, Ohren, Nase oder Nasennebenhöhlen
↗ Erkrankungen des Herz-Kreislaufsystems, Bluthochdruck aber auch Herzinsuffizienz (Minderdurchblutung des Gehirnes)
↗ Intoxikationen und Entzugssyndrom (Alkohol, Nikotin)
↗ Schlafmangel, Fieber

Maßnahmen

→ Schmerzen genau beschreiben lassen
→ Jeder unbekannte, akute und dauerhafte Kopfschmerz muß ärztlich abgeklärt werden
→ Eventuell Feststellen eines psychosomatischen Zusammenhangs ohne unmittelbare psychotherapeutische Bearbeitung
→ Bei erstmaligem Kopfschmerz mit massiver Störung des Allgemeinbefindens umgehend die Rettung verständigen

3.4.2 Der Kopfschmerz vom Migränetyp

Anfallsartig auftretender halbseitiger Kopfschmerz mit vegetativen Begleitsymptomen

Synonyma: Hemikranie, primärer Kopfschmerztyp
Engl.: *Migraine*

Leitsymptome

❏ Plötzlich auftretender Kopfschmerz
❏ Halbseitig – pochend, drückend, pulsierend, bohrend
❏ Lokalisation: Stirn, Schläfen, Augengegend, Hinterkopf
❏ Vegetative Begleiterscheinungen: Übelkeit
    Erbrechen
    Blässe, kalte Füße und Hände
❏ Lichtempfindlichkeit
❏ Patient sucht abgeschiedenen Ort auf

Verlauf

Bei Migräne *ohne Aura* können Stunden vor dem Anfall Müdigkeit, Depression, Reizbarkeit auftreten.
Bei Migräne *mit* sogenannter *Aura* treten vor Beginn der Schmerzen für etwa 30 Minute lang Flimmersehen, verzerrtes Sehen oder Sehausfälle auf.
Der Anfall kann unbehandelt *Stunden bis Tage* andauern.

Auslöser

↗ Seelische Erregung (Freude, Trauer), (nachlassender) Streß
↗ Periodenblutung
↗ Änderung des Schlafrhythmus
↗ Schädelverletzungen
↗ Körperliche Anstrengung und Erschöpfung
↗ Wetteränderung

Maßnahmen

Bei bereits diagnostizierter (abgeklärter) Migräne:

→ Nach erprobten Maßnahmen fragen
→ Einnahme der Medikamente unterstützen
→ Für reizarme, ruhige Atmosphäre sorgen
→ Gegebenenfalls für den Abtransport des Leidenden sorgen

Bei unklarer Dignose Vorgehen wie in 3.4.1 beschrieben

3.4.3 Der Kopfschmerz vom Spannungstyp

Chronischer, wellenförmiger, nicht anfallsartig auftretender Kopfschmerz

Synonyma: Cephalea, primärer Kopfschmerztyp
Engl.: Tension headache

Leitsymptome

❏ Lokalisation: beidseitig Schläfenregion, Stirn und Nacken oder an beiden Stellen
❏ Schmerzart: dumpf, drückend, ziehend, „wie ein Reifen um den Kopf", mittelgradig starker Schmerz
❏ Körperliche Tätigkeit ist noch möglich
❏ Oft begleitet von verspannten Gesichts- und Nackenmuskeln
❏ Eventuell gleichzeitiges Vorhandensein einer schon über längere Zeit bestehenden depressiven Verstimmung

Verlauf

Episodenhaft, Minuten bis Stunden anhaltend, mit langen Pausen, aber auch chronischer Verlauf, etwa täglich oder jeden zweiten Tag, über Jahre möglich

Auslöser

↗ Multifaktoriell, vor allem psychische und körperliche Überlastung, depressive Verstimmungen, Fehlhaltungen der Halswirbelsäule, Verspannung der Gesichtsmuskulatur, Genußmittelabusus

Maßnahmen

Bei bereits abgeklärten Kopfschmerzen:

❏ Entspannungs- und Konkretisierungstechniken (siehe Teil A 2.2)
❏ Längerfristig Einstellungsänderung gegenüber dem Schmerz und Erarbeiten von Strategien, um Auslösersituationen zu vermeiden
❏ Psychosomatischen Zusammenhang abklären

Erläuterung der Maßnahmen

Dem psychotherapeutisch Tätigen fallen im Rahmen der Behandlung des Kopfschmerzes im wesentlichen zwei wichtige Funktionen zu. Erstens, den Patienten bzw. die Eltern eines kindlichen Patienten darin zu unterstützen, eine organische Erkrankung ausschließen zu lassen, auch wenn viele Hinweise für eine primär psychosomatische Erkrankung sprechen.

Kopfschmerzen, die erstmals auftreten, längere Zeit andauern und das Allgemeinbefinden stören, gehören unbedingt neurologisch abgeklärt; der Kopfschmerz kann ein Signal einer ernsten körperlichen Erkrankung sein (Meningitis, Hirnblutung, Bluthochdruck, Tumor ...).

Abgesehen von der eventuellen Ersten Hilfe ist es zweitens wichtig, den chronischen Kopfschmerzpatienten zur regelmäßigen neurologischen Kontrolle zu motivieren.

Da der Abusus von Analgetika schwere Schäden an den inneren Organen vor allem den Nieren bewirken kann, ist es wichtig, den Patienten nicht zu einer jahrelangen Selbstmedikation zu ermutigen. Bei einem Teil der Dialysepatienten ist das Nierenversagen auf den Gebrauch von Analgetika auf Grund von Kopfschmerzen zurückzuführen, oft ohne jemals eine ärztliche Abklärung oder Gespräch über das Leiden vorgenommen zu haben.

Eine „kleine" Anamnese über die Art der Schmerzen (Lokalisation, Dauer) und über den Schmerzen vorausgegangene Ereignisse (Unfall, Krankheiten) sind auch für den medizinischen Laien ein wichtiger Hinweis für die weiteren Maßnahmen. So wird der Hinweis auf einen vorausgegangenen Sturz eine sofortige Krankenhausaufnahme notwendig machen (Gefahr der Einblutung in die Hirnhaut), wenn die Kopfschmerzen aber einen scheinbar sicheren Zusammenhang mit Alkoholkonsum oder Schlafentzug aufweisen, ist ein weiteres Abwarten gerechtfertigt.

Wie bei allen anderen Notfällen, bei denen eine unmittelbare Krankenhausbehandlung nicht notwendig erscheint, ist die Aktivierung des sozialen Netzes bis die Besserung eintritt sinnvoll.

Bei allen unter Umständen psychosomatischen Notfällen sollte man nicht verabsäumen, sich genau beschreiben zu lassen, wie die psychische Situation des Patienten ist, damit die Möglichkeit für eine spätere Bearbeitung des Zusammenhanges bestehen bleibt.

Da der Bluthochdruck sich oftmals nur im Symptom eines plötzlichen Kopfschmerzes äußert, ist eine umgehende Blutdruckkontrolle sehr nützlich für die weitere Diagnostik. Die unkomplizierteste Art einer raschen Überprüfung ist oftmals der Gang zur nächsten Apotheke.

Kopfschmerzen, die bisher unbekannter Genese sind, und die akut und so dramatisch beginnen, daß der Patient in seinem Allgemeinbefinden deutlich gestört ist (Erbrechen, Schwindel, unklare Sprache, Bewußtseinsveränderungen, Temperatur etc.), stellen einen ernsten Notfall dar. Die Organisation eines raschen Transportes in die nächste Klinik stellt dann die wichtigste Erste Hilfe-Maßnahme dar.

Bei allen chronischen Kopfschmerzen (Spannungskopfschmerz und Migräne), die bereits ärztlich abgeklärt wurden, besteht die Erste Hilfe im wesentlichen darin, den Patienten in der Durchführung der ihm vertrauten und bewährten Maßnahmen zu unterstützen. Bestimmte Medikamente können – rechtzeitig eingenommen – helfen, den Migräneanfall zu durchbrechen. Eine spätere Einnahme hat meist keinen Einfluß auf den Verlauf des Anfalles. Während eines Anfalles soll der Patient Ruhe haben und sich zurückziehen können.

Der Migräneanfall führt praktisch nie zu bleibenden organischen Schäden. Falls es nicht gelungen ist, den Anfall im Entstehen zu unterdrücken (= kupieren), sollte der Patient warten, bis die Beschwerden vergangen sind. Das Zuziehen eines Arztes ist also nicht unbedingt erforderlich. Körperliche Tätigkeit (z.B. Treppensteigen) verstärkt den Migränekopfschmerz, sodaß eine Abholung des Patienten durchaus gerechtfertigt ist.

Bei Spannungskopfschmerzen haben sich Entspannungsmethoden (Biofeedback, Atementspannung, Autogenes Training usw.) bewährt. Auch andere (zum Teil psychotherapeutische) Strategien wie positive oder heilende Imaginationen, Ablenkung, imaginative Gespräche mit dem Schmerz, schmerzlindernde Suggestionen, können zu einer deutlichen Schmerzreduktion führen.

Einen weiteren Schwerpunkt in der Kopfschmerzbehandlung stellt die Veränderung im Umgang mit dem Schmerz dar. Siehe auch Kapitel Schmerzzustände, Teil B, 3.

Den psychosomatischen Zusammenhängen und einer eventuellen Änderung ungünstiger Lebensumstände kommt eine große Bedeutung zu.

Hintergrundwissen

Kopfschmerzen gehören zu den häufigsten Krankheitssymptomen. Den größten Teil stellen die vornehmlich chronisch und stark psychosomatisch mitverursachten sog. primären Kopfschmerzformen (Migräne, Spannungskopfschmerz) mit etwa 90%, die sekundären Kopfschmerzen, also in erster Linie akuten, organisch bedingten Kopfschmerzen nur 10%. Etwa 10–20% der Bevölkerung leiden zumindest für einen längeren Zeitraum an chronischen Kopfschmerzen. An Migräne leiden ca. 12% der Gesamtbevölkerung. Kinder erkranken seltener, aber immerhin 2–3% aller Schulkinder leiden unter Migräne. Die Migräne verursacht viele Krankenstände und beeinträchtigt die Lebensqualität mehr als Zuckerkrankheit, Herzinfarkt, Magen-Darmerkrankungen oder Depressionen. In der Altersverteilung der Migräne nach Prozent stellt die Gruppe der 16–24jährigen den höchsten Anteil mit fast 30%, bei den über 60jährigen sind es nur noch 5%.

Genaue Zahlen über den Spannungskopfschmerz existieren nicht, doch kann man davon ausgehen, daß dieser noch etwas häufiger vorkommt als die Migräne. Daneben gibt es noch sogenannte Mischformen (Migräne/Spannungkopfschmerz), die Neuralgien im Kopfbereich, den sog. Clusterkopfschmerz (auf die Augenregion beschränkter, scharfer, anfallsartiger Schmerz) und noch einer Reihe seltener Formen.

Wesentlich in der Diagnostik ist die Unterscheidung zwischen anfallsartigen und den chronischen (Spannungs-) Kopfschmerzformen. Knapp die Hälfte aller Kopfschmerzformen sind vom letztgenannten Typ, ein Drittel entfällt auf die Migräne und der Rest verteilt sich auf Mischbilder, Neuralgien und andere seltenere Kopfschmerzformen.

Kürzer bestehende Kopfschmerzen über Tage oder maximal Wochen weisen eher auf eine „monokausale" Ursache hin und sind als gefährliche Kopfschmerzen einzuordnen. Chronische Kopfschmerzen sind eher multifaktoriell und stellen keine Gefahr für den Patienten dar.

Über die Pathophysiologie des Startes einer Migräneattacke ist bekannt, daß sich der „Generator" der Migräneattacke im Stammhirn befindet. Eine gesteigerte Durchblutung in bestimmten Gebieten des Stammhirnes führt dazu, daß einzelne Nervenzellen zu „schießen" beginnen. Diese Impulse führen dann auf der jeweils gegenüberliegenden Seite des Großhirnes zum bekannten halbseitigen Kopfschmerz. Zentraler Teil des Ablaufes dieser lokalen Schmerzreaktion ist eine „sterile" neurogene Entzündungsreaktion d.h. eine Entzündungsreaktion ohne das Vorhandensein von Bakterien oder Viren. Dabei werden – ähnlich einer infektiösen Entzündung – durch einen Auslöser sogenannte Mediatorsubstanzen (Neuropeptide des Nervus trigeminus) freigesetzt, die einerseits zur Dilatation von kleinen arteriellen Blutgefäßen führen und andererseits die Durchlässigkeit der kleinen Venen für die Blutflüssigkeit erhöhen. Dies führt zum Freisetzen weiterer Entzündungsstoffe aus den Blutgefäßen, die den Untergang von Mastzellen bewirken. Diese typischen Entzündungszellen, die in jedem Körpergewebe vorhanden sind, setzen dabei die Entzündung unterhaltende Substanzen frei und erzeugen auch das für einen Entzündungsprozeß typische Schmerzempfinden. Ort der Schmerzempfindung ist die Hirnhaut, da sie im Gegensatz zur Hirnsubstanz über Schmerzrezeptoren verfügt.

Gegen die Aktivität solcher Substanzen richten sich verschiedene Schmerzpräparate (z.B. Aspirin). Neuere Medikamente hemmen selektiv die Freisetzung von Neuropeptiden aus dem Trigeminusnerv und stellen somit den effektivsten Schutz dar. Auch die medikamentöse Hemmung der Dilatation der Blutgefäße ist eine häufig angewandte Therapie.

Beim Spannungskopfschmerz oder chronischen Kopfschmerz sind die genauen Ursachen noch weitgehend ungeklärt. Die Verspannung der Nacken- und Kopfmuskeln alleine dürfte als Ursache nicht ausreichen. Gesichert ist jedenfalls, daß Veränderungen der Halswirbelsäule zu dieser Kopfschmerzform führen können. Interessant ist ferner, daß Antidepressiva einen günstigen Einfluß auf Kopfschmerzen dieser Art haben. Dies könnte sowohl als Hinweis für eine Störung im Bereich der Neurotransmitter gesehen werden, als auch für eine starke psychische Beteiligung sprechen.

Kopfschmerzen können also ganz unterschiedliche Bedeutung haben. Zum einen sind sie ein Warnsignal des Körpers über eine organische Veränderung im Gehirn, zum anderen werden sie ganz wesentlich von der Persönlichkeit des Patienten und seinen Reaktionen auf Schmerzsignale von Seiten des vegetativen Nervensystems mitbestimmt.

3.5 Die Schwindelattacke

Warhrnehmung von Scheinbewegungen, verbunden mit Gleichgewichtsstörungen oder einer Unsicherheit in der Körperwahrnehmung

Synonyma: Vertigo, Gleichgewichtsstörung
Engl.: Dizziness, giddiness, vertigo

Leitsymptome

- Drehschwindel, Schwankschwindel
- Scheinbewegungen der Umgebung, Hin- und Her-, Auf- und Abbewegungen, „Liftgefühl"
- Unsicherheitsgefühl, Taumeligkeit, Betrunkenheitsgefühl, Benommen

Zusätzlich eventuell noch:

- Schwarzwerden vor den Augen, Kopfschmerzen
- Übelkeit, Erbrechen, Schwitzen, Tachykardie
- Hörverlust, Ohrgeräusche
- Angst

Verlauf

Von Minuten bis zu Tagen (Dauerschwindel)

Auslöser

- Zerebrale Durchblutungsstörungen (Herzkreislauferkrankungen wie Rhythmusstörungen, Bluthochdruck, Kollaps)
- Intoxikationen, Medikamentennebenwirkung, Hypoglykämie
- Tumoren, Multiple Sklerose, zerebrale Abbauprozesse
- Entzündung/Verletzung im Bereich des Innenohres
- Morbus Meniére
- Psychische Auslöser

Maßnahmen

→ Patient hinsetzen bzw. hinlegen lassen
→ Schwindelgefühl genau beschreiben lassen, nach Begleitsymptomen fragen
→ Beruhigen
→ Nach Besserung: Ärztliche Abklärung vereinbaren
  Eventuell einen aktuellen psychosomatischen Zusammenhang herstellen

→ Tritt keine Besserung ein, Rettung verständigen
→ Kein Nikotin, keinen Alkohol – eventuell Kaffee oder Tee

Erläuterung der Maßnahmen

Schwindel ist keine Krankheit, sondern ein Alarmzeichen, hinter dem sich verschiedene Krankheiten verbergen können. Jeder auch noch so harmlos erscheinende Schwindel gehört medizinisch abgeklärt!

Einem Patienten mit einem Schwindelanfall wird man vorerst das Hinsetzen oder besser Hinlegen ermöglichen. Neben der Erholungsmöglichkleit bietet die liegende Position auch einen optimalen Schutz vor unkontrollierten Gegenreaktionen des Bewegungsapparates während des Schwindels.

Der Schwindel soll genau beschrieben werden, und es ist auch wichtig, nach begleitenden Symptomen zu fragen. Das können Ohrgeräusche, Hörverminderung, Übelkeit, Schwitzen oder Herzstolpern sein. Es ist auch sinnvoll, nach der Dauer des Schwindels zu fragen und ob der Schwindel zum ersten Mal oder schon öfters aufgetreten ist (Anamnese).

Da eine Schwindelattacke unter Umständen mit viel Angst verbunden sein kann, ist es auch notwendig, den Patienten zu beruhigen. Konkret heißt dies, daß dem Betroffenen das Gefühl gegeben wird, daß seine Symptomatik ernst genommen wird, daß er bestärkt wird, sich auszuruhen und daß gemeinsam die notwendigen Maßnahmen wie etwa eine ärztliche Abklärung oder die Verständigung der Rettung, besprochen werden.

Sehr heftiger Schwindel, Schwindel, der noch mit anderen, z.B. vegetativen Symptomen verbunden ist oder ein Schwindelanfall, der auch nach Ruhe nicht vollständig abgeklungen ist, stellt eine Indikation für den umgehenden Transport des Patienten in ein Krankenhaus dar.

Bei vorerst „harmlos" erscheinenden Schwindelattacken kann, nachdem keine Symptome mehr vorhanden sind, eine medizinische Abklärung durchaus zum ehest möglichen Zeitpunkt erfolgen. Wichtig ist, daß der Patient zur Abklärung motiviert wird, da sich hinter einer Schwindelattacke eine ernste körperliche Erkrankung verbergen kann.

Durch das Herstellen eines psychosomatischen Zusammenhanges kann eine leichte Schwindelattacke in die psychotherapeutische Arbeit einbezogen werden und dabei eventuell der tiefenpsychologische Hintergrund ausgeleuchtet werden.

Bei vornehmlich psychogenem Schwindel, der wiederholt in psychotherapeutischen Sitzungen auftritt, können auch körperbezogene Interventionen in schwindelfreien Intervallen sinnvoll sein. Eine der Möglichkeiten stellt das Balancieren auf einem Wippbrett oder einem Balancierkreisel dar. Dabei wird der Patient in den Zustand eines unsicheren Bodenkontaktes versetzt und soll während des Balancierens intensiv im Gespräch sein. Nach einiger Zeit wird die Übung unterbrochen, und der Patient kann nun sein „sicheres" Bodengefühl wahrnehmen; eventuell ergibt sich daraus die Möglichkeit zu weiterer therapeutischer Arbeit.

Nikotinkonsum sollte beim Vorliegen einer Schwindelerkrankung vermieden werden, da eine Verminderung der Sauerstoffzufuhr im Gehirn die Symptome verstärken kann. In diesem Sinne ist es durchaus anzuraten, Tee oder Kaffee zu trinken, da die „aufhellende" Wirkung des Coffeins auf das Gehirn die Erholung unterstützen kann. Alkohol gehört wegen seiner spezifischen Wirkung auf das Gleichgewichtsorgan zu den verbotenen Getränken.

Im Umgang mit einer Schwindelerkrankung ist zu beachten, daß längerfristige Bettruhe wegen der damit verbundenen Inaktivität die Koordinationszentren des Gleichgewichtssystems unterdrückt und so die körperliche Erholungsmöglichkeit einschränkt. Neben einem speziellen Übungsprogramm ist es daher sinnvoll, die Patienten darin zu unterstützen, daß sie Sport ausüben.

Hintergrundwissen

Schwindel ist das in der Allgemeinpraxis am häufigsten genannte Symptom. Zumeist bleibt auch kaum eine länger dauernde Psychotherapie ohne eine kurze Schwindelepisode. Der Betroffene hat das unangenehme Gefühl, seine Sicherheit in der Körper- und Raumwahrnehmung zu verlieren, verbunden mit der Vortäuschung von Bewegungen der eigenen Person oder der Umgebung und einer Störung des Gleichgewichtssinnes. Man unterscheidet den systematischen vom unsystematischen Schwindel; beim systematischen Schwindel klagt der Patient über Scheinbewegungen.

Dem Betroffenen kommt es zum Beispiel vor, als ob die Umwelt ihn umkreise, der Raum schwanke, der eigene Körper falle, sich hebe oder drehe. Die häufigste Form dieses Schwindels ist der Drehschwindel, der sehr unangenehm erlebt wird und oft mit Übelkeit und Erbrechen einhergeht. Andere Formen sind der Schwankschwindel, das sogenannte Liftgefühl oder das Erleben von Scheinbewegungen in einer Ebene.

Unter dem Begriff unsystematischer Schwindel versteht man Beschwerden, die nicht eindeutig mit Scheinbewegungen einhergehen, also das Gefühl von Unsicherheit, Taumeligkeit, Trunkenheit, Benommenheit, Stand- und Gangunsicherheit. – Auch das wird vom Patienten als Schwindel bezeichnet. Grundsätzlich werden also alle mit Unlust einhergehenden Gefühle über die Orientierung im Raum als Schwindel bezeichnet. Neben dieser eher phänomenologischen Einteilung ist für den Arzt die Unterscheidung zwischen dem peripheren, also vom Gleichgewichtsorgan des Innenohres bzw. den Innenohrnerven ausgehenden, und dem zentralen, also im Gehirn selbst ausgelösten Schwindel, wichtig.

Die körperlichen und seelischen Ursachen des Schwindels sind vielfältig.

Betroffen ist immer das Gleichgewichtssystem, das, wie der Name schon besagt, nicht aus einem einzelnen Organ besteht, sondern einen komplizierten Zusammenschluß von mehreren Sinnesorganen zu einem zentralen Integrationszentrum (Hirnstamm) und den „Erfolgsorganen" (z.B. Motorik) darstellt. Aufgabe des Gleichgewichtssystems ist es, die Orientierung im Raum zu ermöglichen, ein automatisch ablaufender Vorgang, der nur bei seiner Störung bewußt wird. Die Sinnesorgane, welche die notwendigen Informationen über die Lage im Raum zur Verfügung stellen, sind der Gleichgewichtsapparat des Innenohres, das Auge und die Körperrezeptoren in den Muskeln, Sehnen und Gelenken.

Die Erfolgsorgane der Gleichgewichtsberechnungen sind zum einen das Gehirn selbst. So erhält die Hirnrinde bewußte Information über die Stellung des Körpers; Körperbewegungen und die Koordination der Muskelbewegung (Kleinhirn) sind damit möglich. Zum andern sind es die Muskeln, vor allem die des Auges und auch der Gliedmaßen, die für ihre richtige Funktion die Informationen des Gleichgewichtszentrums benötigen.

Die wichtigsten Krankheitsbilder, die zu Gleichgewichtsstörungen führen können und im engeren Sinne das Gleichgewichtssystem betreffen, werden eingeteilt in solche, die das periphere Gleichgewichtsorgan und solche, die den zentralen Teil des Gleichgewichtsorganes betreffen. Beiden gemeinsam ist, daß die Informationsverarbeitung des Gehirnes im Bereich des Gleichgewichtssinnes gestört wird.

Der ausschließlich auf seelische Ursachen zurückgeführte sogenannte *Angstschwindel* ist nicht eindeutig einem der beiden Teile zuzuordnen, vor allem weil keine faßbaren klinischen Befunde zu erheben sind, d.h., daß er nicht ursächlich das Gleichgewichtssystem betrifft.

Die Erkrankungen des Mittelohres (Entzündungen, Verletzungen) bzw. deren Komplikationen können auf Grund der Nachbarschaft zum Innenohr auf dieses übergreifen und damit zu Gleichgewichtsstörungen führen. Es besteht meist ein systematischer Schwindel im Sinne eines Drehschwindels mit der Fallneigung auf die Seite des erkrankten Ohres.

Das Innenohr selbst kann bei Entzündungen (z.B. Virusinfektion), Verletzung (Schädelbasisbruch) oder bei Ausfall der Durchblutung zum Bild eines schweren *Drehschwindels* führen, der mit vegetativen Symptomen (Erbrechen) verbunden ist. Der unter Umständen Wochen andauernde Schwindel macht den Betroffenen subjektiv zu einem „sterbenskranken" Patienten. In der Regel sind auch Nystagmus (ruckartige Augenbewegungen) und eine massive Störung der Körpermotorik vorhanden. Im akuten Stadium dieser Erkrankung muß der Patient mit Medikamenten zur Unterdrückung des Schwindels behandelt werden, mit anschließendem Trainingsprogramm kann aber die ursprüngliche Sicherheit wieder erlernt werden. Wegen der spontanen Erholungsfähigkeit des Innenohres und der Fähigkeit des Gehirnes, ausfallende Funktionen zu kompensieren, ist die Prognose relativ gut.

Die *Meniéresche Erkrankung*, deren eigentliche Ursache noch nicht endgültig geklärt ist, gilt ebenfalls als Erkrankung des Innenohres. Während des Anfalles besteht beim Patienten ein bedrohlich empfundener Drehschwindel, der ihn unfähig macht zu stehen oder zu gehen. Zum Schwindel kommen noch störende Ohrgeräusche und in längerer Folge auch eine Schwerhörigkeit hinzu. Ohrgeräusche und die Schwerhörigkeit bleiben zwischen den Anfällen bestehen. Die Anfälle wiederholen sich meist in größeren Abständen, der Verlauf ist schwer vorherzusagen. In jedem Fall besteht aber durch die nicht unerhebliche seelische Belastung – vor allem durch die ständig störenden Ohrgeräusche – die Notwendigkeit einer somatopsychischen Gesamtbehandlung des Patienten.

Der *Lagerungsschwindel* wird durch Lageänderung des Kopfes ausgelöst, wobei es zu sekundenlangen Dreh- oder Schwankschwindelattacken kommt. Diese häufig auftretende „gutartige" Schwindelform wird vermutlich durch das Verirren von Teilen der Ohrsteinchen ausgelöst, die in die Bogengänge gelangt sind. Diese Schwindelform kommt in jedem Alter vor, besonders bei Personen nach Unfällen oder älteren Menschen.

Entzündungen, Verletzungen oder Geschwülste am Gleichgewichtsnerv sind eine weitere periphere Schwindelursache. Tumore der Gleichgewichtsnerven gehören zu den häufigsten Tumoren des Nervensystems. Diese gutarigen Geschwülste (Akustikusneurinome) üben sowohl am Gehörnerv wie auch am Gleichgewichtsnerv erheblichen Druck aus und vermindern in der Regel zuerst das Hörvermögen. Regelrechte Schwindelattacken sind selten, vielmehr spüren die Patienten, wenn überhaupt, nur geringgradige Gleichgewichtsstörungen. Eine Hörverminderung sollte deshalb immer genauestens untersucht werden, um eine derartige Geschwulst ausschließen zu können. Geschieht keine rechtzeitige Abklärung, können diese Geschwülste lebenswichtige Nervenzentren treffen und damit zu schweren Komplikationen führen.

Die Erkrankungen des Gehirnes bilden die Gruppe der zentralen Ursachen für die Schwindelsymptomatik. Häufigste Ursache für derartige Schwindelanfälle ist die Hirndurchblutungsstörung. Die umschriebene Durchblutungsstörung im Bereich des Hirnstammes zeigt sich in einem systematischen Schwindel (Dreh- und Schwankschwindel), die Schwindelsymptomatik tritt nie als einziges Symptom auf. Häufig treten Sehstörungen oder Ohrensausen gleichzeitig auf. Eine allgemeine Hirnleistungsstörung meist auf Grund einer generellen Mangeldurchblutung zeigt sich häufig in den Symptomen eines unsystematischen Schwindels, also in Taumeligkeit, Benommenheit, Ohrensausen und weniger in einer bestimmten Fallneigung. Das Schwindelgefühl im Rahmen der verschiedenen Kreislaufstörungen (Schock, Synkopen, orthostatischer Kollaps, Rhythmusstörungen) gehört ebenfalls in diese Gruppe.

Auch der Morbus Alzheimer und die Multiple Sklerose gehen mit Schwindelgefühlen einher. Bei der Multiplen Sklerose ist der Schwindel oft das erste Anzeichen der Erkrankung. Beim Altersschwindel scheint eine Kombination sowohl peripherer Ursachen (Innenohrgleichgewichtsorgan, Gleichgewichtsnerv) als auch zentraler Ursachen (Verarbeitungsstörung im Hirnstamm) vorzuliegen. Diese Schwindelform ist sehr häufig, immerhin fast die Hälfte aller Personen über 80 Jahre klagen über einen unsystematischen Schwindel.

Bei den seelischen Ursachen für das Auftreten einer Schwindelsymptomatik ist es primär sinnvoll, die Beschreibung des Patienten selbst für seinen Zustand bzw. sein subjektives Erleben heranzuziehen. Oft verwenden Patienten Ausdrücke wie „als ob der Boden unter mir schwankt", „als ob mir der Boden weggezogen würde", „ich fühle mich wie auf einem schwankenden Schiff", „alles um mich herum dreht sich", „ich habe den Halt verloren und fürchte mich davor, hinzustürzen". In all diesen Beschreibungen imponiert die klare Aussage über den Verlust von Sicherheit, Halt, Bezug zur eigenen Realität und „Erdung" und Standfestigkeit. Oft sind Patienten mit Schwindelsymptomatik in krisenhaften Lebenssituationen, wo Veränderungen und Neuorganisationen passiert sind oder anstehen, manche dieser Patienten erleben auch deutlich ihr eigenes Hin- und Herschwanken zwischen zwei oder mehreren (meist angstauslösenden) Entscheidungsmöglichkeiten. Bei depressiv strukturierten Menschen entsteht in Situationen der Unsicherheit und Unklarheit auch häufig der (unbewußte) Wunsch nach dem Hinstürzen in der heimlichen Hoffnung, dann endlich aufgefangen und gehalten zu werden.

Auch Ambivalenzen drücken sich oft in Schwindelsymptomen aus, ein Wunsch und die gleichzeitige Angst vor der Wunscherfüllung, z.B. im Themenbereich Sexualität oder Aggression, lassen „den Boden unter den Füßen schwanken".

Der sogenannte Angstschwindel tritt als begleitendes Symptom bei verschiedenen Neurosen, nicht nur aber auch bei der Angstneurose auf, sowie im Rahmen einer Panikattacke oder bei der Höhenphobie.

Als physiologisch normal werden der Höhenschwindel und der Bewegungsschwindel (Reiseschwindel) betrachtet. Beim Höhenschwindel kommt es zu einer Mißinterpretation von Information der Augen (große Entfernung) und dem Innenohrgleichgewichtsorgan. Auch hier entsprechen die Meldungen des Gleichgewichtorgans nicht denen des Auges.

Eine Reihe von zentral wirksamen Giften bzw. Medikamenten (β-Rezeptorenblocker, Antidiabetika, Herzglykoside, Antikonvulsiva) erzeugen Schwindelgefühl.

Am bekanntesten ist wohl der Alkoholschwindel. Alkohol besitzt einen spezifischen Einfluß auf das Innenohrgleichgewichtsorgan, der sich als Drehschwindel bemerkbar macht. Außerdem kommt es zu ruckartigen Augenbewegungen (Nystagmus). Zusätzlich wirkt Alkohol auch noch zentral auf das Gleichgewichtszentrum im Hirnstamm.

4. Notfälle aus dem Bereich der Hals-Nasen-Ohrenheilkunde

4.1 Der Hörsturz

Plötzlich auftretende, meist einseitige, schwere Hörverminderung bis Hörverlust

Engl.: Acute hearing loss, sudden deafness

Leitsymptome

- Plötzlicher, schwerer, meist einseitiger Hörverlust
- Gefühl wie „verstopftes Ohr", Druckgefühl im Ohr
- Eventuell Ohrgeräusche (= Tinnitus)
- Selten verbunden mit Schwindel

Verlauf

Trifft den Patienten aus völliger Gesundheit heraus. Innerhalb von 14 Tagen hohe Spontanheilungsrate. In etwa 10% der Fälle bleibt die Symptomatik bestehen. Gleichzeitiges Vorhandensein von Schwindel und Tinnitus verschlechtert die Prognose.

Auslöser

Direkter Auslöser bis heute ungeklärt. Kombination aus somatischen und psychischen Faktoren wahrscheinlich. In Frage kommen vor allem Durchblutungsstörungen, virale Infekte und psychischer Streß.

Maßnahmen

→ Umgehende Einweisung auf eine HNO-Abteilung
→ Beruhigung

Differentialdiagnostisch davon abzugrenzen ist:

Die psychogene Hörminderung

Im Unterschied zur Schallempfindungsschwerhörigkeit tritt die psychogene Hörminderung häufiger bei Kindern und in der Regel beidseitig auf und gilt als konversionsneurotische Störung. Die Patienten erleben sich als taub und erwecken diesen Eindruck auch in ihrer Umgebung. Das Ausmaß der Schwerhörigkeit wechselt je nach Situation. Sie ist geringer in ungezwungenen Situationen oder beim Telefonieren und stärker unter Beobachtung. Die Ergebnisse der Hörtests sind daher auch widersprüchlich. Wegen der Ähnlichkeit mit der Schallempfindungsschwerhörigkeit ist eine genaue somatische und psychische Abklärung immer erforderlich.

Hintergrundwissen

Kennzeichnend für den Hörsturz sind der plötzliche Beginn, die Einseitigkeit und die fehlende Verbindung zu einer anderen Erkrankung. Die Hörverminderung tritt innerhalb von Sekunden bis Minuten auf und trifft den Patienten völlig unvorbereitet wie ein Blitz bei sonst gutem Allgemeinzustand. Neben der plötzlichen Hörverminderung wird als häufigstes Begleitsymptom in ca 80% der Fälle ein Ohrgeräusch (Tinnitus) unterschiedlicher Qualität beschrieben. In der Hälfte aller Fälle wird dazu noch ein Druckgefühl – so als ob sich „Watte im Ohr" befände – angegeben. Seltener, in etwa einem Drittel der Fälle, wird ein Schwindelgefühl wahrgenommen.

Der Hörsturz stellt kein einheitliches Krankheitsbild dar, sondern ist Symptom einer Innenohrfunktionsstörung, hervorgerufen durch verschiedene Noxen. Man spricht daher auch von einer Schallempfindungsschwerhörigkeit. Es ist also nicht das Trommelfell, das Mittelohr mit seinen Gehörknöchelchen, auch nicht das Gehirn oder die Hörbahn, sondern das sogenannte „Corti Organ" mit seinen Sinneszellen (Haarzellen) für die akustischen Signale von dieser Störung betroffen.

Die genaue Ursache für den Hörsturz ist bis heute nicht geklärt. Man kennt lediglich eine Reihe von Risikofaktoren wie virale Infekte, Gefäßerkrankungen, Fettstoffwechselstörungen, Blutdruckregulationsstörungen und vor allem auch starker psychischer Streß.

Eine mechanische Verlegung eines Gehörganges, wie etwa durch Ohrenschmalz oder durch einen Fremdkörper, kann eine dem Hörsturz ähnliche Symptomatik auslösen.

Besonders die wiederholt auftretende Schallempfindungsschwerhörigkeit sollte genau abgeklärt werden, um die seltenen organischen Erkrankungen, die ebenso zu einer derartigen Symptomatik führen können, nicht zu übersehen (z.B. Gehirntumoren, Morbus Meniére ...).

Die Erkrankungshäufigkeit (Morbidität) liegt bei ca. 1 : 5000 pro Jahr, der Altersgipfel liegt bei 45 Jahren. Kinder erkranken praktisch nie an einem Hörsturz; eher an einer psychogenen Hörminderung. Allgemein gilt, daß die Prognose umso besser ausfällt, je früher die Behandlung einsetzt. Aus diesem Grund gilt der Hörsturz als medizinischer Notfall, auch wenn der Wirkungsmechanismus der therapeutischen Maßnahmen unklar ist und Spontanheilungen durchaus bekannt sind.

Allgemein bekannt ist, daß sehr oft ausgeprägte Konflikt- bzw. Streßsituationen einem Hörsturz vorausgehen. Die Schallempfindungsschwerhörigkeit kann einem bevorstehenden, sehr belastenden Ereignis auch „vorauseilen" und zeigt somit auch den eventuell regressiven, schützenden Charakter der aktuellen Symptomatik.

Im übrigen kann davon ausgegangen werden, daß jede Hörstörung bzw. der Hörverlust eine extrem belastende seelische Erfahrung ist. Ohrgeräusche und schwere Hörverminderung haben fast immer das Entstehen von aggressiven Gefühlen und Verhaltensweisen zur Folge.

4.2 Das akute Globusgefühl

Akut auftretendes, subjektiv sehr bedrohlich erlebtes Gefühl eines im Rachen steckenden Kloßes

Synonyma: Funktioneller Globus, Globus hysterikus, Globussymptom, Globussyndrom, psychogener Globus
Engl.: Globus syndrome

Leitsymptome

- Plötzliches Gefühl einer im Rachen steckenden Kugel (Kloßes)
- Schluckzwang, Räusperzwang
- Druckgefühl, Mißempfindung im Rachen
- Erstickungsgefühl
- Angst

Auslöser

↗ In den meisten Fällen psychische Belastung
↗ Selten organische Erkankungen wie Schilddrüsenvergrößerung, Hals- und Rachenentzündung oder Speiseröhrenerkrankung

Verlauf

Die Symptome bestehen meist schon über einen längeren Zeitraum mit wechselnder Intensität und Charakter. Ein dramatischer Anfall mit Erstickungsgefühl kann ohne Behandlung mehrere Stunden andauern.

Maßnahmen

→ Abklärung auf einer HNO-Abteilung veranlassen
→ Beruhigen

Hintergrundwissen

Globusbeschwerden sind häufig und treten besonders im Rahmen von depressiven Verstimmungen oder als Konversionssyndrom auf. Hysterische Charakterstörungen, deren organische Manifestationen heute mit Hilfe des Begriffes Somatisierungssyndrom (DSM III) beschrieben werden, haben sehr oft und geradezu typischerweise ein Globusgefühl in ihrem Symptomenrepertoire. Psychodynamisch handelt es sich oft um abgewehrte oral-aggressive Impulse. Die Frage nach der symbolischen Bedeutung von Schlucken und Würgen für den Patienten drängt sich durch die Symptomatik fast auf.

Als Notfall imponieren insbesondere jene Fälle, bei denen sich zu den Halsbeschwerden eine akute Erstickungsangst einstellt. Nicht selten suchen solche Patienten in ihrer Panik eine Klinik auf, in der viele von ihnen erst durch die Gabe eines Anxiolytikums (z.B. Valium) eine Erlösung von ihren Beschwerden erleben. Die Nähe zu der an anderer Stelle beschriebenen Panikattacke wird hier deutlich.

Die Patienten beschreiben ihre Symptomatik meist mit folgenen Worten: „Ich habe eine Kugel/ Kloß/, Knödel im Hals", an dem „ich immer wieder würgen muß", oder „der Hals zieht sich zusammen – wird zusammengedrückt – es schnürt mir die Kehle zu". Neben dem Globusgefühl werden oft das Gefühl einer Verschleimung im Hals, einer belegten Stimme oder der Zwang sich zu Räuspern beschrieben.

Dem Globusgefühl liegt sehr wesentlich eine unphysiologische Übererregtheit (Streß) der Schlund- und Kehlkopfmuskulatur zugrunde. Ein weiterer Faktor ist die durch Streß veränderte Schleimhaut. Durchblutungsmangel und eine verminderte immunologische Funktion führen zur Austrocknung und Infektanfälligkeit der Schleimhaut. Sehr oft finden sich daher fließende Übergänge zur hyperfunktionellen Dysphonie. Stimmstörungen werden daher fast obligat von einem Globusgefühl begleitet. Chronische entzündliche Veränderungen der Rachen- und Kehlkopfschleimhaut können durch eine Reihe von organischen Ursachen, wie z.B. stimmliche Überanstrengung oder Nikotinabusus, verursacht werden. Ernste organische Ursachen wie etwa das Kehlkopf- oder Speiseröhrenkarzinom sind sehr selten und äußern sich in der Regel nicht durch das Auftreten des typischen Globusgefühles.

4.3 Der akute Stimmverlust

Plötzlich auftretende schwere Verminderung der Stimmstärke

Synonyma: Aphonie (griech. phono = Stimme), funktionelle Aphonie, psychogene Aphonie
Engl.: Aphonia

Leitsymptome

❑ Totaler Verlust der Stimme
❑ Verbale Kommunikation nur durch Flüstersprache möglich
❑ Lachen, Räuspern und Husten hingegen sind stimmhaft

❑ Dem Ausbruch geht oft ein respiratorischer Infekt der oberen Luftwege mit Hustenreiz, Schluck- und Räusperzwang, Kloßgefühl und Trockenheitsgefühl im Hals voraus.

Auslöser

↗ Psychischer Konflikt oder psychogener Schock bei entsprechendem psychodynamischen Grundkonflikt

Verlauf

Entwickelt sich innerhalb von wenigen Stunden und kann unbehandelt mehrere Wochen anhalten.

Maßnahmen

→ Umgehende Abklärung auf einer HNO-Abteilung
→ Sofortiges Einsetzen von übungstherapeutischer (logopädischer) Behandlung
→ Gleichzeitig psychotherapeutische Behandlung

Hintergrundwissen

Die Aphonie (Stimmverlust) stellt, die Stimmstärke betreffend, eine Extremform der Dysphonien (Stimmstörungen) dar.

Hauptsymptome aller Dysphonien sind der gestörte Stimmklang (Heiserkeit) und die eingeschränkte Stimmleistung. Dysphonien werden in funktionelle, d.h. solche ohne primär organische Veränderungen oder mechanische Schädigung, und Dysphonien mit organischen Veränderungen wie z.B. Nervenverletzungen des Kehlkopfes, Kehlkopfentzündungen und Kehlkopftumoren (Polypen), Hormonstoffwechselstörungen und Kehlkopfverletzungen eingeteilt.

Funktionelle Dysphonien sind immer multifaktoriell (psychogen, konstitutionell, stimmschädigende Angewohnheiten usw.) bedingt.

Für den psychosomatischen Notfall relevant ist in erster Linie die funktionelle (psychogene) Aphonie. Die Diagnose kann erst durch einen Kehlkopfbefund gesichert werden. Typisch ist die Diskrepanz zwischen dem fast unauffälligen organischen Befund und der massiven Stimmsymptomatik. Das pathophysiologische Substrat dieser Störung liegt im fehlenden Stimmlippenschluß und mangelhafter Stimmlippenkoordination. Der Patient kann sich nur durch tonloses Flüstern verständigen, die reflektorischen Stimmleistungen wie z.B. Husten sind jedoch stimmhaft. Kurze stimmhafte Episoden während des Flüsterns sind möglich. Charakteristisch ist ferner der akute Beginn innerhalb von Stunden.

Dysphonien, ob nun organisch oder funktionell bedingt, gehen mit einer Reihe von Haupt- und Nebensymptomen einher, die auch im Vorfeld einer plötzlich auftretenden Aphonie stehen können. Dazu gehören Schluckzwang, Trockenheit und Brennen im Hals, Hustenreiz, Räusperzwang, Kloßgefühl oder das Umkippen der Stimme. Grund dafür ist unter anderem, daß bei vielen Patienten ein vorangegangener grippaler Infekt des oberen Respirationstraktes mit begleitender Heiserkeit die organische Schiene im Sinne einer Organwahl für den gleichzeitig bestehenden psychodynamischen Konflikt dasstellt.

Die funktionellen Stimmstörungen sind mehr oder weniger immer auch psychisch beeinflußt bzw. verursacht. Nur die funktionelle Aphonie hat ausschließlich eine psychische Genese. Es sind dies einerseits plötzliche schwere Belastungs-, Schock- oder Schreckerlebnisse, andererseits die Manifestation einer sogenannten Konversionsneurose. Die Konversionssymptomatik ist sehr oft von einem depressiven Syndrom begleitet, und die Patienten weisen in ihrem Persönlichkeitsprofil große Ähnlichkeit mit den Herzneurotikern auf. In der Mehrzahl sind Frauen von der Störung betroffen, etwa im Verhältnis acht zu eins zu den Männern. Bei den depressiven Patientinnen besteht sehr oft ein chronischer Partnerkonfklikt, wobei eine beabsichtigte Auflehnung in Form eines sprachlichen Protestes als die Beziehung gefährdend erlebt wird. Durch den Stimmverlust bleibt die Betroffene von der Notwendigkeit der Auseinandersetzung bewahrt und erhält möglicherweise gleichzeitig Zuwendung und Entlastung durch die Bezugspersonen. Eine der ganz wichtigen Grundproblematiken der Aphoniepatientinnen basiert auf dem Unvermögen sich abzugrenzen, eine der Situation angemessene Nähe/Distanz herzustellen bzw. zum geforderten Zeitpunkt „nein" sagen zu können. Das „stumme Nein" als vordergründige Abgrenzungsthematik hat oft einen groben Mißbrauch (körperlich, seelisch oder sexuell) als lebensgeschichtlichen Hintergrund.

Für die Therapie ist ganz wesentlich, daß mit der logopädischen Behandlung so bald als möglich begonnen wird. Gleichzeitig sollte aber auch eine psychotherapeutische Behandlung stattfinden.

5. Notfälle aus dem Bereich der Psychiatrie

5.1 Der akute Erregungszustand

Zustand starker innerer und/oder äußerer Erregtheit, meist ohne adäquate Ursache

Synonyma: Psychomotorischer Erregungszustand, psychogener Erregungszustand, katatone Erregung
  Engl.: Disturbances of psychomotility, psychomotor excitement

Leitsymptome

- Motorische Unruhe: Umherlaufen, Treten, Umsichschlagen bis hin zum Bewegungssturm, Toben, verbale Aggression, Rededrang!
- Angst und Spannungsgefühle: Zusammenbeißen der Zähne, starre Haltung
- Wahrnehmungsstörung: Illusionäre Verkennung, Verwirrtheit, Euphorie
- Vegetative Begleitsymptome: Tachykardie, Harndrang, Zittern, Schwitzen, Erbrechen

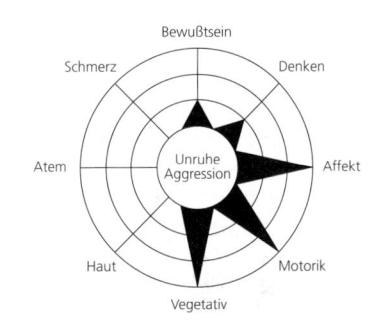

Auslöser

- Durchgangssyndrom im Rahmen einer organisch bedingten (= exogenen) Psychose, z.B.: Intoxikation, Drogenentzug, Alkoholabusus und Entzug, Medikamenteneinwirkung und v.a. Medikamentenentzug
- Hirntumor, Epilepsie, Schädelhirntrauma
- Internistische Erkrankungen (z.B. Hypoglykämie bei Diabetes, Hyperthyreose …)
- Vorausgegangene schwere Konfliktsituationen oder ungewöhnlich starke psychische Belastung bei verminderter seelischer Belastbarkeit
- Andere psychiatrische Störungen, bei denen kurzzeitig der obengenannte Symptomkomplex auftritt: Delir, Psychosen (Manie, Schizophrenie) und Persönlichkeitsstörungen (z.B. Borderlinestörung)

Maßnahmen

→ Abstand halten, physisch und psychisch
→ Keine Gewalttätigkeiten akzeptieren – notfalls Konsequenzen in Aussicht stellen
→ Geduldige Kontaktaufnahme, in ein Gespräch verwickeln, für Anwesenheit von Dritten sorgen
☏ Eine Weiterbehandlung durch einen Notarzt bzw. eine Aufnahme in eine psychiatrische Ambulanz organisieren
→ Kränkungen, Beschimpfungen ertragen, sie weder persönlich nehmen noch dagegen argumentieren, auch nicht gegen wahnhafte Vorstellungen
→ Dem Patienten mit Respekt begegnen, ihn nicht abwerten
→ Notwendige Maßnahmen ruhig und sachlich erklären
→ Klare Anweisungen geben, Alternativentscheidungen anbieten

Erläuterungen der Maßnahmen

Sobald ein psychomotorischer Erregungszustand erkannt wird, ist eine ärztliche bzw. notärztliche Intervention absolut notwendig; oftmals verbirgt sich eine schwere körperliche Erkrankung hinter einem akuten Erregungszustand. Ein Alleingang des Psychotherapeuten im Sinne einer Krisenintervention stellt ein hohes Risiko für Patient und Therapeut dar.

Da ein im akuten psychomotorischen Erregungszustand befindlicher Patient auch in höchstem Ausmaße fremdgefährdend sein kann, ist es vom Beginn der Krisensituation an notwendig, daß der Helfer auch für seinen eigenen persönlichen Schutz sorgt.

Das Verständigen eines Arztes/Rettung sollte allerdings nicht ohne das Wissen des Patienten erfolgen. „Ich sehe, Sie sind sehr aufgeregt, und ich möchte, daß wir einen Arzt beiziehen, damit wir eine Lösung finden, wie man Ihnen helfen kann."

Wichtig ist, daß der Patient über das, was passiert, informiert wird, auch wenn er nicht darüber entscheiden kann. Bei nicht verwirrten Patienten ist das Anbieten von Entscheidungsalternativen eine Möglichkeit, um den Widerstand zu umgehen. („Sie können entweder ... oder auch ...")

Für den weiterbehandelnden Arzt wichtige Informationen sind: Ist eine internistische oder psychiatrische Erkrankung bekannt, nimmt der Patient Medikamente bzw. Alkohol oder Drogen ein, und stellte sich der Beginn des Erregungszustandes allmählich oder sehr rasch ein.

Hintergrundwissen

Erregtes Verhalten kann ein Ausdruck großer Angst, Panik oder einer psychiatrischen Erkrankung sein, die mit motorischer oder vegetativer Überaktivität (aber typischerweise ohne Bewußtseinstrübung) einhergeht. Hochakute Erregungszustände entwickeln sich langsam aus verschiedenen Vorzeichen heraus, die nicht alle gleichzeitig vorhanden sein müssen. Typisch sind zunehmende Angst, Haß- und Schimpftiraden sowie motorische Unruhe. Da die Gefahr der Gewalttätigkeit spürbar wird und mit solchen Patienten schlecht Kontakt, geschweige denn eine konstruktive Kommunikation aufzubauen ist, können Gegenübertragungsreaktionen des Therapeuten (Furcht, Zorn, Zurückweisung, Aggression) heftig sein und der Bewältigung der Situation im Wege stehen.

Sind außergewöhnliche seelische Belastungen die Ursache für einen psychomotorischen Erregungszustand, so sind differentialdiagnostisch die

Panikattacke und der psychogene Schockzustand davon abzugrenzen.

Ebenfalls unterschieden werden muß auch das Delir, das plötzlich beginnt und eine ausgeprägte Bewußtseinsstörung zeigt und bei welchem außer Alkohol- und Drogenmißbrauch in der Regel keine psychiatrischen Vorerkrankungen bekannt sind. Eine weitere Differentialdiagnose stellt die Katalepsie (katatoner Erregungszustand) dar.

Psychomotorische Erregungszustände fnden sich auch in der postiktalen Phase des epileptischen Anfalles, besonders bei den sogenannten psychomotorischen Anfällen.

Bei fast allen psychiatrischen Erkrankungen können psychomotorische Erregungszustände vorkommen, vor allem bei Schizophrenie und Manie bzw. Depression. Die sogenannten akuten exogenen Psychosen, also körperlich begründbare und somit auch relativ rasch reversible psychische (psychotische) Störungen, werden daher gerne mit dem Begriff „Durchgangssyndrom" bezeichnet. Im Rahmen dieser Druchgangssyndrome treten oft psychomotorische Erregungszustände auf.

Gehirnprellungen (contusio cerebri) oder raumfordernde Prozesse im Gehirn (Tumore, Blutungen) führen oft zum Bild einer akuten exogenen Psychose.

Eine Reihe von internistischen Erkrankungen führt ebenfalls zu einem Erregungszustand. Dazu zählen Stoffwechselerkrankungen bzw. Hormonstoffwechselstörungen wie Schildrüsenüber- und -unterfunktion, Blutzuckermangelzustände (Hypoglykämie), Kalziumstoffwechselstörungen und das Phäochromozytom. Auch Herzerkrankungen wie die koronare Herzerkrankung, Herzrhythmusstörungen und die Hypotonie zählen zu den organischen Auslösern. Sauerstoffmangel im Blut (Hypoxie) löst Erstickungsgefühle, Angst, aber auch Unruhe und Wut aus, wie man es häufig beim schweren Asthmaanfall beobachten kann.

Typisch und in der Praxis von großer Bedeutung sind psychomotorische Erregungszustände im Zusammenhang mit Medikamentenintoxikation und Alkohol- bzw. Drogenmißbrauch. Insbesonders in der Entzugsphase von Alkohol oder Sedativa/Hypnotika sind derartige Zustände häufig. Im Rahmen der Intoxikation treten Erregungszustände besonders nach Einnahme von Psychostimulanzien (Weckaminen) auf.

Ängstlich-agitierte Patienten sind auch häufig solche, die auf einer Intensivstation liegen müssen oder einen chirurgischen Eingriff hinter sich haben. Die spezielle Atmosphäre einer Intensivstation trägt wesentlich zur Entstehung von Angst und Unruhe bei (schwere eigenen Erkrankung, fremde beängstigende Umgebung, körperliche Fixierung ...). Die Ursachen für frühe postoperative Erregungszustände dürften einerseits in der Nach- bzw. Nebenwirkung der Narkosemedikamente liegen, andererseits in der tiefgreifenden körperlichen Veränderung, die ein chirurgischer Eingriff bedeutet, dazu gehören etwa die Veränderung des Körperschemas, starke Schmerzen, Stoffwechselentgleisungen.

Fallbeispiel

Ein junger Mann mit der Diagnose Borderline, der kurzfristig in einer Übergangseinrichtung untergebracht ist, kommt eines Abends überaus aufgeregt und ängstlich-besorgt nach Hause. Auf dem Heimweg von der Arbeit habe er mit seinem Wagen im Vorbeifahren ein parkendes Auto beschädigt. Auf genaue Befragung durch einen Betreuer klingt seine Geschichte verworren und unklar. Er kann nicht mehr sagen wo, in welcher Straße die Havarie passiert sei, auch nicht was für ein Auto es gewesen sei, das er beschädigt habe und warum. Während er – hastig und zerfahren – spricht, geht er unruhig auf und ab, setzt sich dann auch kurz wieder, springt jedoch bald wieder auf, um zum Fenster zu laufen und hinter dem Vorhang durchs Fenster zu schauen, ob die Polizei schon komme. Auch körperlich ist er in einem beklagenswerten Zustand, er zittert, schwitzt heftig, wischt sich immer wieder den Schweiß mit seinem Taschentuch von der Stirn. Auf den Vorschlag, sich zu setzen, in Ruhe bei einer Tasse Tee das (angebliche) Ereignis zu besprechen, reagiert er aggressiv und beschimpft den Betreuer und verlangt, sofort einen Polizeijuristen zu sprechen, weil nur der ihn vor dem fremden Autolenker und den Heimbetreuern schützen könne. Die Erregung des Patienten steigert sich, als das Telefon läutet und der Sozialarbeiter ein kurzes Gespräch führt. Er gestikuliert wild um sich und schreit dabei laut vor sich hin, daß er ohnedies wisse, daß das Übergangsheim eine direkte Leitung zum Polizeiarrest habe. Er packt den Betreuer am Hemd und versucht, ihn mit den Worten: „Ich werd mich schon noch an Dir rächen" gegen die Wand zu drücken; dieser bleibt ruhig und besonnen, reagiert nicht aufgeregt, sondern sehr gelassen und spricht in sachlicher Art und Weise weiter.

Auch körperlich bleibt er ruhig, er sieht keine Veranlassung, sich in einen handfesten Streit hineinziehen zu lassen. Er verlangt jedoch unmißverständlich, wieder losgelassen zu werden. Zugleich gibt er dem Patienten zu verstehen, daß er seine Aufregung nachempfinden könne und stellt ihm zur Auswahl, entweder hier mit ihm beisammen zu sitzen und die Sache zu besprechen oder auf sein Zimmer zu gehen, sich schlafen zu legen und morgen weiterzureden. Relativ plötzlich und unvermittelt läßt der aufgebrachte junge Mann den Betreuer wieder los und erklärt ihm, daß er jetzt Ruhe brauche und auf sein Zimmer gehen wolle. Zitternd verläßt er den Raum.

Der Betreuer hält in den nächsten Stunden einen losen Kontakt mit dem Patienten und kann beobachten, daß die vegetativen Symptome und die Unruhe – der Patient geht noch lange, immer wieder vor sich hinredend im Zimmer auf und ab – nur langsam nachlassen.

5.2 Der akute Verwirrtheitszustand

Notfallsituation, gekennzeichnet durch die Unfähigkeit des Patienten, mit gewohnter Geschwindigkeit und Klarheit zu denken, sowie sich zu Zeit, Raum und Situation ausreichend zu orientieren (Bewußtseinstrübung mit Denkstörung). Abzugrenzen vom chronischen Verwirrtheitszustand, der auch als Demenz bezeichnet wird.

Synonyma: Akutes Psychosyndrom, toxische Psychose, akuter exogener Reaktionstyp, metabolische Enzephalopathie, amentielles Syndrom
Engl.: Amentia, subacute delirious state

Leitsymptome

→ Verminderte Wachheit (Vigilanz) und Klarheit des Bewußtseins
→ Mangelnde Orientierung (Situation, Zeit und Ort) und Gedächtnisstörung
→ Denkstörung
→ Sprache zeitweise zusammenhangslos, mit Neigung zum Haften oder zur Wiederholung
→ Gestörte Wahrnehmung
→ Gestörter Schlaf-Wach-Rhythmus
→ Angst, Mißtrauen
→ Motorische Unruhe (zielloses Umhergehen)

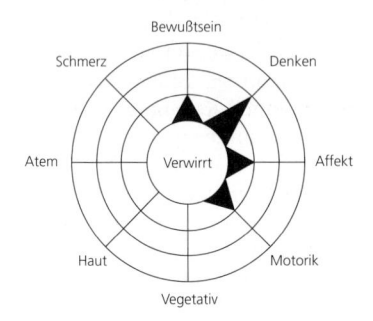

Auslöser

↗ Überwiegend organische Ursachen: Herz-Kreislaufstörungen (z.B. Herzrhythmusstörung, Synkope), Stoffwechselstörungen, Hormonstörungen; Erkrankungen des Gehirnes (z.B. Schlaganfall, Schädel-Hirntrauma); körperliches Trauma (Unfall, Operation ...); Vergiftungen, Sauerstoffmangel, Arzneimittelnebenwirkung, Entzugssyndrome; Unterkühlung, Überhitzung, Fieber
↗ Seelisches Trauma, Altersdepression, Altersparanoid

Der akute Verwirrtheitszustand

Verlauf

Postoperativ und nach ausreichender Behandlung der körperlichen Ursachen ist die akute Verwirrtheit rasch reversibel.

Differentialdiagnose

Akutes Delir, psychogener Schock, psychogener Anfall, Ideenflucht, zerfahrenes Denken

Maßnahmen

A) Bei erstmaligem Auftreten (im nicht-stationären Bereich)

→ Konsequentes aber taktvolles Fragen nach bzw. Sprechen über Alltagsrealitäten. Auf Nachfragen des Patienten Begründung für diese Intervention geben
→ Langsam und verständlich mit dem Patienten sprechen
→ Den Patienten nach seinem Befinden, eventuellen Schmerzen oder anderen Symptomen fragen
→ Nach vorangegangenen Krankheiten, erschütternden Ereignissen und Medikamenten- oder Drogenkonsum fragen
→ Medizinische Abklärung veranlassen

Bei fortschreitender Verschlechterung

→ Beruhigen
→ Lagerung vornehmen
→ Kreislauf- und Atemfunktion überprüfen
→ Rettung verständigen
→ Den Patienten über die getroffenen Maßnahmen informieren

B) Im stationären Bereich

→ Rasch medizinische Abklärung veranlassen
→ Vertrautheit herstellen (Verwandte, Körperkontakt, Musik)
→ Streß vermeiden, für ausreichende Ruhe sorgen
→ Für Rhythmus und Kontinuität der Betreuung sorgen
→ Aufklärung der Angehörigen

Erläuterungen der Maßnahmen

Der erste Schritt, der in weiterer Folge zu den richtigen Hilfsmaßnahmen führen wird, ist die Diagnose. Die Gewißheit, daß eine akute Verwirrtheit vorliegt, ist nicht immer offensichtlich, insbesonders dann, wenn sie mild ausgeprägt und von anderen psychischen Symptomen überlagert ist. Bestimmtes, taktvolles Fragen zu kognitiven Funktionen ermöglicht es, sich ein Bild zu machen. Das bedeutet im einzelnen das konsequente Sprechen über Alltagsrealitäten und Fragen, die die Orientierung zur Situation, zu Raum und Zeit überprüfen. Desorientierung zur Person zeigt sich in diesem Zusammenhang eher selten.

Simulanten oder Patienten mit anderen psychischen Auffälligkeiten werden dieses Fragen unter Umständen als störend wahrnehmen. Dann ist es wichtig, dem Klienten seine Verhaltensauffälligkeit rückzumelden und ihn damit auch über den Grund des Fragens aufzuklären. Konsequentes Sprechen über Realitäten des Alltages kann in diesem Zusammenhang auch durchaus therapeutischen Effekt haben, da der Patient dadurch gezwungen ist, den Boden der Realität zu berühren.

Das Ausblenden von kognitiven Funktionen ist im Rahmen einer psychotherapeutischen Sitzung kein ungewöhnliches Phänomen (z.B. im Rahmen einer Regression). Sofern eine kurzzeitige Ausblendung von kognitiven Funktionen nicht den oben genannten Leitsymptomen entspricht und sich die Verwirrtheit durch psychische Mechanismen erklärt, sind keine weiteren medizinischen Maßnahmen notwendig. Der Therapeut wird diese (eventuell kurze) Verworrenheit im Rahmen seines therapeutischen Konzeptes und mit seinem therapeutischen Instrumentarium bearbeiten.

Grundsätzlich muß jedoch angenommen werden, daß hinter einer akuten Verwirrtheit immer körperliche Veränderungen stehen können; daher ist stets eine medizinische Abklärung zu organisieren. Ein akuter Verwirrtheitszustand ist beinahe obligatorisch für eine Vielzahl innerer und neurologischer Erkrankungen. Für die Abklärung eines Patienten mit Bewußtseinsstörung ist es überdies wertvoll, eine sogenannte Fremdanamnese zu erhalten, also Information über bestehende Krankheiten, Medikamenten- und Drogenkonsum, Dauer der Verwirrtheit, das Tempo der Entwicklung des Zustandes und nicht zuletzt darüber, ob akut seelisch belastende Ereignisse vorausgegangen sind.

Bei weniger dramatischem Bild, insbesonders, wenn die Zeichen der Verwirrtheit wieder rasch abklingen, ist eine Verständigung der Rettung nicht notwendig. Umgehende ärztliche Abklärung ist allerdings unverzichtbar. So kann eine kurze, plötzliche Verwirrtheit oft einziges Symptom einer bestehenden Herzrhythmusstörung oder auch eines beginnenden Schlaganfalles sein.

Bei einer auffällig ausgebildeten akuten Verwirrtheit, deren Intensität nicht abnimmt, ist die umgehende stationäre Aufnahme des Patienten zu veranlassen.

Da Verwirrtheitszustände beim Betroffenen Angst auslösen, kommt der Beruhigung eine wesentliche Bedeutung zu.

Die Lagerung erfolgt in liegender Position oder mit schräg gelagertem Oberkörper. Kreislauf und Atmung sollen dabei überwacht werden.

Im Unterschied zum akuten Delir bestehen beim Verwirrtheitszustand keine ausgeprägte motorische Unruhe und keine Halluzinationsneigung. Dies bedingt den unterschiedlichen Umgang mit dem Patienten. Aus einem akuten Verwirrtheitszustand kann sich aber auch ein delirantes Zustandsbild entwickeln.

Für den im stationären Bereich tätigen Psychotherapeuten ist das erstmalige massive Auftreten eines akuten Verwirrtheitszustandes natürlich auch Anlaß, medizinische Hilfe zu holen. Postoperativ, auf Intensivstationen und bei entsprechend schweren organischen Grunderkrankungen treten zeitweise Verwirrtheitszustände, welche für den Mediziner auf Grund des kausalen Zusammenhanges keinen Anlaß für eine Beunruhigung darstellen, auf.

Keinesfalls sollten diese Zustandsbilder aber vom „diensthabenden" Psychotherapeuten übersehen werden, da gerade in dieser Phase der Erkrankung zwar die Kommunikation des Patienten mit der Umwelt eingeschränkt ist, er jedoch innerlich große Unruhe und Angst erleben kann. Die psychologische Unterstützung bei der Bewältigung dieser Phase verbessert den Heilungsverlauf. Die Einbeziehung von vertrauten Personen, die auch einen angemessenen Körperkontakt herstellen können, das beruhigende Gespräch oder die Möglichkeit, vertraute Musik oder Geschichten (vor allem bei Kinder) zu hören, hat beruhigenden Einfluß.

Wichtig ist auch ausreichende Ruhe für den Patienten. Viele Besucher stellen – auch wenn nur für kurze Zeit – eine oft unterschätzte Belastung für den Kranken dar. Wie bei allen regressiven Zuständen sind Rhythmus, emotionale Wärme und Kontinuität der Bezugspersonen wichtig. Die Aufklärung der Angehörigen, die in gegebenen Fällen (z.B. bei Unfällen) auch Elemente der Krisenintervention beinhalten, ist ein wesentlicher Faktor in der akuten Betreuung eines betroffenen Patient.

Hintergrundwissen

Ein akuter Verwirrtheitszustand ist bezogen auf die Altersverteilung hauptsächlich ein Notfall des Alters bzw. der geriatrischen Medizin. 10% aller 70jährigen Patienten auf einer internen Abteilung weisen Verwirrtheitszustände auf. In der psychotherapeutischen Praxis finden sich aber bezogen auf das Normalkollektiv überdurchschnittlich viele Verwirrtheitszustände in der Altersgruppe der unter 50jährigen. Einerseits sind es flüchtige Verwirrtheitszustände auf Grund primär emotionaler Störungen, welche verdeckt werden, dafür aber kognitive Funktionen beeinträchtigen. Andererseits führen eine Reihe psychosomatischer Notfälle wie z.B. die vasovagale Synkope, die Hyperventilation, das Asthma bronchiale, bestimmte Herzrhythmusstörungen, die Panikattacke oder der psychogene Schock – um die wichtigsten zu nennen- ebenfalls zu akuter Verwirrtheit. Dazu kommen noch jene organisch erkrankten Patienten, welche auf Grund von psychosomatischen oder somato-psychischen Überlegungen eine Psychotherapie beginnen, etwa Herz(infarkt)kranke, Zukkerkranke, Epileptiker oder Patienten mit Schilddrüsenhormonstörungen. Nicht zu vergessen die große Gruppe der „psychiatrisch" Erkrankten, die auf Grund von Drogenproblemen und Suizidalität in die psychotherapeutischen Praxen kommen und darüber hinaus auch mit dem Risiko der Medikamentennebenwirkung wie z.B. Blutdrucksenkung bei Antidepressiva belastet sind.

Der akute Verwirrtheitszustand ist dem Delir durchaus ähnlich. Der Verwirrtheitszustand unterscheidet sich vom Delir vor allem durch die weniger stark ausgeprägte psychomotorische Erregung, das Fehlen von Halluzinationen und hochgradigen Bewußtseinsstörungen.

Die Gefahr des akuten Verwirrtheitszustandes liegt vor allem in der Verkennung als primär seelische bzw. psychiatrische Erkrankung oder im Übersehen seiner Symptome selbst. Ein unbehandelter akuter Verwirrtheitszustand hat ähnlich dem Delir eine hohe Letalitätsrate (ca. 40%!). Bei depressiven oder psychotischen Patienten ist das Bewußtsein in der Regel klar. Einen seelisch verursachten Verwirrtheitszustand kann man nur nach Ausschluß organischer Ursachen annehmen, bzw. für den Fall, daß sich die Zeichen der Verwirrtheit nach erfolgter psychotherapeutischer Intervention rasch zurückgebildet haben.

Folgende körperlichen Krankheiten können einen akuten Verwirrtheitszustand hervorrufen:

1. Erkrankungen des Herz-Kreislaufsystems: Herzinsuffizienz, Herzrhythmusstörungen, Herzinfarkt, Hypertonie, Hypotonie, vasovagale Synkope, orthostatischer Kollaps, Kreislaufschock
2. Zerebrale Erkrankungen: Schlaganfall (TIA, PRIND), Schädel-Hirntrauma, Gehirnblutung, Epilepsie, Tumor, Metastasen
3. Intoxikationen: Alkohol, Entzugssyndrome, Medikamente (Antidepressiva, Antiarrhythmika, Antihistaminika, Antikonvulsiva, Antirheumatika, Cortison, Diuretika, Hypnotika, Laxantien, Theophylli, Digitalisglycoside)
4. Verletzungen: Operationen, Verbrennungen, Frakturen
5. Stoffwechselstörungen: Diabetes mellitus, Austrocknung, Nierenversagen, Veränderung der Blutsalze und Blutgase (Hyperventilation)
6. Hormonhaushalt: Hypothyreose, Hyperthyreose, Hypo- und Hyperparathyreoidismus, Diabetes mellitus
7. Infektionen: Meningoencephalitis, Pneumonie, Harnwegsinfektionen, Sepsis, HIV
8. Hypoxie: Anämie, respiratorische Insuffizienz (Asthma bronchiale)

5.3 Das akute Delir

Akute, körperlich verursachte Psychose, gekennzeichnet durch Verwirrtheit, wahnhafte Verkennung der Umwelt und körperliche Unruhe

Synonym: Delirium akutum
Engl.: Acute delirium

Leitsymptome

- Bewußtseinstrübung: Desorientierung, Verwirrtheit, Denkstörung, Aufmerksamkeitsstörung
- Halluzinationen, illusionäre Verkennung
- Paranoide Symptome, Angst
- Psychomotorische Unruhe
- Vegetative Symptome
- Stupor – Katatonie – Koma
- Starke Fluktuation aller Symptome

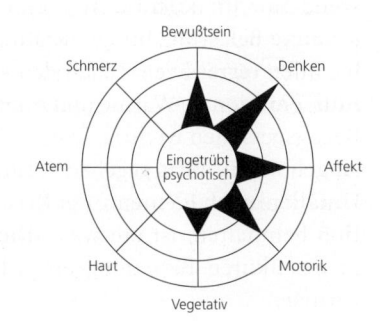

Verlauf

Meist plötzlicher Beginn, stark wechselnde Bewußtseinslage. Dauert Stunden bis Tage

† Unbehandelt letaler Ausgang möglich

Auslöser

Bei allen akuten Hirnerkrankungen, häufig bei chronischem Alkoholismus, Drogen- und Medikamentenabusus, Intoxikationen, Schädelhirntrauma, bei Entzündungen des Gehirnes und der Hirnhaut, hohem Fieber, Stoffwechselstörungen (Diabetes, Hypoxie), Hormonstörungen (Schilddrüse)

Maßnahmen

→ Beruhigen, Vertrautheit herstellen

Bei Agitiertheit

→ Selbst- und Fremdbeschädigung verhindern und zusätzliche Hilfe holen
☏ Rettung/Arzt verständigen

Erläuterung der Maßnahmen

Die Maßnahmen sind denen beim akuten Erregungszustand ähnlich. Im Unterschied dazu, ist es beim Delir wichtig, daran zu denken, daß der Patient eine veränderte Wahrnehmung hat oder auch halluziniert. Das Herstellen einer beruhigenden Atmosphäre z.B. durch Vermeiden einer Reizüberflutung (etwa durch Anwesenheit oder Betreuung durch mehrere Personen) ist wichtig. Hilfreich kann das Hinzuziehen von vertrauten Personen sein.

Langsames Sprechen und Wiederholungen sind wichtig, um den Patienten in seiner Auffassungsfähigkeit nicht zu überfordern.

Das Bagatellisieren eines „deliranten Zustandsbildes" kann fatale Folgen haben, da die zugrundeliegende organische Erkrankung womöglich nicht rechtzeitig erfaßt wird. Eine ärztliche Abklärung ist daher unerläßlich.

Hintergrundwissen

Das Zustandsbild eines Delires kommt bei einer Reihe von (an anderer Stelle beschriebenen) Notfällen vor. So wie während eines Delirs beim einzelnen Patienten die Intensität der Beschwerden stark wechseln kann, so verschieden ist auch die Ausprägung einzelner Symptome je nach zugrundeliegender Störung. Das tragende Leitsymptom jedoch ist immer die Bewußtseinstrübung. Das Erscheinungsbild des Delirs läßt allerdings leicht eine Verkennung, z.B. als akuten psychotischen Schub im Rahmen einer bereits diagnostizierten und behandelten Erkrankung, zu, wodurch die Gefahr entsteht, nicht neuerlich organisch abzuklären. Das Mortalitätsrisiko steigt dadurch dramatisch. Vor allem sind es die Spätkomplikationen (z.B. Pneumonie), die den deliranten Zustand unter Umständen zur tödlichen Gefahr werden lassen. Neben der Bewußtseinsstörung ist immer der Hinweis auf eine womöglich vorangegangene organische Erkrankung oder eine Drogenproblematik der Leitfaden zur richtigen Diagnosestellung. Für den Psychotherapeuten sind neben den chronischen Alkoholikern vor allem die Drogenpatienten und solche, die in größeren Mengen Psychopharmaka konsumieren (oder konsumiert haben), der Personenkreis, bei dem ein Delir grundsätzlich vorkommen kann. Dabei sollte allerdings nicht vergessen werden, daß auch internistische Erkrankungen, wie die dekompensierte Herzinsuffizienz, Schilddrüsenfunktionsstörungen, diabetische Entgleisungen oder der Zustand nach einer Vollnarkose, das Schädelhirntrauma oder der Hirntumor häufige Ursachen für einen deliranten Zustand sind.

5.4 Der Stupor

Fehlen jeglicher körperlicher und/oder geistiger Aktivität bei wachem Bewußtsein als Folge von extremer Antriebsverminderung

Synonyma: Erstarrung, Betäubung (lat.)
Engl: Stupor

Leitsymptome

❑ Physische Starre, Bewegungsverlangsamung bis Bewegungslosigkeit bei erhaltenem Muskeltonus, mimische Unbewegtheit (Amimie)
❑ Reaktionslosigkeit bei erhaltenen Abwehrreaktionen
❑ Eventuell Denkhemmung
❑ Eventuell Affekthemmung
❑ Eventuell Einnässen, Einkoten

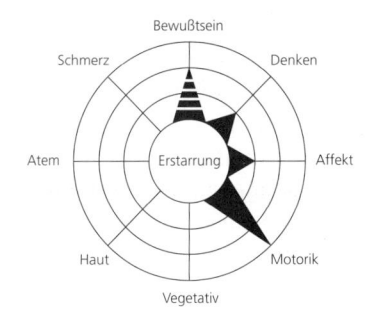

Auslöser

↗ Schizophrene Psychosen
↗ Depressive bzw. manisch-depressive Erkrankungen
↗ Überwältigendes seelisches Erlebnis (Angst und Schreck), Hysterie
↗ Organisches Psychosyndrom (z.B. Gehirntumor), Epilepsie (postiktal)

Maßnahmen

☏ Arzt/Rettung verständigen
→ Kontakt halten, über notwendige Maßnahmen informieren
→ Beruhigen, falls Stupor durch Angst oder Schreck ausgelöst; für beruhigende Umgebung sorgen, Schaulustige wegschicken
→ Bei psychiatrischen Patienten an die Möglichkeit des Kippens in einen katatonen Erregungszustand denken

Erläuterung der Maßnahmen

Ein Stupor stellt eine dringende Indikation für die stationäre psychiatrische Behandlung dar, da die Patienten in diesem Zustand völlig hilflos sind. Eine medikamentöse Behandlung ist dann oft die einzige Möglichkeit, Kontakt zum Betroffenen zu bekommen, um sich ein Bild über die Situation zu machen und über weitere Behandlungsmöglichkeiten zu entscheiden.

Gerade beim Stupor wird deutlich, wie sinnvoll das Kontakthalten, die Kommunikation mit dem Patienten ist, obwohl wir von ihm keinerlei Rückmeldung erhalten. Die sachliche, klare und in beruhigender Art vermittelte Information über die zu treffenden Maßnahmen ist sehr wichtig. Oft kann alleine die beruhigende Information an den Patienten einen wesentlichen Teil seiner Behandlung darstellen.

Unruhige Umgebung ist bei psychiatrischen Notfällen immer zu vermeiden, Schaulustige können bei einem auf der Basis einer Hysterie entstandenen Stupor durch den Publikumseffekt weitere Nahrung zur Aufrechterhaltung des Zustandes bedeuten.

Wichtig ist außerdem, daß ein plötzlicher Wechsel vom Stupor in einen Erregungszustand erfolgen kann, der, wenn es sich um einen katatonen Raptus handelt, auch unmittelbar für Patient und Helfer gefährlich sein kann (siehe Katatonie).

Hintergrundwissen

Der Stupor stellt kein einheitlich entstandenes Syndrom sondern vielmehr die äußere Erscheinungsform von verschiedenen inneren Zuständen dar. Dieses Zustandsbild, das als sehr eindrucksvolles Symptom imponiert, ist von unterschiedlicher Dauer und Intensität. Das Bewußtsein ist nicht gestört, die betreffende Affektstörung ist nur indirekt zu erkennen (meist depressive, schizoaffektive, hysterische Zustände). Umso klarer erkennbar ist die Auffälligkeit im Bereich der Psychomotorik. Der Patient verharrt ausdruckslos und unbeweglich auf seinem Platz. Es ist praktisch keine Willensäußerung mehr erkennbar. Die stuporösen Patienten müssen wie Puppen angezogen werden, nehmen keine Nahrung zu sich, nicht einmal der Speichel wird geschluckt, sogar der Lidschlag kann aufhören. Der Stupor stellt also einen Zustand höchster Apathie dar. Je nach zugrundeliegendem Zustandsbild sind neben einer Hemmung der Motorik die Emotionalität und/oder das Denken blockiert.

Reaktionslosigkeit kommt auch bei etlichen anderen Notfällen vor, so zum Beispiel bei der Epilepsie, den Synkopen oder den Intoxikationen. Immer sind dies Notfälle, in denen auch das Bewußtsein gestört ist. Beim Stupor hingegen ist das Bewußtsein erhalten, die Augen geöffnet (bei möglicherweise eingeschränktem Lidschlag). Eine Abschwächung bzw. das vollständige Fehlen der Abwehrreaktionen wie beim Koma findet beim Stupor nicht statt, wodurch sich eine wichtige Unterscheidungsmöglichkeit zu allen anderen Notfällen mit Bewußtseinstrübungen oder Bewußtlosigkeit ergibt.

Am häufigsten tritt die stuporöse Symptomatik bei der schizophrenen Psychose auf. Beim schizophrenen Stupor fallen die gehemmte Willensäußerung, die Sperrung der Gedanken und die mangelnde emotionale Ausdrucksfähigkeit, in Übereinstimmug mit den Leitsymptomen der Schizophrenie selbst, zusammen.

Aber auch im Rahmen einer Depression kann sich plötzlich die Willenshemmung zu einem stuporösen Bild verstärken. Der Patient wird von seiner Angst und seinen Schuldgefühlen überwältigt.

Sind es bei den bisher genannten Grunderkrankungen primär Hemmungsvorgänge, die eine Verstärkung erfahren, so entsteht der Stupor im Rahmen des psychogenen Schockzustandes als Ergebnis einer abnormen Belastungssituation (= dissoziativer Stupor), infolge außergewöhnlich starker Affekte. Der enorme Ansturm von Gefühlen – meist überwältigende Angst und Schreckgefühle – kann zu einem plötzlichen Verstummen aller psychischen Funktionen führen (Katastrophensituation). Dieser „scheintote" Zustand stellt eine Dekompensation der psychischen Abwehrfunktionen dar, in deren weiterer Folge Denkhemmung und Hemmung der Motorik auftreten. Psychodynamisch gesehen handelt es sich um einen Zustand maximaler (maligner) Regression.

Im Rahmen hysterischer Phänomene kann es ebenfalls zu einem Stupor kommen. Übermäßg starkes emotionales Ansprechen (Emotionsstupor) führt ähnlich wie beim psychogenen Schockzustand zu einem psychischen Funktionsverlust. Wimpernschlag, Abwehrbewegungen und Zeichen der Neugierde lassen sich dabei häufig noch feststellen.

Unter einem katatonen Stupor versteht man eine völlige Erstarrung bei wachem Bewußtsein. Diese Form findet sich typischerweise bei den schizophrenen Erkrankungen. Grundsätzlich kann jeder Stupor plötzlich in eine katatone Erregung kippen. Die Patienten toben, der Gedankengang kann verwirrt sein, hysterische Krampfanfälle, Erbrechen oder Stuhl- und Urinabgang bei Kindern können hinzukommen.

Bei Kindern sind stuporöse Zustände häufiger und werden auch eher als „normal" hingenommen. Häufig sind stuporöse Bilder, allerdings in geringerer Ausprägung, bei schwachsinnigen Personen.

Nicht unerwähnt soll bleiben, daß in etwa 5 % der mit der primären Diagnose Koma oder Stupor eingelieferten Patienten sich letztlich herausstellt, daß es sich um eine vorgetäuschte Symptomatik gehandelt hat. Die Überprüfung ist für den Ungeübten oft sehr schwer und kann nur von einem Facharzt für Neurologie und Psychiatrie durchgeführt werden. Bei vorgetäuschten Störungen sind es vor allem die anders ablaufenden Reflexe und Abwehrreaktionen, die eine richtige Diagnose sichern. Ein vorgetäuscht komatöser Patient fällt so zu Boden oder läßt die vom Untersucher aufgehobene Hand so fallen, daß er sich keine Verletzung zuzieht, der Patient ist „physiologisch" weckbar, die Augenlider werden eng geschlossen gehalten und wenn sie geöffnet werden, schnell wieder geschlossen. Der Muskeltonus ist normal, die Atmung oft beschleunigt.

Fallbeispiel (dissoziativer Stupor)

Ein 18jähriger Student, Ältester von acht Kindern, kommt wegen Prüfungsängsten und einer „Lernhemmung" in Therapie. Seit der Scheidung der Eltern vor 10 Jahren lebt er mit seiner Mutter und den Geschwistern zusammen. Der Vater, ein sehr autoritärer und oft zu körperlichen Züchtigungen greifender Mann war ihm wenig Vorbild, zur Mutter, die ihn sanft und „antiautoritär" zu erziehen versucht, verbindet ihn eine intensive Beziehung.

Als er eines Nachts mit einem Freund von einem Lokal nach Hause geht, wird er von einem jungen Mann auf der Straße um eine Zigarette gebeten. Als Nichtraucher muß er diese Bitte abschlagen. Unmittelbar darauf zi eht der Mann eine Pistole und setzt sie dem Studenten an der Nasenwurzel an und drückt ab. Er spürt einen Schmerz an der Ansatzstelle und sinkt zu Boden. Der Täter flüchtet, der Freund des Opfers verständigt Hilfe.

Wie der junge Mann später erzählt, ist er, am Boden liegend, nun fest überzeugt, in den folgenden Sekunden das Bewußtsein zu verlieren und zu sterben. Als die ersten Helfer eintreffen, liegt er noch immer regungslos mit offenen Augen am Boden, kann alles um ihn herum beobachten und ist sich nicht im klaren, ob er überlebt hat oder bereits in einer „anderen" Welt sei. Über die Auslösung eines Schusses und das Eindringen eines Projektils besteht für ihn kein Zweifel. Er ist jedoch nicht in der Lage zu sprechen oder sich zu bewegen.

Die Helfer, die die rußige Hautstelle zwischen den Augenbrauen ebenfalls bemerken, wissen auch nicht so recht, was mit dem am Boden liegenden Burschen passiert ist. Erst der eintreffende Notarzt kann feststellen, daß es sich nicht um einen bewußtlosen Patienten handelt, da Abwehrreaktionen mühelos auszulösen sind. Die sofortige Überprüfung der „Einschußstelle" zeigt lediglich eine geringgradige Verbrennung, jedoch keinen Einschuß. Die „Diagnose" Schuß aus einer Schreckpistole war rasch gestellt. Diese Information, vor dem Opfer ausgesprochen, brachte auch den stuporösen Zustand des Attackierten wieder zum Abklingen.

5.5 Die Katatonie

Griechisch: kata = herab, tonos = Spannung
Syndrom, das durch verschiedene psychiatrische, toxische oder metabolische Störungen hervorgerufen werden kann; gekennzeichnet durch Störungen der Willkürmotorik

Synonym: Katatoner Typus
Engl.: Catatonia

Leitsymptome

- Katatone Erregung oder katatoner Stupor (Erstarrung bei wachem Bewußtsein)
- Mutismus
- Katalepsie (Haltungsverharren mit wächserner Flexibilität) – Bewegungsstereotypie
- Negativismus – Befehlsautomatie
- Grimassieren
- Rigor
- Echolalie, Echomimie

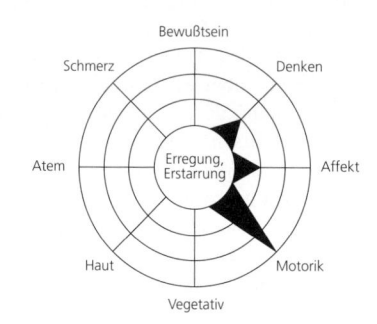

Leitsymptome der perniziösen Katatonie

- Extreme psychomotorische Unruhe
- Hohes Fieber
- Übergang in Bewegungsstarre mit innerer Gespanntheit, dann deliranter Zustand

Verlauf

Die Dauer der katatonen Symptome kann von einigen wenigen Minuten bis zu mehreren Tagen dauern.

Die Katatonie

† Letaler Verlauf ist als Folge von internistischen Komplikationen möglich.

Auslöser

↗ Psychiatrische Erkrankungen (affektive Störungen, z.B. Depression, Schizophrenie), psychische Störungen (Konversionsneurose, dissoziative Zustände)
↗ Neurologische Störungen, z.B. postiktal, Parkinsonismus, Status epilepticus bei Petit-mal, akute Enzephalitis, Tumor
↗ Stoffwechselbedingte Störungen wie Diabetes, Intoxikationen z.B. mit Neuroleptika oder Kohlenmonoxyd
↗ Hormonbedingte Störungen wie Hyperkalzämie

Maßnahmen

☎ Sofort Rettung/Arzt verständigen
→ Kontakt halten, ruhig und sachlich über notwendige Maßnahmen informieren
→ Bei katatonem Raptus: sich selbst und den Patienten vor Verletzungen schützen, entschiedene Haltung einnehmen

Erläuterung der Maßnahmen

Wegen der vielen verschiedenen möglichen Ursachen für einen katatonen Zustand ist es unbedingt notwendig, daß diagnostisch abgeklärt wird, im Rahmen welcher Störung die Symptome auftreten. Die Therapieansätze sind entsprechend unterschiedlich.

Da die Ursachen für den katatonen Symptomkomplex so vielfältig sind, ist eine genau durchgeführte Anamnese im Hinblick auf psychiatrische Erkrankung, internistische Symptomatik, eingenommene Medikamente, Drogenabusus und neurologische Erkrankung für spätere therapeutische Maßnahmen hilfreich. Die Therapieansätze sind je nach dem Rahmen, in dem die Katatonie stattfindet, unterschiedlich. So können psychiatrische, neurologische oder internistische Maßnahmen notwendig sein.

Die Lebensbedrohlichkeit der Katatonie und ihre schwierige Differentialdiagnose machen in jedem Fall eine raschestmögliche Klinikeinweisung und ärztliche Untersuchung notwendig. Es gilt, keinesfalls organische Ursachen zu übersehen, bzw. auch ein möglicherweise vorhandenes malignes neuroleptisches Syndrom (MNS) zu erkennen. Wegen der Möglichkeit eines MNS dürfen auch bei bereits bekannter psychiatrischer Erkrankung auf keinen Fall ohne ärztliche Anordnung Neuroleptika verabreicht werden, bis ein MNS ausgeschlossen ist.

Zu den möglichen Komplikationen bei katatonen Zuständen gehören die Dehydration, Entkräftung aufgrund von Nahrungsverweigerung, Aspiration, Dekubitalgeschwüre (= Druckstellengeschwüre) und natürlich internistische Probleme.

Hintergrundwissen

Eine der häufigsten Ursachen der Katatonie ist, neben der schizophrenen Psychose, die Überdosierung von Neuroleptika. Sehr ähnlich ist der Katatonie das sogenannte „maligne, neuroleptische Syndrom". Es entsteht als seltene Komplikation bei der Gabe von Neuroleptika, unabhängig von Dosierung und Medikament, weiters nach dem Absetzen von Anti-Parkinsonmitteln und bei Neuroleptikaanästhesie. Es ist gekennzeichnet durch Stupor, häufig auch Mutismus, Katalepsie und vegetative Instabilität mit hohem Fieber, Schwitzen und Hypertonie. Die Gefahr einer Dehydration oder einer Aspiration machen das MNS lebensbedrohlich, die Mortalität liegt bei etwa 20%.

Die Katatonie stellt ein Syndrom dar, das psychiatrische Krankheitsbilder begleiten kann und von sehr unterschiedlicher Erscheinungsform ist. Immer herrschen motorische Phänomene vor entweder als katatoner Erregungszustand oder als katatoner Stupor. Letzterer unterscheidet sich vom oben beschriebenen Stupor nur wenig, mit der Ausnahme, daß im katatonen Stupor meist Auffälligkeiten der Willkürmuskulatur hinzukommen, etwa das Einnehmen von bestimmten Posen oder bizarren Haltungen wie z.B. die Haltung eines Gekreuzigten, Kopf einige Zentimeter vom Kissen entfernt. Diese Posen werden oft über lange Zeit aufrecht erhalten (Katalepsie). Häufiger sind allerdings die Überbetonung bestimmer Bewegungsmuster, Grimassieren oder Trippeln etwa. Insgesamt sind bedrohliche Störungen dieser Art dank moderner Pharmakotherapie seltener geworden.

Leichtere Fälle von Katatonie sind in psychiatrischen Kliniken durchaus häufig. Stupor und Katatonie stellen grundsätzlich zwei verschiedene Zustandsbilder dar, häufig kommt es aber zu einer Kombination beider.

5.6 Das suizidale Verhalten/der Suizidversuch

Verhalten, das einen hohen Grad an Selbstbeschädigung oder in weiterer Konsequenz auch den Tod zur Folge hat. Oftmals im Rahmen einer affektiven Psychose (MDK, endogene Depression) auftretend

Synonyma: Autodestruktives Verhalten, Parasuizid, Selbsttötungversuch
Engl.: Attempted suicide

Leitsymptome

Allgemein gültige Leitsymptome für einen Suizidversuch gibt es nicht. Im folgenden eine Aufzählung von Risikofaktoren und Anzeichen dafür:

↗ Stark depressive Affekte
↗ Lange andauernde Schlafstörungen
↗ Psychomotorische Erregtheit, aber auch Verlangsamung
↗ Alkohol-, Medikamenten-und Drogenmißbrauch
↗ Denkstörungen, imperative Stimmen, Wahnideen
↗ Zunehmende Todes-und Selbstmordphantasien
↗ Ankündigung der Suizidabsicht bzw. Planen derselben
↗ Verringerung der emotionalen Betroffenheit hinsichtlich des eigenen Todes oder Suizidversuches (der Betroffene spricht, nachdem er sich endgültig dazu entschlossen hat sich umzubringen, häufig nicht mehr über seine Suizidabsicht)

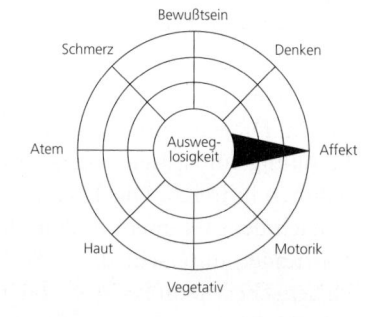

Das suizidale Verhalten/der Suizidversuch

↗ Verlusterlebnis, Einengung, Isolation, Schuldgefühle
↗ Plötzliche schwere körperliche Erkrankung

❏ Unmittelbare Selbstmordankündigung (telefonisch oder persönlich)
❏ Benachrichtigung über einen bereits ausgeführten Suizidversuch

Maßnahmen

Bei Ankündigung

→ Gesprächsbeziehung herstellen (empathisches Zuhören, subjektive Situation des Patienten eruieren)
→ Signal des Patienten, daß er Hilfe braucht, aufgreifen
→ Schrittweises Herausfinden der Unterstützungswünsche *(was braucht der Patient?)*
→ Ressourcen des Patienten herausfinden

Für alle weiteren Schritte gilt

→ Eigenaktivität unterstützen und notwendige Aktivitäten gemeinsam festlegen *(wie bekommt der Patient, was er braucht)*
→ Risiko einschätzen
→ Soziales Netz aktivieren
→ Notwendigkeit einer medikamentösen Therapie abklären/veranlassen
→ Vereinbarung über nächsten Kontakt treffen (eventuell Nicht-Suizid-Vereinbarung schließen)
→ Notwendigkeit einer stationären Aufnahme abklären/veranlassen
→ Getroffene Vereinbarungen kontrollieren

Wenn keine Kooperationsbereitschaft

→ Aktive Übernahme der Verantwortung durch den Therapeuten
→ Gespräch unterbrechen, Hilfe durch Dritte organisieren
→ Stationäre Aufnahme veranlassen, nötigenfalls Rettung/Polizei/Feuerwehr

Maßnahmen, falls bereits Suizidversuch begangen

→ Notarzt (eventuell Polizei, Feuerwehr) verständigen

Erläuterung der Maßnahmen

Wenn ein Patient nicht schon den Suizidversuch durchgeführt hat, also z.B. bereits Medikamente eingenommen hat, um sich zu vergiften, und der Helfer daher eine reine Notfallmaßnahme treffen muß, z.B. die Rettung verständigen, ist das Vorgehen im Falle einer Suizidankündigung nach den Kriterien der Krisenintervention durchzuführen.

Zu Beginn des Kontaktes stellt sich immer die Frage: Kann der Patient aus der Kommunikation mit dem Helfer überhaupt noch etwas aufnehmen, ist auf Grund der therapeutischen Beziehung ein Brückenschlag möglich, hat der Therapeut in dieser Situation einen Zugang zum Patienten. Hilfreich ist es dabei, auf die Sprache des Patienten und die von ihm verwendeten Bilder einzugehen, um ihm das Gefühl zu geben, daß nicht nur die Dramatik der Situation gesehen wird, sondern er auch auf einer emotionalen Ebene verstanden wird. (Z.B. spricht der Patient davon, daß er „ins Wasser gehen" will, der Therapeut greift das Bild auf und verwendet die Redewendung vom Wasser, das einem bis zum Hals steht.)

Jeder Patient, der persönlich oder telefonisch bereit ist, über sein Suizidvorhaben zu sprechen, signalisiert schon alleine damit einen Wunsch, in seiner Problematik gesehen und ernstgenommen zu werden. Auch die ambivalenten Impulse, nämlich sterben zu wollen und leben zu wollen, drücken sich häufig bereits darin aus.

Nach der ersten empathischen Kontaktaufnahme mit dem Klienten ist der nächste Schritt herauszufinden, was er an Unterstützung durch den Helfer braucht.

Mitarbeiter der Telefonnotdienste berichten, daß manche Anrufer sich nur an sie wenden, damit ein Notarzt oder die Rettung verständigt werden möge. Manche brauchen einfach einen Zuhörer, andere Klienten brauchen Unterstützung im Sinne eines Krisenmanagements, um ihre Suizidalität unter Kontrolle halten zu können.

Das Fragen nach dem Namen bei unbekannten Klienten mag wie eine Banalität klingen, aus der subjektiven Sicht des Anrufers ist jedoch das Nennen seines eigenen Namens ein nicht unbedeutender psychologischer Schritt. Nach dem Namen gefragt zu werden und sich selbst zu „benennen", ist der erste Schritt zur Stärkung der Identität des Klienten. Wenn man seinen Namen nennt, dann entsteht Kontakt und das Gefühl, gesehen zu werden. Die Intervention: „Es ist gut, daß Sie (Du) mich jetzt anrufen(st)", vermittelt in der Regel das Gefühl, der Therapeut ist kompetent und für mich da.

Wenn zwischen Therapeut und Klient eine Gesprächsbasis entstanden ist, ist es wichtig herauszufinden, auf welche Ressourcen der Klient zurückgreifen kann, das können Bindungen sein, die ihn noch im Leben halten, das können auch Erfahrungen darüber sein, wie er andere schwere Lebenskrisen gemeistert hat. Immer hat der Therapeut die Aufgabe, das angemessene Maß an Fürsorge und Aktivität für den Hilfesuchenden auf der einen Seite zu finden, auf der anderen Seite aber Eigenaktivität des Klienten zu fördern und zu unterstützen.

Die Vereinbarung mit einem Klienten über eine neuerliche, möglichst baldige Kontaktaufnahme kann unter Umständen mit der Einbeziehung einer Nicht-Suizid-Vereinbarung verbunden werden – einer nicht unbestrittenen, jedoch unter der Voraussetzung, daß sie flankierend eingesetzt wird, durchaus brauchbaren Maßnahme.

Unter einer Nicht-Suizid-Vereinbarung ist eine Abmachung zwischen Klient und Therapeut zu verstehen, die für eine zeitlich begrenzte, meist kurze Phase besteht, bis zum nächsten persönlichen oder auch telefonischen Kontakt, in der der Klient sich nicht umbringen wird. Um diese Zusicherung des Klienten zu erhalten, ist es notwendig, mit ihm Gründe zu erarbeiten, die dafür sprechen, am Leben zu bleiben, das können zum Beispiel Familienangehörige, vor allem Kinder sein, die ihn brauchen oder etwa auch begonnene Arbeiten, die beendet werden wollen. Meistens wird diese Zusicherung des Klienten nicht aus einer überzeugten Haltung, sondern vielmehr aus einer angepaßten erfolgen. Als Ergebnis einer Notfallintervention ist das durchaus vorläufig ausreichend, wenn der Patient gut im Kontakt zum Therapeuten ist und noch in der Lage, sich (an den Therapeuten, an seine eigenen Familienangehörigen, z.B. seine Kinder, eine Aufgabe) zu binden. Zusätzlich müssen Abmachungen darüber getroffen werden, wie der Klient sein soziales Netz – so vorhanden – nützen kann. (Wo übernachtet er, wen kann er telefonisch erreichen …) Beim nächsten Therapeut-Klient-Kontakt muß diese Vereinbarung erneuert werden, so lange bis die suizidale Problematik auch psychotherapeutisch bearbeitbar ist.

Wenn in einem Gespräch nach Grundsätzen der Krisenintervention keine Kooperationsbereitschaft vom Klienten möglich ist, dann, und nur dann ist der Therapeut aufgerufen, die Verantwortung für den Klienten aktiv und voll zu übernehmen, was im Allgemeinen bedeutet, daß er stationäre Aufnahme zu veranlassen hat.

Dabei stellt sich natürlich auch die Frage nach der Gewaltanwendung von Seiten des professionellen Helfers. Wenn der Helfer keine andere Möglichkeit sieht, als die, einen außenstehenden Dritten wie z.B. einen Notarzt einzuschalten, wird das in manchen Fällen von den betroffenen Klienten auf Grund ihrer Einsicht (oder Anpassung) akzeptiert werden, manchmal werden Klienten erleichtert sein, daß für sie Entscheidungen getroffen werden, die sie vor sich selbst schützen, immer wieder allerdings werden Menschen sich gegen eine solche ungewollte Hilfeleistung wehren. Dann steht der Helfer vor der Frage, ob er eine übergeordnete Autorität (Sprengelarzt, Rettungsleitstelle, Polizeiarzt oder Exekutive) einschalten will und muß und wie offen er mit dem Klienten über seine Entscheidung kommuniziert. Grundsätzlich gilt, daß Direktheit über die notwendigen Schritte wünschenswert ist, Ausnahmen sind solche Fälle, in denen die Offenheit zu Kurzschluß- oder Panikreaktionen (z.B. Klient springt aus dem Fenster, wenn er bemerkt, daß die Feuerwehr anrückt) führen kann.

Im allgemeinen gibt es bei suizidalen Klienten, die ihren Suizid ankündigen, oder während oder kurz nach der Suizidhandlung Kontakt zu einem Helfer aufnehmen, auch den Persönlichkeitsanteil, der Hilfe sucht. Dieser Teil kann angesprochen werden, indem man dem Klienten vermittelt, daß man seine Situation versteht und (ihn) ernstnimmt, und gerade deswegen, weil er wichtig und wert ist, direktives Verhalten anwendet, um ihm zu helfen.

Eventuell kann man auch mitteilen, daß man als Arzt/Psychotherapeut verpflichtet ist, den Rechtsweg zu gehen. Die Einweisung erfolgt in der Regel in Einhaltung der Vorschriften des Unterbringungsgesetzes, das heißt unter Einbeziehung des Arztes im Sanitätsdienst, oder (nur ausnahmsweise) unter „Gefahr in Verzug" direkt durch die Exekutive. Die Notwendigkeit, die Exekutive im Rahmen einer Selbstmordankündigung in Anspruch nehmen zu müssen, ist allerdings extrem selten.

Hintergrundwissen

Der Suizid gehört zu den zehn häufigsten Todesursachen bei Erwachsenen und wird trotzdem in seiner Bedeutung oft unterschätzt. Bei Heranwachsenden stellt der Selbstmord die dritthäufigste Todesursache dar und weist eine steigende Tendenz auf. Die Häufigkeit von Selbstmorden ist je nach Land sehr unterschiedlich. Die Größenordnung der Suizidhäufigkeit beträgt im Schnitt zwischen 10 und 30 Suizide auf 100.000 Einwohner jährlich. Zehn mal so hoch ist die offiziell bekannte Rate an Suizidversuchen. Nur etwa 20% der Suizid*opfer* hatten vor ihrem Selbstmord dem Arzt oder Psychotherapeuten direkt oder indirekt ihre Absicht mitgeteilt. Alle haben immerhin ein Jahr vor dem Selbstmord Kontakt mit einem Arzt gehabt, ein Drittel davon wurde sogar medikamentös behandelt. Anders ist die Situation bei den Patienten, die

„nur" einen Suizidversuch unternommen haben. In dieser Gruppe findet sich eine vorherige Ankündigung in fast 80%.

Suizidversuche sind bei Personen unter 40 Jahren deutlich häufiger als Suizide. 70% der Suizide werden von den über 40jährigen verübt. Suizidversuche (Parasuizid) sind im Ansteigen besonders bei Menschen zwischen 15 und 24 Jahren, wobei der Anteil der Frauen 2–3mal so hoch liegt wie der der Männer. Etwa ein Viertel aller parasuizidalen Patienten wird innnerhalb von 12 Monaten rückfällig. Das Verhältnis zwischen Suizid und Suizidversuch beträgt etwa 1:10, d.h. auf jeden zehnten Suizidversuch kommt ein Selbstmord.

Mehr als 10% aller vom Notarzt eingelieferten Patienten fallen unter die Diagnose "Suizidversuch"!

In der Hierarchie der häufigsten Methoden steht die Medikamentenvergiftung (Einnahme von Hypnotika, Kombination verschiedener Medikamente, Aspirineinnahme ect.) an vorderster Stelle, Gewaltmethoden (Erschießen, Erhängen ...) sind bei Suizidversuchen sehr selten.

Für die (zwangsweise) Einweisung eines Patienten in die Klinik sind folgende Berufsgruppen zuständig: der Arzt im Sanitätsdienst, also der Polizeiarzt und/oder der Sprengelarzt. Stehen beide nicht zur Verfügung, dann bleibt nur die direkte Verständigung der Exekutive, der Polizei. An dieser Stelle sei auch noch erwähnt, daß in der Regel ein Unterschied zwischen dem ländlichen und dem städtischen Bereich besteht. In ländlichen Gebieten kann es vorkommen, daß der Arzt im Sanitätsdienst nicht in der gebotenen Eile zur Verfügung stehen kann. Eine Unterbringung in eine psychiatrische Abteilung unterliegt (in Österreich) den Bestimmungen des Unterbringungsgesetzes. So ist eine zwangsweise Unterbringung nur dann zulässig, wenn eine vom Arzt im Sanitätsdienst ausgestellte, sogenannte § 8-Bescheinigung vorliegt, d.h. eine zwangsweise Einweisung ist dann möglich, wenn der Patient unter einer schweren psychiatrischen Erkrankung leidet oder Fremd- oder Selbstgefährdung vorliegt.

In Fällen, in denen besonders dringend interveniert werden muß, z.B. wegen akuter Selbstgefährdung, und die Zeit bis zum Eintreffen eines Polizeiarztes zu lange dauern würde, ist unter „Gefahr in Verzug" eine Einlieferung in eine Klinik durch die Exekutive möglich.

Fallbeispiel

Eine 30jährige Frau ist seit Jahren depressiv, wiederholt suizidal, doch ohne jemals einen Suizidversuch unternommen zu haben, und deswegen bereits mehrmals in psychiatrischer Behandlung, lebt nun in einer extramuralen Wohngemeinschaft ehemaliger psychiatrischer Patienten. Zusätzlich ist sie wegen eines sexuellen Mißbrauchs in ihrer Kindheit in Einzeltherapie bei einer privaten Psychotherapeutin. In der Therapiesitzung erzählt die Klientin nun, daß es ihr momentan äußerst schlecht gehe und daß sie gerne stationär aufgenommen werden möchte, suizidal sei sie jedoch nicht. Die Therapeutin bespricht die Situation mit der Frau, sie kommen überein, daß es sehr hilfreich sein würde, wenn für einige Tage durch einen Klinikaufenthalt mehr Betreuung und auch mehr Schutz bestünde, und die Klientin fährt daraufhin nach Hause, um ein paar persönliche Sachen abzuholen. Es wird abgemacht, daß die Therapeutin, etwa zwei Stunden später im Krankenhaus anruft, um sich zu vergewissern, daß die Klientin gut angekommen sei.

Als die Therapeutin etwa $2^1/_2$ Stunden später auf der Station anruft, ist ihre Klientin noch nicht aufgetaucht. Besorgt ruft die Therapeutin nun in der Wohngemeinschaft an und erkundigt sich nach der jungen Frau; Mitbewohner berichten, daß diese in ihrem Zimmer liege und schlafe. Die Therapeutin, nichts Gutes ahnend, ersucht die Mitbewohner dringend, die Frau zu wecken. Übers Telefon bekommt sie nun mit, daß die Zimmertüre offensichtlich von innen versperrt ist und die Klientin auch auf Klopfen und lautes an die Tür Trommeln der anderen Bewohner nicht öffnet. Daruafhin alarmiert sie sofort die Polizei. Diese ist in kürzester Zeit in der Wohnung, die Türe wird aufgebrochen und, da man die Patientin bewußtlos in ihrem Bett vorfindet, sofort der Notarzt verständigt. Sie reagiert nicht mehr auf Ansprache, zeigt aber noch Abwehrreaktionen auf Schmerzreize. Die Frau wird in die Intensivstation eingeliefert und kann gerettet werden.

Es wird eine Intoxikation mit trizyklischen Antidepressiva in Kombination mit Neuroleptka und Tranquilizer festgestellt. Die Aufnahme der Patientin erfolgte drei Stunden nach der Medikamenteneinnahme, eine Stunde später wäre sie an den Intoxikationsfolgen verstorben.

5.7 Die akute Psychose

Plötzliches, dramatisches Auftreten einer Symptomatik aus dem Formenkreis einer paranoiden, schizophrenen oder manischen psychiatrischen Erkrankung. Die akute Psychose ist keine Diagnose, sondern ein klinisches Syndrom, das durch eine Vielzahl von Krankheiten verursacht werden kann.

Synonyma: Geisteskrankheit, akute psychotische Störung
Engl.: Psychosis

Leitsymptome

- Denkstörungen
- Psychomotorische Erregtheit
- Halluzinationen
- Wahnideen
- Affektstörungen

Bei schizophrener Ausprägung

Bizarre Verhaltensweisen oder Wahrnehmungen, Gefühl des „Gemachten" im Bereich von Denken, Wollen und Handeln, Gedankenentzug, Gedankenlautwerden, Stimmenhören, abgeflachte Affekte

Bei manischer Ausprägung

Größenideen, psychomotorische Erregung (z.B. Rededrang), Patient ist überdreht, gereizt, distanzlos, schlaflos

Bei paranoider Ausprägung

Hochgradig ausgearbeitetes Wahnsystem, Beziehungswahn, ununterbrochene unkorrigierbare und unlogische Wahnidee, manchmal auch den eigenen Körper betreffend

Auslöser

- ↗ Organisches Psychosyndrom im Rahmen von Intoxikationen, Drogen, Entzündungen und Tumore des Gehirnes, neurologische Erkrankungen, Stoffwechselstörungen
- ↗ Akuter Schub oder Beginn einer psychotischen Erkrankung
- ↗ Akutes Delir

Maßnahmen

→ Aktuelle Situation erheben
→ Fragen klar und kurz formulieren
→ Hilfestellung beim Ordnen der Gedanken, Struktur und Halt geben

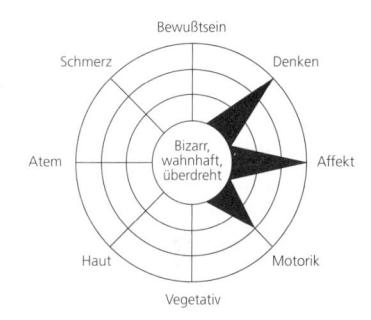

→ Gespräch aktiv strukturieren
→ Fürsorgliche Handlungen setzen (z.B.Tee anbieten)
→ Nicht versuchen, Wahnvorstellungen auszureden
→ Dem Patienten die eigene Einschätzung seines Zustandes nicht verbergen
→ Den Patienten von der Notwendigkeit ärztlicher Hilfe überzeugen, gegebenenfalls die ärztliche Hilfe organisieren
→ Sicherheit des Patienten und des Therapeuten muß gewahrt werden
→ Notfalls Polizeiarzt verständigen

Erläuterungen der Maßnahmen

Epidemiologisch betrachtet zählen psychotische Erkrankungen zu den häufigen Erkrankungen. Affektive und schizophrene Psychosen zusammengenommen treten bei fast 3% der Bevölkerung zumindest einmal im Leben auf. Im psychotherapeutischen Klientel ist die Rate entsprechend höher. Die Rezidivrate bei Vorliegen der Diagnose einer psychotischen Erkrankung ist, unabhängig vom therapeutischen Prozeß, sehr hoch.

Die Diagnostizierung eines akuten psychotischen Zustandes bereitet manchmal Schwierigkeiten, da die angeführten Leitsymptome nicht alle vorhanden sein müssen oder durch andere Symptome verschleiert sein können.

Die Frage nach der aktuellen Situation soll Aufschluß darüber geben, ob der Patient zuletzt eine erschütternde Erfahrung gemacht hat, Drogen oder Medikamente eingenommen hat oder irgendwelche organischen Erkrankungen vorliegen. Aufschlußreich ist auch, in welcher Weise die Patienten ihren Zustand zu beschreiben in der Lage sind. Diese möglichst kurz und klar formulierten Fragen stellen gewissermaßen eine anamnestische Orientierungshilfe dar.

Abhängig von der jeweiligen therapeutischen Situation, der Phantasie des Therapeuten und der Persönlichkeit des Patienten können fürsorgliche Handlungen die Situation entspannen, z.B. das Anbieten einer Tasse Tee.

Über die Erste Hilfeleistung hinaus stellt, je nach Fall, ein späterer Besuch im Krankenhaus einen wichtigen abschließenden Teil der „fürsorglichen Handlungen" dar.

Psychotische Patienten haben gewöhnlich sehr feine Antennen für den Zustand des Therapeuten und spüren sehr schnell, ob ein Therapeut sich die eigene Besorgnis bzw. Einschätzung ihres Zustandes nicht zu sagen getraut. Den Verlust einer ehrlichen und vertrauensvollen Beziehung mit dem Patienten zu riskieren, auf Grund der eigenen Angst, eine Diagnose im Sinne einer phänomenologischen Beschreibung des beobachteten Zustandes des Klienten zu nennen, wäre ein schlechter Start für die „Erste Hilfe" in dieser Notsituation.

Jeder psychotische Patient sollte von unnötigen Reizen abgeschirmt werden, sofern dies praktisch möglich ist.

Das Vermitteln von klaren Grenzen ist insbesonders bei psychomotorisch Erregten notwendig.

Falls der Patient nicht ausreichend überzeugt oder nicht mehr in der Lage ist, eine ärztliche Hilfe anzunehmen, ist diese für ihn zu organisieren. Das kann bedeuten, daß man den behandelnden Psychiater anruft, den behandelnden praktischen Arzt, die Station, auf welcher der Patient bisher behandelt wurde bzw. den diensthabenden Psychiater einer psychiatrischen Ambulanz. In manchen Fällen findet der Patient selbständig die für ihn zuständige Klinik bzw. seinen Arzt.

Bei Fremd- oder Eigengefährdung kann der Rettungsruf bzw. die Verständigung des Polizeiarztes notwendig werden.

Fallbeispiel

Seit einem Jahr ist die 24jährige Patientin mit der Diagnose paranoide Schizophrenie nunmehr in ambulanter Psychotherapie, zwei Stunden pro Woche. Tagsüber ist sie in einem Arbeitstrainingszentrum beschäftigt.

Eines Vormittags ruft sie nun ihre Therapeutin zu Hause an, um die Therapiesitzung, die sie um 17 Uhr hat, abzusagen. Ihre Begründung klingt eher vage, sie fühle sich körperlich nicht gut, deswegen sei sie heute auch nicht zur Arbeit gegangen. Ihr Tonfall ist gereizt, ärgerlich, so, als wolle sie in Ruhe gelassen werden.

Der Therapeutin gelingt es, die Patientin davon zu überzeugen, doch zur Sitzung zu kommen, man könne ja dann überlegen, wie das körperliche Unwohlsein zu behandeln sei.

Als die Patientin dann nachmittags zur Therapiestunde erscheint, kommt sie eine halbe Stunde zu früh, man kann sie im Wartezimmer unruhig auf und abgehen hören. Gleich zu Beginn der Sitzung beschwert sie sich in aggressivem Ton über die Zeitschriften im Wartezimmer, da hätten sie „der Elton John und die Madonna schon wieder so blöd angeschaut". Die Patientin wirkt – im Gegensatz zu sonst – äußerlich ungepflegt, unordentlich gekleidet, unfrisiert. Ihre Bewegungen sind fahrig, die Körperhaltung ist geduckt, der Blick ist leer, ein wenig als würde sie durch einen hindurchsehen.

Die Therapeutin fragt sie nun genau über ihr körperliches und seelisches Befinden, und die Patientin erzählt sogleich über ihre Erlebnisse mit dem Fernsehapparat. Sie habe, berichtet sie, seit zwei Tagen immer wieder erlebt, wie die Künstler im Fernsehen zu ihr sprächen, wie sie durch das Gesagte Bezug auf sie nähmen und teilweise auch nachsprechen würden, was sie, die Patientin vorher zu jemandem gesagt habe. Auf die Frage, wie es ihr damit gehe, meint sie, das wäre schon recht für sie, aber zugleich wolle sie doch nicht mehr aus dem Haus gehen. Dann beginnt sie ein Erlebnis zu schildern, das sie vor ihrem letzten Psychiatrieaufenthalt gehabt hat und sie erzählt, daß sie sich früher einmal verfolgt gefühlt habe. Die Therapeutin entschließt sich, mit der Klientin offen über ihre Einschätzung der momentanen Situation zu reden. Die Patientin hat offenbar Schwierigkeiten, ein Gespräch zu führen, erzählt immer wieder Geschichten von früher, berichtet von Persönlichkeiten des öffentlichen Lebens, die sie kennen würden, bringt zwischendurch an, daß sie lieber nicht nach Hause fahren möchte, weil ihre Wohnung kalt sei und daß sie Freunde besuchen sollte. Je deutlicher die Therapeutin nun formuliert, wovon sie inzwischen überzeugt ist, nämlich, daß die Patientin in einer akuten Krisensituation ist, in der sie Hilfe braucht, desto ruhiger wird die Patientin. Sie wirkt nahezu erleichtert darüber, daß die Therapeutin wahrnimmt, wie es ihr geht. Sie betont jedoch gleich, daß sie auf keinen Fall psychiatrische Hilfe oder stationäre Aufnahme möchte.

Man einigt sich fürs erste darauf, den Hausarzt der Patientin anzurufen; der jedoch hat die Ordination bereits verlassen. Die Patientin meint dann, sie wäre bereit, ihre Psychiaterin aufzusuchen, um sich ein Medikament geben zu lassen – es hat sich mittlerweile herausgestellt, daß sie seit über einer Woche keine Medikamente mehr genommen hat. Die Psychiaterin hat an diesem Tag keine Ordination. Schrittweise nähert sich die Patient nun gedanklich der Möglichkeit eines Besuches der Kriseninterventionsstelle, die der Psychiatrischen Klinik angeschlossen ist, sie ersucht die Therapeutin jedoch, zuerst telefonisch Kontakt aufzunehmen und sie anzukündigen. Zugleich tauchen Phantasien darüber auf, daß auch die Ärzte im Krankenhaus Teil des Überwachungssystemes sein könnten und die Patientin verlangt die Zusicherung der Therapeutin, ihr zu helfen, falls ein Komplott gegen sie geschmiedet werde. Mit der diensthabenden Ärztin wird nun vereinbart, daß die Patientin aufgenommen wird und sich eine Nacht lang auf der Station ausruhen könne und man sie davor schützen werde, daß sie behelligt werde.

Wenn die Patientin auch weiterhin sehr ängstlich wirkt und mißtrauisch bleibt, ob nicht auch die Ärzte und die Psychotherapeutin gmeinsame Sache mit den Feinden machten, ist doch auch spürbar, daß sie froh darüber ist, daß ihr Leiden wahrgenommen und ihr Hilfe angeboten wird. Sie braucht noch einiges an Zusicherung und Unterstützung (Telefonanruf, sobald sie angekommen ist, Besuch im Krankenhaus durch die Therapeutin), bis sie einwilligt, die Psychiatrische Klinik aufzusuchen.

Da der nächste Klient schon wartet, ist es nicht möglich, daß die Therapeutin die junge Frau selbst in die Klinik begleitet, was an sich in diesem Fall ideal wäre. Sie versucht daher, der Patientin soviel Unterstützung zu geben, daß sie den Schritt auch alleine tun kann.

Die Therapeutin besorgt für die Patientin noch ein Taxi (die Klientin wollte mit dem eigenen Auto fahren!), setzt die Patientin hinein, gibt ihr Geld mit, da sie keines bei sich hat.

Später gibt es sowohl ein Telefongespräch mit der diensthabenden Ärztin, als auch eines mit der Patientin. Die Patientin wird für beinahe fünf Wochen freiwillig in stationärer Behandlung bleiben, der Kontakt zwischen Psychotherapeutin und Patientin wird in dieser Zeit aufrechterhalten (Telefon, Besuche), die Therapie wird nach dem Krankenhausaufenthalt wieder weitergeführt.

5.8 Der Angstanfall, die Panikattacke

Plötzliches Gefühl des existentiell Bedroht-Seins, gekoppelt mit vegetativen Symptomen durch Zunahme des Sympathikotonus

Synonyma: Paniksyndrom, organisches Angstsydrom, Herzphobie, Herzanfall
Engl.: Panic attacks

Leitsymptome

Seelisch

❏ Anfallsartige Angst
❏ Phobien, vor allem Herzangst, seltener auch AIDS- und Karzinomangst
❏ Todesangst und Vernichtungsgefühl
❏ Angst, verrückt zu werden
❏ Entfremdungserleben, Depersonalisationserleben
❏ Anklammerungstendenz

Körperlich

❏ Schnelle flache Atmung (Hyperventilation)
❏ Kribbelgefühle, Brustschmerzen
❏ Hyperventilationstetanie
❏ Tinnitus (Ohrensausen)
❏ Bewußtseinsverlust (Ohnmacht – vasovagale Synkope)

Die Aktivität des Sympathikus führt zu:

❏ Zittern, weiche Knie
❏ Schwitzen, zuerst an den Handinnenflächen, dann überall

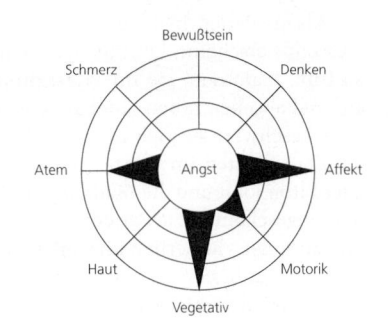

- ❏ Herzklopfen, Blutdrucksteigerung
- ❏ Präkordialschmerz (pectanginöses Beschwerdebild)
- ❏ Beklemmungsgefühl, Schwindel, Kopfschmerzen
- ❏ Kloßgefühl im Hals
- ❏ Motorische Unruhe
- ❏ Hitzewallung, Kälteschauer (Gänsehaut)
- ❏ Übelkeit, flaues Gefühl im Magen, Durchfall, Harndrang

Verlauf

Akut einsetzend (innerhalb von Minuten) und bis zu einer halben Stunde anhaltend. Danach oft Erschöpfung. Neigung zur Generalisierung mit Vermeidungsverhalten (z.B. Agoraphobie)

Auslöser

- ↗ Akut belastende Lebensereignisse
- ↗ Interne und neurologische Erkrankungen
- ↗ Medikamenten-, Alkohol- und Drogenabusus
- ↗ Angstneurotische Erkrankung, beginnende psychotische Störung
- ↗ Posttraumatische Belastung

Maßnahmen

- → Emotionale Unterstützung geben
- → Nach einer zur Zeit bestehenden akuten Belastungssituation fragen
- → Versichern: daß Patient nicht verrückt ist und
    daß die Angst zurückgeht, wenn die zugrundeliegende Ursache behandelt wird,
    daß die Angst zurückgeht, wenn der Patient bereits bewährte Maßnahmen ergreift
- → Zu einer ruhigeren Atmung anleiten
- → Eventuell auffordern, sich auf das zu konzentrieren, was hier und jetzt passiert (sehen, hören, fühlen, tasten, riechen); eventuell körperliche Bereitstellungsaktion (z.B. Bewegung) ausagieren lassen

☎ Bei extremer Belastung Arzt verständigen

- → Fragen, ob die Attacke schon öfters aufgetreten ist und ob medizinische Befunde vorliegen
- → Bei erstmaligem Auftreten: unbedingt ärztliche Abklärung notwendig (organisches Angstsyndrom!)
- → Die begleitenden körperlichen Symptome, unabhängig von den Ergebnissen einer eventuell schon erfolgten ärztlichen Abklärung, weder über- noch unterbewerten

Erläuterung der Maßnahmen

Für den Patienten ist es wichtig, daß er sich während einer Panikattacke verstanden fühlt. Wesentlich ist die Frage nach einer eventuell bestehenden aktuellen Belastung (auch körperlicher Natur). Damit soll verhindert werden, daß eine ausschließliche Beschäftigung mit dem somatischen Symptom den zugrundeliegenden Konflikt vernachlässigt und der Ausblendung psychosomatischer Zusammenhänge Vorschub leistet.

Die Panikattacke stellt physiologisch gesehen die emotionale Entsprechung zum Flucht- und Vermeidungsverhalten des Menschen dar. Wenig hilfreich ist der Versuch, den Patienten durch Konfrontation mit objektiven Tatsachen von seinem Gefühl abbringen zu wollen. Da die Panikreaktion natürlich auch im Dienste einer „gesunden" Abwehrfunktion zu sehen ist, sind Konfrontationen in der Akutsituation kontraproduktiv. Die Versicherung aber, daß der Patient nicht verrückt geworden ist und die Angst auch wieder zurückgeht, insbesondere wenn die auslösende Ursache behandelt wird, kann wesentlich zur Beruhigung beitragen. Der Patient sollte vor allem verstehen, daß er eine Krankheit hat, die auf Behandlung anspricht.

Über 75% aller Patienten zeigen in der Panikattacke eine ausgeprägte Hyperventilation. Es kann daher sehr hilfreich sein, die Atmung als Ausgangspunkt für eine somatopsychischen Beruhigung zu nutzen. Dadurch daß der Patient zu einer ruhigen Atmung (Bauchatmung) angeleitet wird, verringert sich sein Angstgefühl für gewöhnlich, wodurch sich die sonstige körperliche Auswirkung der Hyperventilation vermindern läßt. Bewährt hat es sich, einen 3er-Rhythmus der Atmung einzuüben (einatmen, ausatmen, Atempause).

Die Konzentration auf das, was gerade mit den Sinnesorganen wahrgenommen werden kann, soll die Gedanken an das, was passieren könnte und zu befürchten wäre, abschwächen. Konzentration auf die reine Körperwahrnehmung, bei ohnedies eher hypochondrisch veranlagten Patienten, ist dabei aber kontraindiziert.

Eine weitere Möglichkeit, die Angstwahrnehmung zu beinflussen, kann darin bestehen, die vorhandene körperliche Bereitstellungsaktion ausagieren zu lassen. Zum Beispiel kann man, sofern es nicht grundsätzlich unpassend für den Betreffenden ist (Alter, Gesundheitszustand), den Patienten „auf der Stelle joggen" lassen.

Für das Zuziehen eines Arztes in dieser Situation sprechen mehrere Gründe:

1. Für den Patienten kann es sehr wichtig sein, zu erfahren, daß keine unmittelbare Gefahr für sein Leben besteht, z.B. bei Herzphobie.

2. Der Ausschluß eines organischen Angstsyndroms ist unbedingt erforderlich und zwar beim erstmaligen Auftreten bzw. falls eine Abklärung seit dem Bestehen des Leidens nie erfolgte.
   Untersuchungen zeigen, daß auch oftmals Diskrepanz zwischen der Zuweisungsdiagnose des erstkontaktierten Arztes und der genaueren Diagnose des Facharztes besteht. So kann sich hinter einer Panikattacke eine Schilddrüsenüberfunktion verbergen oder hinter einer Herzphobie eine manisch-depressive Erkrankung. Solche Mehrfachdiagnosen sind häufig und machen eine interdisziplinäre Zusammenarbeit notwendig. Darüber hinaus werden eine Reihe von Krankheiten von Angst begleitet.

3. In extremen Fällen kann nur mit Hilfe einer medikamentösen Behandlung durch den Facharzt die Situation beherrscht werden.

Es gibt Patienten, die über Jahre hinweg immer wieder ihre im wesentlichen sehr ähnlichen Panikattacken erleben. In solchen Fällen kann es therapeutisch wesentlich sein, die Patienten anzuleiten bzw. sie auch zu lehren, ihr soziales Netz zu nutzen.

Zur Bewertung der körperlichen Symptome ist wichtig zu bedenken, daß eine Überbewertung die Somatisierungstendenz fixieren helfen kann, eine Unterbewertung dem Patienten das Gefühl geben kann, nicht wirklich verstanden zu werden. In der Bewertung der Symptome durch den Therapeuten spiegelt sich oftmals die eigene Gegenübertragung wieder, die beim Angstanfall oftmals als zentralen Punkt die Reaktion des Therapeuten auf anklammerndes Verhalten des Klienten betrifft.

Hintergrundwissen

Angstneurosen, unter diesen vor allem Panikstörungen, gehören zu den häufigsten Formen seelischer Erkrankungen und manifestieren sich oftmals in Form von organischen Symptomen. Aus diesem Grund suchen Patienten mit Angst und Panikstörungen primär praktische Ärzte und Internisten auf. Etwa 10 Prozent der Bevölkerung werden im Laufe ihres Lebens für unterschiedlich lange Zeit von einer Angstneurose erfaßt. Rund ein Drittel der mit der Diagnose Angsterkrankung weiterüberwiesenen Patienten haben eine Panikstörung mit oder ohne Agoraphobie. Charakteristisch ist dies für junge Erwachsene, Frauen werden doppelt so häufig betroffen wie Männer. Für den Betroffenen kann die Attacke so überwältigend sein, daß sie die Bedeutung eines gewaltigen Einbruchs in seinem Leben erhält. So kommt es auch vor, daß solche Patienten mit dem Notarzthubschrauber eingeflogen werden, da zum Beispiel ein Herzinfarkt als Ursache der Symptomatik vor Ort nicht sicher ausgeschlossen werden kann.

Die typische Erwartungsangst mit dem daraus entstehenden Vermeidungsverhalten ist für die Art der Störung symptomatisch. Jede körperliche Anstrengung, z.B. wegen des subjektiv angstbesetzt erlebten Herzklopfens, oder Menschenansammlungen, weil keine Fluchtmöglichkeit besteht, werden vermieden, und so sind die Patienten im Extremfall an das Haus gebunden.

Der Circulus vitiosus der Angstanfälle besteht vor allem darin, daß die Angst physiologische Veränderungen mit nachfolgender „hypochondrisch" geschärfter Wahrnehmung erlebter körperlicher Symptome verursacht und die Gedanken an Gefahr und damit die Angst weiter verstärken. Häufig haben Patienten mit Angstproblematik auch bereits einen langen Leidensweg hinter sich, der sich in einer wiederholt durchgeführten kostenintensiven medizinischen Diagnostik dokumentiert.

Die Angst als die psychologische und physiologische Begleiterscheinung eines körperlichen/seelischen Alarmzustandes, der den Menschen darauf vorbereitet, zu flüchten oder sich dem Kampf zu stellen, wird durch die Überaktivität des sympathischen Nervensystems vermittelt. Die körperlichen Veränderungen entsprechen auch im wesentlichen einer Steigerung des Sympathikus, ausgelöst durch den Einfluß der Hirnrinde auf die vegetativen Zentren im Hirnstamm (siehe Kapitel B, 1.3) und hat eine maximale Energiebereitstellung zur Folge. In seltenen Fällen kann starker psychischer Streß (Sympathikotonussteigerung) Herzrhythmusstörungen auslösen, die zu Kammerflimmern führen können. Das Risiko für den plötzlichen Herztod steigt daher bei ausgeprägten Angststörungen drastisch auf das 4–6fache!

Erfüllt die Angstreaktion keinen Zweck und ist sie nicht situationsadäquat, dann spricht man von einer Angstkrankheit. Die Angst äußert sich dabei in unterschiedlichen Verhaltensmustern.

Man unterscheidet Panikattacken, die Minuten bis maximal eine Stunde dauern, die frei flotierende Angst, bei der in einem länger anhaltenden Angstzustand auch immer wieder Panikattacken auftreten können, die situative Angst und die Phobien.

In der Panikattacke erlebt der Patient das Gefühl des Entsetzens und eine schreckliche Furcht vor einer bevorstehenden Katastrophe. Der Betroffene ist in dieser Situation auch nicht mehr in der Lage, logisch zu denken. Die zur Angst gehörenden körperlichen Symptome betreffen am häufigsten das Herz und die Atmung. Der Patient hat Herzklopfen (Angst, andere könnten das „Klopfen sehen, es klopft bis in den Hals hinein"), Herzrhythmusstörungen (Gefühl, das Herz bleibt stehen),

Herzbeklemmung (Druckgefühl, häufiger aber stechende Schmerzen), Lufthunger, er bemerkt außerdem ein feines Zittern der Hände, schwitzt und schildert ein eigenartiges Flattern im Magen, manchmal verbunden mit Übelkeit und Durchfall. Die Erregung kann auch manchmal „nach innen gehen", der Patient verliert dann zunehmend den Kontakt mit seiner Umgebung, er wirkt benommen, er hat vielleicht auch Angst verrückt zu werden oder glaubt, er werde bald das Bewußtsein verlieren und sterben. Eine Zunahme dieser Symptome kann in weiterer Folge in das Bild eines katatonen Stupors übergehen.

Die Angst begleitet eine große Anzahl körperlicher Krankheiten. Es ist daher notwendig, eine organische Ursache ärztlich ausschließen zu lassen. Auch der Verdacht auf Alkohol- oder Drogenmißbrauch (v.a. LSD, Ecstasy) muß abgeklärt werden.

Die Einnahme folgender Substanzgruppen kann eine Panikattacke auslösen: Sympathikomimetika, Antiarrhythmika, Digitoxin, Anticholinergika, anabole Substanzen, Stimulanzien, Appetitzügler, Nasensprays, Salicylate, Isoniazid. Bei Drogeneinnahme sind es vor allem Cannabis, Kokain, Amphetamine, Lösungsmittel, Halluzinogene und Alkohol.

Von den körperlichen Erkrankungen, die mit Angst einhergehen können, sind zu nennen: Herz-Kreislaufstörungen (Herzrhythmusstörungen, Angina pectoris, Herzinfarkt und die Herzinsuffizienz), Lungenerkrankungen (Asthma, Hyperventilation, Pneumothorax, Lungenödem, Lungenembolie), neurologische Erkrankungen (Demenz oder Verwirrtheitszustände, Anfallsleiden, Multiple Sklerose, Morbus Parkinson, vestibuläre Störungen, zerebrale Beteiligung bei Aids), endokrine Störungen (Phäochromozytom, Hyperparathyreoidismus, Hyperthyreose, Hypothyreose, Hypoglykämie, Hypokaliämie, Nebennierenrindenstörungen), gastrointestinale Störungen (Colitis ulcerosa, Morbus Chron, Ulcuskrankheit), und generell alle Krankheitsbilder mit schlechter Prognose (z.B. maligne Tumoren).

Differentialdiagnostisch muß vor allem an die psychogenen Anfälle gedacht werden.

Angstzustände können aber auch dadurch ausgelöst werden, daß eine bestehende Krankheit körperliche Veränderungen (auch postoperativ, z.B. Tumorchirurgie) bewirkt. Dabei treten sowohl die körperlichen als auch die seelischen Symptome gut voneinander abgrenzbar auf.

Unbedingt wichtig ist die Motivation zur Psychotherapie. Etwa 80% können erfolgreich behandelt werden.

Fallbeispiel

Der Psychotherapeut wird um 3 Uhr nachts vom Diensttelefon geweckt. Da er zu dieser Zeit als Arzt auf einer chirurgischen Station Nachtdienst macht, „erlaubt" die sich dafür auch entschuldigende Krankenschwester, ihn zu wecken, mit der Bitte, er möge ihre akut psychisch kranke Mutter begutachten. Diese kommt wenig später in Begleitung ihres Mannes auf die Station. Die etwa 40jährige, blasse, vor Aufregung schwitzende Frau berichtet über ihre Angst unmittelbar sterben zu müssen. Sie spürt unregelmäßigen Herzschlag und möchte wissen, ob die Gefahr besteht, daß ihr Herz jetzt zu schlagen aufhört. Im Gespräch entsteht beim Psychotherapeuten der Eindruck, als sei die Frau schon entrückt, nicht mehr erreichbar im Gespräch und völlig eingenommen von dem Gefühl, dem unmittelbaren Ende ihres Lebens gegenüber zu stehen. Der ängstlich starre Blick, die spürbare Gefahr eines Kontaktabbruches für den Fall, daß ihre Angst nicht ernst genommen wird und die durch verbale Beruhigung nicht beeinflußbare Idee zu sterben, ließen an die Möglichkeit einer psychotischen Episode denken – mit der Notwendigkeit einer Überweisung an eine psychiatrische Ambulanz. Die „lehrbuchhafte" Symptomatik einer neurotischen Angstreaktion, die von ihr formulierte Bitte, ihr zu sagen, ob sie verrückt geworden sei und eine negative „psychiatrische" Außenanamnese (über die Tochter), motivierten den Therapeuten, weiter zu versuchen Kontakt herzustellen und Beruhigung zu erreichen.

Es wurde der Patientin die Versicherung gegeben, daß keine unmittelbare Lebensgefahr bestehe; medizinisch war sie mittlerweile bereits abgeklärt. Sehr deutlich wurde ihr aber mitgeteilt, daß sie an einer akuten seelischen Erkrankung leide und unbedingt am nächsten Tag fachärztlich behandelt gehöre.

Die körperliche Untersuchung und vor allem die Mitteilung, daß sie an einer mit Sicherheit behandelbaren seelischen Erkrankung leide, schaffte erste Erleichterung. Mit ihrem Mann, der zu diesem Zeitpunkt ein Bündel von Hilflosigkeit darstellte, wurden die weiteren Maßnahmen und die Möglichkeiten seiner Unterstützung für zu Hause besprochen. Seine – im Beisein seiner Frau – lautstark geäußerte Meinung, daß sie spinne, wurde so durch die Äußerungen des Arztes relativiert. Für diese Nacht wurde der Patient für den Bedarfsfall ein beruhigendes Medikament mitgegeben.

Die Patientin suchte in den darauffolgenden Tagen einen Facharzt für Psychiatrie auf, nach längerer Motivationsarbeit begann sie mit einer Psychotherapie. Panikattacken sind seither ausgeblieben.

5.9 Der Drogennotfall

Intoxikation und Entzug von Alkohol, Medikamenten und Drogen

5.9.1 Allgemeine Symptome des Drogennotfalls

Notfälle im Zusammenhang mit dem Konsum von Drogen zeigen sich in folgenden Zustandsbildern:

❏ Intoxikationen
❏ Abstinenzerscheinungen
❏ Abnorme Rauschzustände
❏ „Flash back"-Zustände
❏ Drogenpsychosen

Erläuterung

So unterschiedlich die einzelnen Vergiftungsfälle bei jedem Patienten auch sind, so gibt es doch einige Leitsymptome, die man bei allen derartigen Notfällen vorfinden wird. Grundsätzlich gibt es zwei verschiedene Zustandsbilder, nämlich die Intoxikation und den Entzug. Eine akute Intoxikation geschieht bei Erwachsenen häufig in suizidaler Absicht und wird meist mittels Kombination von mehreren Drogen durchgeführt. So zum Beispiel Alkohol und Tranquilizer oder noch gefährlicher Alkohol in Kombination mit herzwirksamen Medikamenten bzw Neuroleptika. Daher hat man es im Notfall oft mit Mischbildern der einzelnen Intoxikationen zu tun. Ein Hinweis auf die eingenommene Droge ist deshalb sehr wichtig. Neben der Frage, was der Betroffene zu sich genommen hat, kann die Klärung der Fragen *wieviel, wie* (oral, intravenös, inhalatorisch), *wann und wo und warum* dem weiterbehandelnden Arzt helfen.

Häufige Ursachen, die mit einer Drogen- bzw. Medikamentenintoxikation verwechselt werden können, sind ein Schädel-Hirntrauma, eine Hypoglykämie (bei Diabetikern!), die postiktale Phase (Nachanfallsphase) bei Epileptikern, plötzlicher Sauerstoffmangel im Gehirn (Hypoxie) und eine Gehirnblutung. Da im Regelfall der Psychotherapeut den betroffenen Patienten kennt und auch über seine diagnostizierten körperlichen Erkrankungen Bescheid wissen sollte, ist die Weitergabe dieser Information unter Umständen lebensrettend. Dabei sind aber besonders alle inneren Erkrankungen (z.B. Herzfehler, Herzrhythmusstörungen, Stoffwechselerkrankungen, Hormonstörungen) oder das Wissen über den Mißbrauch von bestimmten Drogen von Bedeutung.

Die Verteilung der klinisch behandelten Vergiftungsfälle zeigt unverändert in den letzten drei Jahrzehnten den Alkohol an der Spitze (ca. 35%), gefolgt von Hypnotika (Sedativa) mit ca 25% und Psychopharmaka mit ca. 20%. Auf Drogen und andere Chemikalien entfallen jeweils ca. 10%.

Die Leitsymptome der Intoxikation

- ❏ Bewußtseinstrübung (Verwirrtheit)
- ❏ Bewußtlosigkeit
- ❏ Atemstörung, Apnoe
- ❏ Hyper- oder Hypomotorik
- ❏ Pulsveränderungen

- ❏ Blutdruckabfall
- ❏ Temperaturabfall

Zusätzliche Symptome können sein:
- ❏ Krämpfe
- ❏ Pupillenveränderungen
- ❏ Zyanose
- ❏ Erbrechen

Maßnahmen

→ Siehe einzelne Vergiftungen

Bei Bewußtlosigkeit

→ Seitenlagerung
→ Atemwege freihalten
→ Atem- und Kreislaufkontrolle
→ Reanimationsbereitschaft

Leitsymptome bei Entzug

→ Entzug ist Spiegelbild des ursprünglichen Effektes

Vergiftungsnotrufnummern	
Wien 0222 / 43 43 43	Berlin 030 / 30 230 22
München 089 / 41 40 22 11	Zürich 01 / 25151 251 66 66

Der Drogennotfall

5.9.2 Alkoholbedingte Notfälle

5.9.2.1 Die Alkoholintoxikation

Leitsymptome (der leichten/mittelschweren Vergiftung)

Seelisch

- Zornig, aggressiv, psychomotorische Erregung
- Unangemessene Affekte, allgemeine Enthemmung; Labilität der Gefühle: euphorisch/dysphorisch
- Kritikfähigkeit herabgesetzt, Suggestibilität erhöht

Körperlich

- Ausatemluft riecht typisch (Fahne)
- Logorrhoe, abgehackte verwaschene Sprache
- Gestörte motorische Koordination (Ataxie)
- Schwindel, Nystagmus
- Gesicht und Augenbindehaut gerötet
- Erbrechen

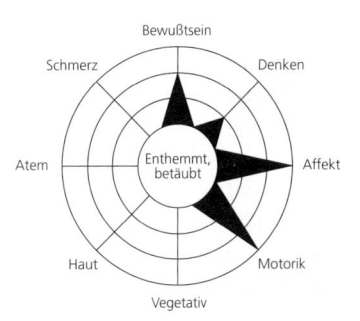

Leitsymptome (bei schwerer Vergiftung)

- Zunehmende Betäubung (narkotische Phase)
- Bewußtseinstrübung – Somnolenz – Koma
- Atmung: Hyperventilation – unregelmäßige Atmung dann Atemlähmung (asphyktische Phase)
- Haut: zuerst heiß und trocken später Auskühlung, kalter Schweiß
- Kreislauf: Puls tachykard-arrhythmisch später Herz- und Kreislaufversagen

Maßnahmen (bei mittelschwerer Intoxikation)

→ Prüfung, ob gleichzeitig andere Substanzen oder Medikamente eingenommen wurden
→ Drohungen ignorieren
→ Ruhig und langsam sprechen
→ Rausch ausschlafen lassen

Maßnahmen
(bei fortgeschrittener Intoxikation – Bewußtseinsverlust)

→ Atmung und Puls überprüfen – Reanimation, falls notwendig
→ Bei aufrechter Atmung und Kreislauf: Seitenlagerung, Atemwege freihalten
→ Rettung (Notarzt) verständigen
→ Wärmeerhaltung
→ Atem- und Kreislauffunktion überwachen

Erläuterung der Maßnahmen

Da Alkohol häufig zugleich mit anderen Drogen konsumiert wird, empfiehlt sich die Frage nach der Einnahme von weiteren Drogen bzw. Medikamenten. Dies ermöglicht es, sowohl die Schwere der Intoxikation einzuschätzen als auch dem Auftreten von diversen Symptomen, z.B. einer lebensbedrohlichen Herzrhythmusstörung, adäquat zu begegnen.

Bei chronischen Alkoholikern besteht im allgemeinen ein sehr hoher Anteil an verdrängten Schuld- und Angstgefühlen; so kann es unter Umständen zu einem massiven Durchbruch von Verfolgungs-, Abwertungs- oder Angstgefühlen kommen. Zu verhindern ist dieser Durchbruch durch eine Kombination von Einfühlung und Entschiedenheit im Verhalten des Therapeuten, negativ kritisches, abwertendes Verhalten bedroht den Patienten in seinem ohnehin schwachen Selbstwertgefühl noch mehr.

Eine respektvolle, aber dennoch klare und entschlossene Haltung ist Alkoholikern gegenüber sehr wichtig, ebenso das Ansprechen des „erwachsenen Anteiles" in ihnen (z.B. mit Familiennamen ansprechen).

Die häufigste Maßnahme bei Betrunkenen ist das Ausschlafenlassen. Dabei ist es wichtig, darauf zu achten, daß wegen der durch die Alkoholwirkung gut durchbluteten Haut kein zu großer Wärmeverlust entsteht (zudecken!).

Hintergrundwissen

Die akute Alkoholvergiftung ist eine der häufigsten Diagnosen in einer Notfallambulanz. Aber auch in der allgemeinen psychotherapeutischen Praxis und besonders in psychosozialen Einrichtungen ist der psychotherapeutisch Tätige damit konfrontiert. Am häufigsten sind die akute Alkoholintoxikation und das Alkoholentzugssyndrom, seltener der pathologische Rausch oder die Alkoholhalluzinose. Die akute Alkohlvergiftung steht in der Häufigkeit der Krankenhausaufnahmen nach den Intoxikationen durch Psychopharmaka an zweiter Stelle.

Alkohol besitzt dämpfende aber auch erregende Wirkungen. Beide Wirkungen sind die Folge einer Hemmung der Aktivität von Nervenzellen. Die empfindlicheren hemmenden Neuronen der Großhirnrinde fallen früher aus, und somit erklärt sich die enthemmende, erregende Wirkung. Der Alkohol ist pharmakologisch gesehen ein Narkotikum, und die akute Vergiftung verläuft daher wie auch bei den anderen Narkosemitteln in vier Stadien ab, die da sind: das exzitatorische (erregende), das hypnotische (Schlaf), das narkotische (betäubende) und das asphyktische (atemlähmende) Stadium. Die Stadien werden nicht immer gleichmäßig durchlaufen. Die psychomotorische Erregung entspricht der Exzitationsphase, die Somnolenz der hypnotischen Phase, das Koma der narkotischen und die Atemlähmung mit Herz-Kreislaufstillstand der asphyktischen Phase.

Die Erweiterung der Blutgefäße an der Haut, bei kompensatorischer Kontraktion im Körperinneren (Blutdruckkonstanz) hat in kalter Umgebung eine Abkühlung des Körperinneren bis auf 30° zur Folge. Sie ist auch verantwortlich für das typische Erscheinungsbild des Betrunkenen mit geröteten Augen und Gesicht („Schnapsnase").

Die Atmung ist in allen Rauschstadien mit Ausnahme des asphyktischen vertieft (lautes Schnarchen im Schlaf!). Starkes Erbrechen führt zum Verlust von Säure und zusammen mit der verstärkten Abatmung von CO_2 (Hyperventilation) zu bedrohlichen Blutsalzverschiebungen. Die verstärkte Wärmeabgabe führt zum Verbrauch von Blutzucker und damit zur Ausbildung einer Hypoglykämie mit entsprechenden zerebralen Symptomen.

Die neuronale Enthemmung führt zum Versagen der regulierenden Mechanismen, die normalerweise Gefühlsschwankungen ausgleichen. Die verstärkte Suggestibilität und Enthemmung führt zu Glücksgefühlen, aber auch zu heftiger Trauer. Die gleichzeitige Betäubung sorgt dafür, daß der Betrunkene in seiner Aktivität eingeschränkt ist. Der anfangs agitierte, tobende Patient wird mit Zunahme des Rausches immer adynamischer, bis ihn der Tod ereilt.

5.9.2.2 Das Alkoholentzugssyndrom

Syndrom von unterschiedlicher Zusammensetzung und wechselndem Schweregrad bei absolutem oder relativem Entzug des Alkohols bei Alkoholabhängigen.
Als Alkoholdelir bezeichnet man ein schweres Alkoholentzugssydrom mit psychotischen und vegetativen Symptomen.

Synonyma: Abstinenzsyndrom, Delirium tremens, Alkoholentzugsdelir
Engl.: *Alcoholic withdrawal syndrome*

Leitsymptome

Körperlich

- Orientierungs- und Bewußtseinsstörung, Gedächtnisstörung
- Anfallsartiges Schwitzen, Tachykardie, Hypertonie, orthostatische Dysregulation (Kollapsneigung)
- Übelkeit, Erbrechen, Unwohlsein, Schwächegefühl
- Tremor (Hände, Augenlider, Zunge), Ataxie, Parästhesien, Sprechstörungen, Kopfschmerzen, epileptische Anfälle
- Motorische Unruhe, besonders der Hände

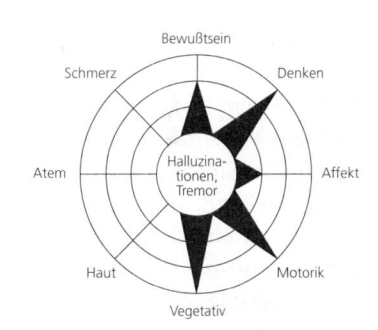

Seelisch

- Angst, Reizbarkeit, Schlaflosigkeit, Depression, lebhafte optische und taktile Halluzinationen

Verlauf

Das Delir beginnt meistens innerhalb von 1–3 Tagen nach Abstinenz. Die Symptome des einfachen Entzugssyndroms dauern etwa eine bis drei Wochen an.

Ein Alkoholentzugsdelir ist eine schwere Erkrankung und führt unbehandelt durch einen Herz-Kreislaufstillstand zum Tod des Patienten.

Maßnahmen

→ Arzt/Rettung verständigen
→ Beruhigen
→ Nicht widersprechen
→ Langsam sprechen, nicht Stimmlage ändern
→ Abrupte Bewegungen vermeiden
→ Vertraute Personen unter Einverständnis des Patienten miteinbeziehen

Erläuterung der Maßnahmen

Auch ein leichtes Alkoholentzugssyndrom sollte unbedingt ärztlich abgeklärt werden, da in den meisten Fällen eine medikamentöse Therapie notwendig ist. Aus einer scheinbar harmlosen Symptomatik kann sich durchaus rasch ein Delir entwickeln.

Der Umgang mit dem Patienten bei schweren Entzugssymptomen wird im wesentlichen von der Erkenntnis bestimmt, daß der Patient in seiner Wahrnehmung durch illusionäre Verkennung und wegen der produktiven (psychotischen) Symptomatik fremdes Verhalten nicht ausreichend verstehen und sogar fehlerhaft (z.B. paranoid) interpretieren kann. So kann es passieren, daß das Fenster für eine Türe gehalten wird und daß der Patient sich schwere Verletzungen zuzieht, indem er durch die vermeintliche Türe hinausgeht. Das Herstellen von Kontakt auf einer erwachsenen Beziehungsebene, beruhigender klarer Umgang (z.B. langsames Sprechen) und der Versuch, am Aufenthaltsort – etwa innerhalb der Krankenstation – eine vertrautere Atmosphäre durch Anwesenheit von nahen Bezugspersonen herzustellen, wirkt positiv auf den Patienten ein. Wenn bereits eine medikamentöse Behandlung begonnen wurde, ist das Herstellen eines Kontaktes zum Patienten oftmals wegen der starken Sedierung erschwert.

Hintergrundwissen

Das Alkoholentzugssyndrom wird ausgelöst bei langjährigen chronischen Alkoholikern, die plötzlich freiwillig oder auch gezwungenermaßen (z.B. durch Krankenhausaufenthalt) abstinent werden.

Fast alle Patienten weisen eine psychomotorische Unruhe und vor allem charakteristisches Zittern (Händetremor) auf. Depressive und gereizte Simmungslage mit Schlaflosigkeit und Ängstlichkeit sind ebenfalls sehr charakteristisch. Typisch sind beim Alkoholentzug die vetgetativen Störungen wie Fieber, plötzliches Schwitzen, Tachykardie, Hypertonie, Durchfall, mimisches Beben, Hyperventilation (daher Parästhesien) und der Tremor der Hände, aber auch der Augenlider und der Zunge. Bewußtseinstrübung mit Orientierungsverlust zu Zeit, Person und Ort und Krampfanfälle vom Typ des Grand mal können hinzukommen.

Weniger als 10% der Patienten entwickeln einen deliranten Zustand bis hin zum Vollbild des Delirium tremens. Dieses zeichnet sich durch lebhafte Halluzinationen, vor allem optische (sieht z.B. Schlangen), taktile (spürt Läuse auf der Haut), aber auch akustische und olfaktorische aus und ist mit einer starken vegetativen Entgleisung, Bewußtseinsstörung und affektiven Störungen verbunden. Die Letalität des alkoholischen Delirs liegt heute immerhin über einem Prozent, da unbehandelte Patienten auch an den Spätkomplikationen (Entzündungen, Kreislaufversagen ...) sterben können. Besonders gefährdet sind jene, die noch an anderen schweren körperlichen Erkrankungen leiden. Der rechtzeitigen stationären (intensivmedizinischen) Behandlung eines Alkoholenzugssyndroms kommt daher eine sehr große Bedeutung zu, da man nicht abschätzen kann, welcher Patient ein Delir entwickeln wird.

Die Entzugssymptomatik tritt bei absoluter aber auch relativer Abstinenz auf und zwar meistens innnerhalb der ersten 24 Stunden. Verläufe, bei denen die Symptomatik erst nach einer Woche auftritt, sind selten aber möglich.

Das Alkoholentzugssyndrom hält ohne Behandlung etwa eine bis zwei Wochen lang an. Neurophysiologisch betrachtet führt der Alkoholentzug zu einer Freisetzungsstörung bestimmter Neurotransmitter, zur überschießenden Sympathikusaktivität bei gleichzeitiger Insuffizienz des parasympathischen Systems.

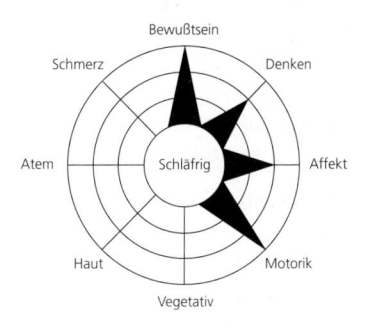

5.9.3 Die Intoxikation mit Sedativa (Hypnotika) und Barbituraten

Intoxikation mit Beruhigungs- und Schlafmitteln aus der Klasse der Benzodiazepine oder Barbiturate

Synonyma: Intoxikation mit Anxiolytika (vom Benzodiazepintyp), Tranquilizern, Antikonvulsia, zentral dämpfenden Substanzen, Beruhigungsmitteln, Schlafmitteln
Engl.: Intoxication from sedatives

Häufig verwendete Präparate: Anxiolyt, Frisium, Halcion, Lexotanil, Miltaun, Mogadon, Rohypnol, Temesta, Valium, Xanor, Distraneurin, Librium

Leitsymptome

Körperlich

- Schläfrigkeit
- Verwirrtheit
- Verwaschene Sprache
- Schwankender Gang
- Koordinationsstörungen (Ataxie)
- Typischer Blick: Nystagmus und/oder verschleiert
- Hypotonie (orthostatische Dysregulation)

Seelisch

- Tranceähnliche Gefühle
- Enthemmung
- Logorrhoe

Schwere Intoxikation

- ❑ Bewußtseinstrübung – Koma
- ❑ Atemdepression – Atemstillstand
- ❑ Puls: schwach, tachycard, arrhythmisch
- ❑ Verlust der Schutzreflexe(Aspirationsgefahr)
- ❑ Hypotonie, Kreislaufschock
- ❑ Temperaturabfall

Verlauf

Reine Tranquilizervergiftung führt selten zum Atem- und Kreislaufstillstand, bei hochdosierten Barbituraten Apnoe mit letalem Ausgang. Kombination mit anderen Drogen häufig! Lange Halbwertzeiten und Kumulation verursachen unbehandelt eine sehr langsame Giftelimination.

Maßnahmen (bei leichter Intoxikation)

- ❑ Ansprechen der Symptomatik
- ❑ Abklärung (was, wieviel, wann, warum)
- ❑ Langsam und deutlich sprechen, klare Informationen geben und diese öfters wiederholen
- ❑ Genaue, lückenlose Beobachtung des Patienten, da jederzeit dramatische Verschlechterung möglich!

Maßnahmen (bei schwerer Intoxikation)

- ☎ Rettung und Arzt anfordern
- → Beruhigen
- → Atem- und Kreislauffunktion überprüfen
- → Seitenlagerung bei Bewußtlosen
- → Freihalten der Atemwege
- → Laufende Puls- und Atemkontrolle
- → Reanimation, falls notwendig

Hintergrundwissen

Nach der Alkoholintoxikation ist die Sedativa- und Barbituratenintoxikation die am nächsthäufigsten vorkommende.

Da Schlafstörungen und Angst zu den verbreitetsten Beschwerden zählen, befindet sich eine große Menge an sogenannten Tranquilizern im Umlauf. Frauen sind etwa doppelt so häufig vom Mißbrauch dieser Substanzgruppe betroffen als Männer. Häufig werden diese Substanzen auch als Ersatzdroge für Opiate genommen, kombiniert mit Alkohol oder Psychostimulanzien. Barbiturate, die vornehmlich in der Therapie der Epilepsie und seltener bei Schlafstörungen verordnet werden, können bei Überdosierung eine letale Wirkung entfalten. Eine Überdosierung der Benzodiazepine (Tranquilizer) hat selten einen letalen Ausgang zur Folge.

Alle genannten Medikamente verursachen eine Dämpfung des zentralen Nervensystems. In geringen Dosen wirken sie sedierend, in höheren schlafauslösend (hypnotisch) und bei einer schweren Überdosierung narkotisch; dabei verursachen sie Koma und Atemverlangsamung bis zum Atemstillstand.

So wie die Alkoholvergiftung beginnt die schwere Schlafmittelvergiftung häufig mit anfänglichem Erbrechen. Unbehandelt werden in der Folge die Blutgefäße erweitert, ein Blutdruckabfall bis zum Kreislaufschock ist die weitere Konsequenz. Häufigste Komplikation ist die Aspiration, die meist eine schwere Lungenentzündung zur Folge hat (daher unbedingt Seitenlagerung vornehmen). Auch Herzrhythmusstörungen können vorkommen.

5.9.4 Das Sedativa-Entzugssyndrom

Synonym: Benzodiazepinentzugssyndrom
Engl.: Syndromes from withdrawal of sedatives

Leitsymptome

Seelisch

❏ Innere Unruhe
❏ Depression, Reizbarkeit
❏ Angst, Schuldgefühle
❏ Verlangen nach der Substanz
❏ Im Delir: Paranoide Ideen, Halluzinationen
  Illusionäre Verkennung

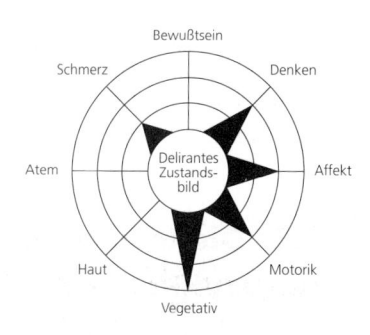

Körperlich

❏ Ausgeprägte Schlaflosigkeit
❏ Psychomotorische Unruhe
❏ Schweißausbrüche
❏ Gestörte Sinneswahrnehmung: Verschwommenes Sehen, Verzerrungen
  Überempfindlichkeit auf Licht und Lärm
  Körperschemastörung
❏ Tremor (Hände, Zunge, Augenlider)
❏ Kopfschmerzen, Schwindel, Ohrensausen
❏ Übelkeit, Erbrechen, Bauchkrämpfe, Durchfall
❏ Herzklopfen, orthostatische Dysregulation
❏ Epileptische Anfälle
❏ Im Delir: Desorientierung (örtlich, zeitlich, zur Person)
  Gedächtnisstörung

Verlauf

Symptome halten länger als beim Alkoholentzug an, etwa zwischen ein und vier Wochen

Maßnahmen

→ Delirantes Zustandsbild: Siehe Alkohol
Klinikeinweisung veranlassen
→ Leichtes Entzugssyndrom: Symptomatik ansprechen
Motivation zur stationären
Entzugsbehandlung

Hintergrundwissen

Die Entzugssymptomatik ist ähnlich der des Alkohols und tritt ca. 2–3 Tage nach Absetzen der Medikamente ein. Oftmals sind die Patienten Polytoxikomane und kombinieren mit Alkohol oder Psychostimulanzien. Bei alleiniger Einnahme von Tranquilizern tritt der Entzug erst nach längerer Einnahmedauer von etwa mehreren Wochen auf und muß keineswegs dramatisch sein. In jedem Fall kommt es zum neuerlichen Auftreten von Angst und Schlaflosigkeit. Bei den Entzugsbehandlungen rangiert der Benzodiazepinentzug bereits an zweiter Stelle.

Bei höheren eingenommenen Dosen sollte der Entzug über einen ca. vierwöchigen Zeitraum stationär durchgefürt werend, da es zu ernsten körperlichen Entzugssymptomen kommen kann (epileptische Anfälle, Delir ...).

5.9.5 Die Intoxikation durch trizyklische und andere heterozyklische Antidepressiva

Engl.: Intoxication from tricyclical antidepressants

Meist in suizidaler Absicht eingenommene Überdosis von Antidepressiva, eventuell in Kombination mit anderen Drogen. Bekannteste Vertreter: Anafranil, Harmomed, Ludiomil, Sinequan, Tofranil. Letale Dosis: ab 1 g.

Leitsymptome

❏ Delirantes Zustandsbild
❏ Bewußtseinstrübung bis Koma
❏ Herz-Kreislaufstörungen: Hypotonie
Tachykardie
Arrhythmie
Plötzlicher Herztod

- ❏ Dyspnoe – Atemstillstand
- ❏ Epileptische Anfälle
- ❏ Enge Pupillen, Tränenfluß, Schwitzen
- ❏ Koliken, Durchfall

Verlauf

Auftreten der Symptomatik innerhalb der ersten 3–12 Stunden (abhängig von der Dosis) nach der oralen Aufnahme des Medikamentes. Herzrhythmusstörungen können – allerdings sehr selten – auch erst nach Tagen auftreten!

Maßnahmen

→ Ansprechen der Symptomatik
→ Information einholen
→ Rettung verständigen
→ Im Kontakt bleiben
→ Kreislauf- und Atemfunktion überwachen
→ Bei Bewußtlosigkeit: Atem- und Kreislauffunktion prüfen
    Atemwege freihalten
    Seitenlagerung
→ Bei Atem- und/oder Kreislaufstillstand: Reanimation

Erläuterung der Maßnahmen

Bei depressiven Patienten, die ein Suizidrisiko aufweisen und medikamentös behandelt werden, sollten auffallende Symptome einer Medikamentennebenwirkung bzw. Intoxikation unbedingt angesprochen werden (geringe therapeutische Breite der Medikamente!). Sollte sich dabei herausstellen, daß in suizidaler Absicht Medikamente eingenommen wurden, dann liegt ein ernstzunehmender Notfall vor. Wie beschrieben, müssen nun möglichst genaue Informationen über die Vergiftung eingeholt werden. Auch wenn noch keinerlei körperliche Symptome zu erkennen sind, ist die Rettung (Notarzt) zu verständigen. Ein Abwarten kann zur tödlichen Falle werden. Ohne Drogen- und Alkoholscreening (Blutspiegeluntersuchung) ist eine Kombination mit anderen Drogen nie sicher auszuschließen.

Die weitere Gesprächsführung in diesem Notfall hat folgende Schwerpunkte:

Der Patient muß darüber aufgeklärt werden, warum der sofortige Transport in ein Krankenhaus notwendig ist und eventuell wird er informiert, was dort mit ihm geschehen wird (Magenspülung, intensivmedizinische Überwachung). Wichtig ist, daß der Kontakt zwischen Therapeut und Patient aufrecht bleibt und der Patient nicht vor dem Eintreffen des Rettungsarztes die Flucht ergreift. Der Umgang mit dem Patienten richtet sich im wesentlichen nach den Richtlinien der Krisenintervention (siehe Suizidversuch, Kap. 5.6).

Beim Auftreten von Bewußtlosigkeit werden die bereits an anderer Stelle beschriebenen Maßnahmen vorgenommen. Grundsätzlich ist bei diesem Notfall auch mit der Notwendigkeit einer Reanimation zu rechen.

Hintergrundwissen

Depressive Patienten sind oft mit einer großen Menge an Anitdepressiva ausgestattet, welche im Falle einer Überdosierung eine tödliche Wirkung entfalten können. Vergiftungen in suizidaler Absicht mit dieser Substanzklasse werden zunehmend häufiger. Die eingenommene Dosis korreliert nur schlecht mit dem daraus entstandenen Blutspiegel, sodaß eine Einschätzung über das Ausmaß der Intoxikation anhand der eingenommenen oralen Dosis schlecht möglich ist. Eine sofortige klinische Abklärung und Überwachung ist daher sehr wichtig. Darüberhinaus sind die beschriebenen Antidepressiva bei Überdosierung extrem herztoxisch und verursachen eine ausgeprägte Hypotonie und in weiterer Folge verschiedenste Herzrhythmusstörungen wie Tachykardie, Arrhythmien, Kammerflimmern und Asystolie (Herzstillstand). Rasche klinische Überwachung mit der Möglichkeit einer intensivmedizinischen Betreuung kann daher lebensrettend sein.

Wegen des geringen toxischen Schwellenwertes kommt es bei der vorschriftsmäßigen Einnahme häufig zu Nebenwirkungen. Schon 1 g dieser Substanzklasse kann tödlich sein. Eine beginnende Intoxikation kann durchaus dem verstärkten Auftreten von Nebenwirkungen ähneln. Dazu gehören starke Müdigkeit, Mundtrockenheit, Sehstörungen, orthostatische Hypotonie, verstärkter Tränen- und Speichelfluß, starkes Schwitzen, Tremor. Eine stärkere Intoxikation kann ein delirantes Zustandsbild mit Erregtheit und Halluzinationen hervorrufen. Koliken, Durchfall, Harnverhalten und epileptische Anfälle gehören ebenfalls zum Vergiftungsbild. Die typische Trias der akuten Vergiftung ist: Koma – Krämpfe – Herzarrhythmien. Der Tod kann durch Herzrhythmusstörung, Kreislaufschock, Atemstillstand und durch unkontrollierte epileptische Anfälle eintreten.

Eine wesentliche Steigerung der toxischen Wirkung wird durch die gleichzeitige Einnahme von Neuroleptika erreicht.

5.9.6 Die Intoxikation mit Neuroleptika

Meist in suizidaler Absicht eingenomme Überdosis von Neuroleptika; häufig kombiniert mit anderen Medikamenten

Synonym: Antipsychotikaintoxikation
Engl.: Intoxication from neuroleptics

Häufig verwendete Präparate: Cisordinol, Dapotum, Decentan, Dominal, Esucos, Melleril, Psyquil

Leitsymptome

❑ Delirantes Zustandsbild – Katatonie – Koma
❑ Rigor – Tremor
❑ Hypotonie
❑ Kreislaufstillstand – Atemlähmung

Maßnahmen

Siehe Intoxikation tricyklische Antidepressiva

Hintergrundwissen

Neuroleptika verursachen eine zentrale Dämpfung und – auch bei relativ hohen therapeutischen Dosen – keine Abhängigkeit; eine Intoxikation verläuft selten letal. Sie wirken antipsychotisch, sedierend und unterdrücken Brechreiz. Daher kann in der Behandlung der Vergiftung ein iatrogenes Erbrechen der noch im Magen befindlichen Tabletten nur schwer erreicht werden.

Die toxische Schwelle ist bei Neuroleptika, trotz vieler unangenehmer Nebenwirkungen, deutlich höher als bei den Antidepressiva. Unangenehme Nebenwirkungen sind: Mundtrockenheit, Hypotonie, Schwindel, Obstipation, Parkinsonsymptome.

Die akute Vergiftung mit Neuroleptika ist gekennzeichnet durch ein vorübergehendes, delirantes Stadium, beginnend mit Müdigkeit, Verwirrtheit und Schlaf, dem Somnolenz und dann ein tiefes Koma folgen. Außerdem können Neuroleptika auch die Krampfschwelle erniedrigen und epileptische Anfälle provozieren. Der Blutdruck fällt ab, und es kann zu leichteren Herzrhythmusstörungen kommen. Die parkinsonähnlichen Symptome führen zu einem bizarren Bild von Ataxie, Hyperkinesien im Kopf- und Halsbereich sowie Opisthotonus (Überstrecken von Rumpf und Extremitäten und Rückwärtsbeugen des Kopfes).

Der Tod tritt, bei hohen Dosen eventuell rasch, durch Kreislauf- und Atemlähmung ein. Gefährlich sind Neuroleptika vor allem dann, wenn sie mit Antidepressiva kombiniert und in suizidaler Absicht überdosiert eingenommen werden.

5.9.7 Die Intoxikation mit Opiaten

Eine Überdosis an Opiaten, häufiger als Folge eines Unfalles als in suizidaler Absicht eingenommen.

Bekannteste Vertreter dieser Substanzklasse und deren letale Dosis: Codein, Dihydrocodein, Paracodein (LD: 500 mg), Heroin (50–70 mg), Hydrocodon, Methadon, Morphium (LD: 100–200 mg), Piritramid (Dipidor), Pethidin (Dolantin), Pentazocin (Fortral)

Engl.: Intoxication from opiates

Leitsymptome

- Herabgesetzes Bewußtsein:
  Rauschzustand – Bewußtseinstrübung – Koma
- Atmung:
  Atemtiefe verringert, verlangsamt, eventuell röchelnd, schnappend, später Atemstillstand
- Pupillen:
  Stark verengt (stecknadelkopfgroß = Miosis), erweitert (nach eingetretenem Hirnschaden)
- Haut:
  Zu Beginn gerötetes Gesicht, Hautjucken, später bläulich-blaß, kalt (Körpertemperaturabfall), Einstichstellen

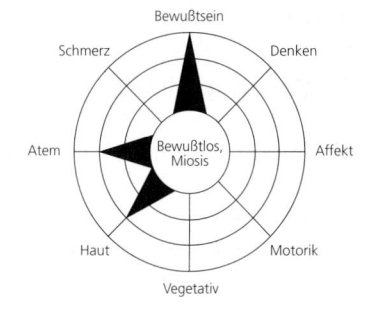

Verlauf

Bei intravenöser oder nasaler Applikation treten lebensbedrohliche Symptome nach einigen Minuten, bei oraler Aufnahme etwa nach 30–60 Minuten auf. Der Tod tritt infolge der Atemdepression ein, die eine Hypoxie mit nachfolgender Hirnschädigung und Asystolie einleitet.

Maßnahmen

→ Ansprechen der Symptomatik
→ Information einholen, falls möglich; Gift sicherstellen
→ Arzt und Rettung holen
→ Flache Lagerung
→ Wach halten und zum Atmen auffordern
→ Falls nötig, Brustschlag geben
→ Kreislauf- und Atemfunktion überwachen

Bei Bewußtlosigkeit: Siehe tricyklische Antidepressiva

Erläuterung der Maßnahmen

Soferne noch keine lebensrettenden Sofortmaßnahmen gesetzt werden müssen, ist die Situation anzusprechen und möglichst viel Information einzuholen. Ferner ist die Suche nach Anhaltspunkten wie Einstichstellen, Nadeln oder auch das Sicherstellen des Giftes selbst notwendig. Die tatsächlich zugeführte Menge an Opiaten ist nur schwer feststellbar, da der Betroffene selbst nicht genau Bescheid wissen kann, in welcher Konzentration er die Droge erworben hat (Füllstoffe!). Die letale Dosis ist allerdings stark von der Gewöhnung des Patienten an die Droge abhängig.

Umgehend ist dann der Notarzt zu verständigen. Da für diese Intoxikation ein hochwirksames Antidot zur Verfügung steht, kann das rasche Eintreffen des Notarztes lebensrettend sein. Wegen der beginnenden Kreislaufschwäche ist die flache Lagerung sinnvoll. Da das Atemzentrum, das heißt das Gefühl für den Sauerstoffmangel im Blut, unterdrückt wird, ist die Aufforderung zu aktiver Atmung sehr wichtig. Falls die verbale Aufforderung zur Atmung keinen Einfluß mehr auf die Atemfrequenz bzw. Atemtiefe zeigt, hat sich der Brustschlag sehr bewährt. Dabei schlägt der Helfer mit der flachen Hand kräftig auf die Brust des Patienten; auf diese Weise wird reflektorisch die Atmung angeregt. Bei Erfolg sollten diese Schläge dann in regelmäßigen Abständen erfolgen.

Hintergrundwissen

Todesfälle, die durch eine Opiatvergiftung verursacht sind, stellen ein ständig wachsendes Problem dar. Eine Intoxikation mit Opiaten, zumeist Heroin, ereignet sich sehr oft als Unfall bei Suchtkranken, die entweder ohne ihr Wissen eine zu starke Dosis (= reinere Drogenform) zu sich nehmen oder deren Toleranz sich nach einer Drogenpause wieder zurückgebildet hat oder auch durch das Platzen von verschluckten Drogenpäckchen (sog. Bodybackersyndrom). Natürlich kann die Suchterkrankung zu Situationen führen, in denen in suizidaler Absicht eine Überdosis eingenommen wird.

Als Schmerzmittel werden Opiate oral aufgenommen, als Rauschdroge in erster Linie intravenös.

Opiate haben eine zentral dämpfende, sedativ-hypnotische Wirkung, aber auch eine erregende. Die schmerzstillende Wirkung steht bei der medizinischen Anwendung im Mittelpunkt, beeinflußt werden Schmerzerkennung und -erleben. Gehemmt werden das Atemzentrum, die Atmung wird langsamer und obwohl sich die Blutgase bereits verändert haben, entsteht kein Gefühl der Atemnot. Die Hemmung des Hustenzentrums, besonders bei Codein, führt zur Anwendung als Hustenmittel. Auch das Brechzentrum wird gehemmt, allerdings kann dieser Hemmung eine Erregungsphase mit Übelkeit vorausgehen. Die Hemmung der Temperaturregulation führt zum Abfall der Körpertemperatur. Die peripheren Wirkungen zeigen sich in einer Tonussteigerung der glatten Muskulatur des Magens, (d.h. daß Speisen länger behalten werden), des Darmes (Obstipation), der Harnblase (Harnverhalten), aber auch in einer Tonusverminderung der Blutgefäßmuskulatur (orthostatischer Kollaps).

Die akute Vergiftung beginnt, je nach Applikationsart, relativ rasch mit Gesichtsrötung, Schwindel und Übelkeit. Dann folgt eine Herabsetzung des Bewußtseinszustandes, zuerst eventuell mit Wachträumen, dann Müdigkeit, schließlich auch bis zum tiefen Koma. Die Atmung ist oft kaum wahrnehmbar, sie ist flach und langsam oder auch unregelmäßig. Die Hautfarbe verändert sich daher und wird blaß und bläulich (Zyanose). Immer sind die Pupillen beidseits stark verengt. Der Herzschlag wird langsam, aber der Patient stirbt noch vor dem Eintreten eines eventuellen Kreislaufversagens an den Folgen des rasch eintretenden Atemstillstandes. Der Sauerstoffmangel im Gehirn kann dabei die Pupillen wieder erweitern. Der Exitus tritt frühestens nach zwei, meistens nach ungefähr neun Stunden auf. Die Bewußtlosigkeit kann bis zu zwei Tagen andauern und nach dem Erwachen besteht die Gefahr eines neuerlichen Komas und von Spätkomplikationen wie Pneumonie und bleibendem Gehirnschaden.

5.9.8 Das Opiatentzugssyndrom

Durch absoluten oder relativen Substanzentzug verursachter Symptomkomplex bei Opiatabhängigen

Engl.: Syndromes from withdrawal of opiates

Leitsymptome

Frühe Symptome

❏ Schlaf- und Ruhelosigkeit
❏ Schwitzen und Gähnen
❏ Intensive Angst und starkes Verlangen nach der Droge
❏ Stimmungsschwankungen
❏ Nasen- und Tränenfluß

Später

❏ Alle vorherigen Symptome verstärkt
❏ Große Pupillen
❏ Gänsehaut

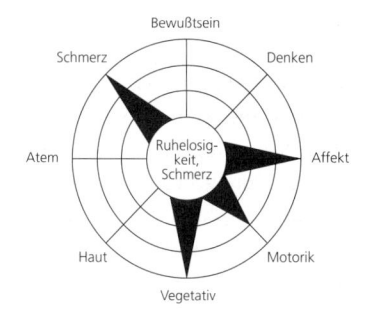

- Tremor und Muskelzuckungen
- Knochen- und Muskelschmerzen
- Muskelkrämpfe
- Kälte- und Hitzegefühl
- Magen-, Darmkrämpfe, Durchfall, Übelkeit, Erbrechen

Verlauf

Nach etwa 8 Stunden Einsetzen der ersten Entzugssymptome. Der Höhepunkt der Symptomatik liegt zwischen dem zweiten und dritten Tag nach der letzten Dosiseinnahme. Nach zehn Tagen klingen die Symptome ab, bei Methadonkonsum dauert der Entzug wesentlich länger.

Da Opiatabhängige gerne verschiedene Drogen einnehmen, entsteht im Entzug ein Mischbild verschiedener Abhängigkeitssyndrome!

Maßnahmen

→ Stationäre Behandlung veranlassen
→ Aufklären
→ Beruhigen

Erläuterung der Maßnahmen

Die Linderung der Entzugssymptomatik sollte nicht zum eigenmächtigen Konsum von Ersatzdrogen führen sondern unter Aufsicht von fachlich geschultem Personal stattfinden. Dem Patienten sollte erklärt werden, daß alles versucht wird, um körperliche Beschwerden zu lindern, daß keine Lebensgefahr besteht und er die entsprechenden Medikamente, falls sie notwendig sind, auch erhalten werde. Dabei sind aber unangenehme Entzugssymptome nicht zu verhindern. Der Patient ist in diese Phase reizbar, klagt und hat unbeschreibliche Gier nach der Droge. Der Druck, Drogen heimlich zu beschaffen, ist daher sehr groß und eine genaue Kontrolle des Patienten ist erforderlich (Besuche!).

Hintergrundwissen

Die Entzugssymptomatik ist zeitlich begrenzt und nicht lebensgefährlich, wird aber als sehr qualvoll erlebt, gleichsam wie in einer „Hölle", und auch für diejenigen, die den Entzug begleiten (Ärzte, Pflepersonal der Entzugsstation), ist es eine Belastung, dem qualvoll Leidenden zuzusehen. Die große Angst vor den Entzugssymptomen erklärt auch die hohe Bereitschaft zu Gewalthandlungen von Süchtigen, um zur erlösenden Droge zu kommen. Die Toleranz entwickelt sich umso schneller, je konstanter der Blutspiegel aufrecht erhalten wird. Nach einiger Zeit werden bereits Grammdosen vertragen, doch tritt beim Überschreiten einer bestimmten Dosis immer Atemlähmung ein.

Triebfeder für den Konsum ist die euphorisierende Morphinwirkung; falls ausreichend Stoff zur Verfügung steht und eingenommen wird, ohne daß dabei eine akute Vergiftung entsteht, ist für den Außenstehenden lediglich ein Antriebsmangel und eventuell eine Abmagerung festzustellen, da Opium weder direkte Organschäden noch ein Psychosyndrom verursacht. Sekundärschäden wie Infektionen oder Verwahrlosung sind allerdings häufig.

Die gemeinsame Trias der häufigsten Symptome besteht aus: Unruhe, Schwitzen, und Schlafstörungen. Charakteristisch für den Entzug sind auch die Schmerzen, die durch die nun fehlende schmerzhemmende Wirkung der Droge umso gewaltsamer den Süchtigen treffen.

Einen typischen Verlauf kann man etwa so beschreiben: Etwa 8 Stunden nach dem letzten Drogenkonsum beginnt der Süchtige unruhig zu werden. Ein Schwächegefühl, einem schweren grippalen Infekt vergleichbar, überfällt ihn. Er gähnt, schwitzt, eine wässrige Flüssigkeit rinnt aus den Augen und durch die Nase, was subjektiv so erlebt wird, als würde heißes Wasser in den Mund emporlaufen. Danach kann er in einen abnormalen Schlaf fallen, in dem er sich ruhelos umherwälzt (sogenannter Gierschlaf). Nach dem Erwachen beginnt die „persönliche Hölle": Das Gähnen wird so heftig, daß sich der Kiefer verrenken kann, aus der Nase fließt dünner Schleim, die Augen tränen stark, die Pupillen sind stark erweitert, die Haare auf der Brust sträuben sich auf der kalten Haut zu extremer Gänsehaut („cold turkey"). Der Zustand verschlimmert sich weiter, denn die Därme beginnen gewaltsam zu arbeiten. Die Magenwände ziehen sich ruckartig zusammen und verursachen explosives Erbrechen. Dazu kommen bis zu 60 wässrige Stuhlentleerungen pro Tag, welche gemeinsam mit dem Erbrechen zu erheblichen Störungen im Elektrolythaushalt führen. Um die Kälteschauer zu mildern, legt sich der Patient alle Decken über, die er findet. Schmerzhafte Krämpfe der gesamten Körpermuskulatur werfen den Patienten ständig hin und her. Schlaf kann er keinen mehr finden, nicht selten fängt er an zu brüllen und sich in den eigenen Exkrementen zu wälzen.

5.9.9 Die Intoxikation mit Kokain

Kokain ist die stärkste natürlich vorkommende ZNS-stimulierende Droge. Sie wirkt psychomotorisch stimulierend und potenziert die Wirkung des sympathischen Nervensystems (sympathikomimetisch).

Engl.: Intoxication from cocaine

Leitsymptome

Nach anfänglicher Erregung delirantes und psychotisches Zustandsbild mit:

- Halluzinationen (auditiv, visuell, taktil) Größenwahnvorstellungen
- Paranoide Wahnvorstellungen (Orientierung erhalten)
- Psychomotorische Erregtheit – Gewalttätigkeit
- Delir – Koma

- Tremor, Krampfanfälle, Erbrechen
- Vertiefte Atmung, dann verminderte Atmung
- Herzrhythmusstörungen, Hypertonie, Herzinfarkt, Hirnblutung, Herzstillstand, Atemstillstand

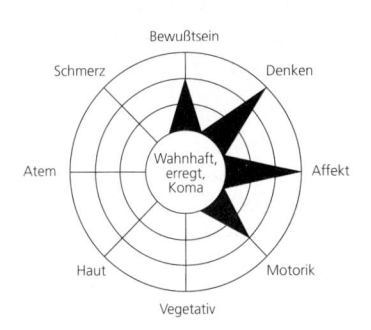

Verlauf

Wirkungseintritt bei i.v. oder nasal Anwendung oder bei Inhalation von Crack sehr rasch, innerhalb von Minuten.

Maximale Wirkung nach ca. 30 Minuten. Peroral aufgenommene Drogen entfalten ihre Wirkung nach ca. 30 Minuten und halten einige Stunden an.
Das Kokaindelir (Psychose) kann Tage andauern.
Schwere Intoxikationen führen innerhalb der ersten Stunde zum Tod.
Kreislaufschock mit eventuell letalem Ausgang auch bei geringen Dosen (selten) möglich.

Aufnahme

Intravenös, intracutan, nasal, oral, rektal, vaginal

Maßnahmen

Mittelschwere Intoxikation

- ❏ Aufnahme in eine Drogenambulanz organisieren.
- ❏ Aufklären
- ❏ Beruhigen
- ❏ Siehe Kapitel „Akuter Erregungszustand und Delir"

Schwere Intoxikation

- ❏ Zur aktiven Atmung auffordern
- ❏ Kreislauffunktion überwachen
- ❏ Bei Bewußtlosigkeit: siehe trycyklische Antidepressiva

Hintergrundwissen

Kokain wird aus den Blättern des Cocastrauches gewonnen, der in den südamerikanischen Anden beheimatet ist. Kokain ist in seiner sympathikomimetischen und zentral stimulierenden Wirkung der Substanzklasse der Amphetamine verwandt. Diese sind synthetisch hergestellte Verbindungen mit starker peripher und zentral stimulierender Wirkung, ähnlich der Aktivierung des sympathischen Nervensystems und der Ausschüttung des Streßhormones Adrenalin. Andere Vertreter dieser Stoffgruppe sind die Weckamine (Psychostimulanzien) bzw. Appetitzügler. Amphetamine haben eine längere Wirkungsdauer als das natürlich vorkommende Kokain und kommen illegal immer wieder und zunehmend häufiger in neuartiger Verbindung als sogenannte Designerdrogen auf den Markt (z.B. Ecstasy). Charakteristisch ist die nur geringe körperliche Abhängigkeit. Toleranz und eine starke psychische Abhängigkeit entstehen, eine körperliche wird leider oft durch undeklarierte Beimengung von Heroin von den Händlern erzwungen. Eine neue Anwendung ist die Kombination mit LSD. Insgesamt ist der Markt an Stimulanzien und Kombinationsdrogen stark im Zunehmen und sehr unüberschaubar, Kokain stellt aber pharmakologisch eine „klassische" und extrem gefährliche Substanz aus dieser Stoffgruppe dar.

Bei intravenöser oder nasaler Applikation treten die Wirkungen schon nach wenigen Minuten ein, halten aber nur kurz an, was zur oftmaligen Wiederholung der Injektionen oder des „Schnupfens" führt. Kokain wird wegen seiner Wirkung, nämlich einen zentralen euphorischen Erregungszustand mit gesteigertem Wohlbefinden, einem Gefühl größerer Wachheit, verminderter Angst und gesteigertem Redefluß herbeizuführen, eingenommen. Dieser Rauschzustand, der auch mit der Unterdrückung des Hunger- und Müdigkeitsgefühls und mit subjektiver Leistungssteigerung einhergeht, wird erst nach mehrmaliger Einnahme erreicht. Bei längerem Mißbrauch höherer Dosen nehmen die psychischen Wirkungen zugunsten der toxischen trotz Dosissteigerung ab. Delirante und psychotische Zustände (Kokainpsychose) treten auf. Es werden taktile (Insekten auf der Haut) und optische Halluzinationen aber auch imperative Stimmen berichtet, die sich oder anderen Schaden zufügen wollen. Der aggressive, psychomotorisch erregte Patient ist in diesem Zustand als durchaus gefährlich anzusehen. So kann er in diesem Zustand andere verletzen oder gar töten oder sich selbst Schaden zufügen, indem er zum Beispiel versucht, halluzinierte Tierchen durch das Aufreißen seiner Haut von dort zu entfernen. Sekundäre Schäden an den Organen (Mangelerscheinungen, Spritzenabszesse, Nasenscheidewanddefekt, Infekte ...) sind wie bei anderen Drogen häufig. Obwohl keine körperliche Abhängigkeit entsteht, erzeugt der Stimulanzienentzug ein starkes Verlangen nach der Droge. Der Entzug ist vor allem durch eine starke Depression mit Schläfrigkeit gekennzeichnet, die Tage anhält und oftmals Anlaß für einen Suizidversuch ist.

Typische körperliche Erscheinungen einer leichten bis mittelschweren Intoxikation sind neben den beschriebenen zentralen (psychopathologischen) Symptomen die Folgewirkungen der Erregung des Sympathikus, bei Überempfindlichkeit schon in kleinen Dosen („Kokainschock"). Zu diesen Symptomen zählen: Tachykardie, Hypertonie, Mydriasis, Tachypnoe, Schwitzen, Temperatursteigerung und eigentümliches stereotypes Verhalten wie Zähneknirschen, Lippenbeißen oder Hautkratzen.

Bei einer schweren Intoxikation kommt es von Seiten des zentralen Nervensystems zu Tremor, Erbrechen, Delir, Halluzinationen, epileptischen Anfällen, Muskellähmungen und Koma. Die kardialen Symptome äußern sich in pectanginösen Beschwerden, massiver Blutdruckerhöhung, welche zu Hirnblutungen führt, Herzinfarkt, Herzrhythmusstörungen, Kammerflimmern bis zum Herzstillstand. Die Atmung reagiert auf eine schwere Vergiftung mit Ateminsuffizienz und später Atemstillstand. Bei einer schweren Intoxikation kann die Erregungsphase nur kurz sein, und bereits nach 30 Minuten kann der Tod durch Kreislaufstillstand eintreten.

Ecstasy (3,4-Methylendioxymetamphetamin – MDMA) zeigt eine Mischung von psychostimulierenden und psychodelischen Effekten, da es sowohl mit den zentral stimulierenden Amphetaminen als auch mit dem Haluzinogen Meskalin verwandt ist. Die Zeichen der Intoxikation sind denen der Kokainvergiftung ähnlich. Da Ecstasy aber weder ein typisches zentrales Stimulans – es führt zu Stimmungshebung ohne Steigerung der motorischen Aktivität – noch ein typisches Halluzinogen ist – es erzeugt nur selten Halluzinationen oder Kontaktverlust zur Realität –, wird heute dafür plädiert, Ecstasy und seine Analoga als eigene Substanzklasse zu definieren.

Die Droge führt zur Intensivierung aller Wahrnehmungen, zu gesteigerter Klarheit und zu verändertem Zeiterleben. Es kommt zur Euphorie, Angstminderung und zu gesteigerter Interaktionsfähigkeit mit anderen.

Die akuten Nebenwirkungen des Ecstasykonsums zeigen sich unter anderem in Schlaflosigkeit, Appetitverlust, gesteigerter Schweißbildung, Herzfrequenz- und Blutdrucksteigerung, Krämpfen der Kaumuskulatur (Zähneknirschen), Kopf- und Muskelschmerzen. Psychiatrisch relevant sind akut, subakut und chronisch auftretende Angst- und Panikattacken sowie das Auftreten von Depressionen und psychotischen Bildern.

Die akuten, schweren toxischen Wirkungen sind vor allem Kreislaufversagen, Herzrhythmusstörungen (Arrhythmien und Herzstillstand), Hyperthermie, akutes Nierenversagen und der Untergang von Muskelfasern. Die letale Dosis wird mit 1200 mg angegeben, in Einzelfällen sind jedoch Todesfälle nach der Einnahme einer einzigen Tablette (50–100 mg) bekannt geworden. Auch hier wird das Risiko durch Kombination mit anderen Drogen (etwa Alkohol) wesentlich erhöht.

5.9.10 Die „erwünschte" suchtgiftwirksame Phase

Allgemeine Symptome im Bereich zwischen subjektiv geringgradiger Giftwirkung und Entzug, einschließlich chronischer Folgezustände bei längerem Drogenkonsum. Diese Symptome entsprechen nicht unbedingt der eigentlich erwünschten Hauptwirkung der Droge, werden aber in der Abklingphase in Kauf genommen.

Leitsymptome

Psychisch-geistige Symptome

- ❏ Unerklärliche Persönlichkeitsveränderung
- ❏ Gedankengänge manchmal paranoid getönt
- ❏ Aufmerksamkeitsspanne sinkt
- ❏ Bewußtseinsveränderungen (Verlangsamung bis Sopor)

- ❏ Affektlabilität: Streßtoleranz sinkt, unangemessen aggressives und depressives Verhalten in ständigem Wechsel

- ❏ Erregtheit und Lethargie
- ❏ Beziehungsfähigkeit verändert

Körperliche Veränderungen

- ❏ Augen: Blick wie durch Schleier
  Blick starr, ausdruckslos
  Blickrichtungszittern (Nystagmus)
  Pupillen weit oder eng
  Augenbindehaut gerötet, trocken
  Augapfelhülle (Sklera): Aderzeichnung
- ❏ Mund: Verwaschene Sprache
  Alkoholgeruch
- ❏ Haut: Einstichstellen
  Schwitzen, Rötung, Blässe
- ❏ Nase: Chronische Rhinitis
- ❏ Bewegungsapparat: Koordinationsstörungen
- ❏ Allgemeinzustand verschlechtert sich langsam

☞ Kurz vor Eintreten der eigentlichen Entzugserscheinungen:

- ❏ Muskelschmerzen
- ❏ Angst, Unruhe
- ❏ Kommt nicht zur Psychotherapiesitzung, Kontaktvermeiden

6. Der psychische Notfall

6.1 Psychogener Anfall

Psychisch bedingter, nicht epileptischer Anfall im Zusammenhang mit Erlebniskonflikten

Synonyma: Pseudoepileptischer Anfall, großer hysterischer Anfall, Pseudoanfälle, dissoziativer Anfall
Engl.: *Hysterical attack, psychogenetic attack*

Leitsymptome

- Zittern, Schluchzen
- Tonische Verkrampfung mit Überstreckung der Wirbelsäule (Arc de circle)
- Bewegungssturm, Schreien, ausfahrende Strampel- und Schleuderbewegungen, rhythmische Beckenbewegungen
- Bewußtseinseinschränkung, Patient wendet sich ab, kneift die Augen zusammen, Widerstand, die Augen zu öffnen, Mund und Augenlieder oft aktiv geschlossen. Verstärkter Augenschluß nach leichtem Berühren der Wimpern
- Lidkrampf (= Blepharospasmus)
- Wechsel von Hyperventilation und Apnoe
  Stuporöses Verhalten eventuell mit Schmerzunempfindlichkeit
- Immer situationsgebunden, selten ohne Zeugen
- Starke Variationsbreite der Symptome
- Selbstverletzungen sind möglich!
- Teilsymptome können vorherrschen, andere fehlen

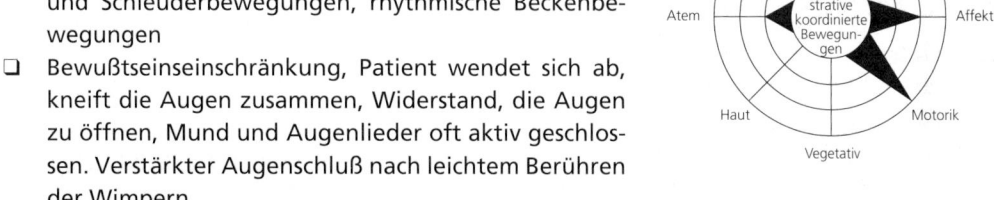

Auslöser

↗ Psychisch, Apell an Umgebung

Unterscheidungsmerkmale gegenüber den epileptischen Anfällen

- Fehlen eines Initialschreies
- Fehlen des blaurot angelaufenen Gesichtes

- Fehlende Bewußtlosigkeit
- Ausbruch kann verlängert sein, Patient sinkt theatralisch zu Boden, ohne sich zu verletzen
- Patient kann während des Anfalles sprechen oder murmeln
- Fehlen von Augendeviation, Harnabgang
- Unterbrechung durch Zurufen oder Suggestion möglich
- Keine Nachanfallsphase
- Kein Bewußtseinsverlust oder -pause
- Anfallsdauer ist viel länger als bei epileptischen Anfällen

Maßnahmen

→ Bei unklarer Diagnosestellung vorerst wie bei Epilepsie, vor allem eine genaue Beobachtung des Anfallsgeschehens
→ Beruhigung
→ Anfallsbeeinflussung bzw. Unterbrechung durch Kontaktaufnahme, Gespräch

Hintergrundwissen

Der typische große hysterische Anfall so wie ihn der französische Neurologe Jean Martin Charcot mit seinem „arc de cercle" erstmals beschrieben hat, wird heute kaum noch beobachtet, umso häufiger hingegen sind die „kleinen hysterischen Anfälle". Für den Wandel dieser Symptomatologie gibt es verschiedene Erklärungen. Eine geht davon aus, daß das Unbewußte für den Fall, daß es gewillt ist seelische Beschwerden organisch auszudrücken, sich dabei nicht lächerlich machen will und aus dem Symptomenvorrat ein Muster auswählt, das beim Arzt ankommt.

Vor Beginn eines psychogenen Anfalles läßt sich oft ein äußerer Anlaß für den Ausbruch feststellen im weitesten Sinne eine gefühlsmäßige starke Erregung. Der initiale Schrei (bei 50% der epileptischen Grand mal-Anfälle vorhanden) fehlt, und die Patienten fallen auch nicht plötzlich um, sondern finden noch Zeit hinzusinken, sodaß sie sich kaum eine Verletzung zuziehen. Auch ein Zungenbiß ist äußerst selten, eine Zyanose, übermäßiger Speichelfluß, spontaner Urinabgang und vor allem eine echte (= nicht vorgetäuschte) Bewußtlosigkeit fehlen gänzlich. Das Fehlen derartiger Symptome kann aber nicht als Beweis für das Vorliegen eines psychogenen Anfalles interpretiert werden.

Die motorischen Erscheinungen äußern sich beim psychogenen Anfall gewöhnlich nicht in Zuckungen (klonische Krämpfe) sondern in einem heftigen Bewegungssturm mit ausfahrenden Schleuder- und Strampelbewegungen oder in rhythmischem Schütteln oder Zitterbewegungen, die allerdings im Gegensatz zum epileptischen Anfall den Eindruck einer koordinierten Steuerung erwecken, durchaus mit dem Ziel, eine gewisse Situation darzustellen (z.B. Trauer, Schreck, erotische Verzückung …).

Die Bewußtseinsstörung ist oft schwer zu beurteilen, da ein stuporöses Zustandsbild mit Schmerzunempfindlichkeit vorgetäuscht werden kann. Typisch sind die unruhigen Augenlider, die aktiv zugekniffen werden. Die Reaktionsfähigkeit ist bei genauer Prüfung nicht erloschen. Abwehrreaktionen und eine Reaktion auf energische Ansprache sind auslösbar. Die psychogenen Anfälle sind situationsgebunden, treten selten ohne Zeugen und nie aus dem Schlaf auf. Der Apellcharakter erweckt beim Beobachter viel eher mitleidige Anteilnahme als Angst, wie sie sich beim Anblick eines Grand mal-Anfalls einstellt.

Eine sichere Diagnose, ob es sich um einen psychogenen Anfall und nicht um einen epileptischen handelt, ist für den medizinischen Laien praktisch nicht möglich, da es kein einziges Kriterium gibt, das die Diagnose eines psychogenen Anfalles sichert. Nur ein während des Anfalles abgeleitetes EEG gibt dabei die vollständige Gewißheit.

Bei gleichzeitigem Vorhandensein epileptischer und psychogener Anfälle können hinsichtlich der Zuordnung des Anfalles erhebliche Schwierigkeiten entstehen. Oft treten die psychogenen Anfälle zu einer bereits länger bestehenden Epilepsie hinzu oder lösen nach medikamentöser Anfallsfreiheit epileptische Anfälle ab. Das Nebeneinander psychischer und epileptischer Anfälle bezeichnet man auch als Hysteroepilepsie. Dabei kann der „Krankeitsgewinn" bzw. der Regressionsversuch eine nicht unbedeutende Rolle für den Patienten spielen. Das Erinnerungsmuster der vorher bestehenden Epilepsie ist dabei so stark, daß die rein psychogenen Anfälle einer echten Epilepsie täuschend ähnlich sind. Eine Abklärung und Beobachtung in einer Klinik ist auch in solchen Fällen nicht zu umgehen. Der Anteil der psychogenen Anfälle in der gesamten großen Gruppe der Anfallsleiden, dazu gehören die epileptischen Anfälle, hysterische Anfälle, Hyperventilationsanfälle, Synkopen, Affektkrämpfe und Narkolepsien, macht etwa 10% aus.

6.2 Der respiratorische Affektkrampf

Durch Wut ausgelöste Anfälle bei Kleinkindern, verbunden mit Atemstillstand, Zyanose und Bewußtlosigkeit

Synonyma: Wutkrämpfe, Schreikrämpfe, Wegschreien
Engl.: Affective respiratory spasms

Leitsymptome

❑ Atemanhalten, Zyanose
❑ Eventuell kurze Bewußtlosigkeit, Kind stürzt zu Boden
❑ Eventuell Zuckungen oder Opisthotonusstellung

Verlauf

Vorangehend häufig heftige Gefühle wie Wut, Schreck oder Schmerz. Nur von kurzer Dauer (1–2 Minuten). Manchmal mehrere Anfälle in unregelmäßigen Abständen, auch kurz hintereinander auftretend.

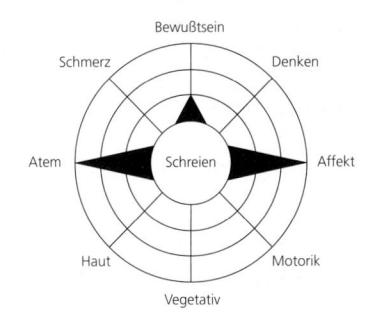

Maßnahmen

Bei erstmaligem Auftreten:
→ Vorgehen wie bei Epilepsie
→ Anfallsgeschehen genau beobachten

Bei bereits bekannten Affektkrämpfen:

→ Halten, eventuell körperlichen Reiz setzen, z.B. Klaps
→ Mit dem Kind sprechen
→ Reflexion über den Erziehungsstil, vor allem zum Thema „Grenzen setzen" und „Verwöhnung", und die Bedeutung des Symptoms im Familiensystem (oder Institution) beachten

Hintergrundwissen

Der respiratorische Affektkrampf stellt eine Sonderform des psychogenen Anfalles dar. Respiratorische Affektkrämpfe sind eine häufig vorkommende, psychosomatische Störung und treten bei ca. 3% aller Kinder bevorzugt im Säuglings- und Kleinkindalter (meist wiederholt) auf. Nach dem dritten Lebensjahr werden die Anfälle seltener, sie sind generell auf das Vorschulalter begrenzt. Von epileptischen Anfällen sind sie differentialdiagnostisch oft sehr schwer abzugrenzen.

Im Gegensatz zu den epileptischen Anfällen besteht immer ein eindeutiger emotionaler Auslöser in Form von Wut oder Zorn (über Wunschverweigerung), Trotz, Schreck oder Schmerz.

Am Beginn des Anfallsgeschehens weinen bzw. schreien die Kinder sehr heftig und halten dann plötzlich den Atem in Exspirationsstellung an (Apnoe). Daraufhin werden sie blaß bzw. zyanotisch. Hält die Apnoe an, so stürzen die Kinder bewußtlos zu Boden. Die Muskulatur ist in diesem Fall schlaff, einzelne Zuckungen (Kloni) wie bei jeder zerebralen Hypoxie können vorkommen und damit den Verdacht auf einen Krampfanfall nahelegen. In anderen Fällen kommt es zu Spannungserhöhung (Tonus) der Skelettmuskulatur mit Beugekrämpfen oder noch charakteristischer mit Opisthotonusstellung. Dabei handelt es sich um eine Rückwärtsbeugung des Kopfes und Überstreckung von Rumpf und Extremitäten, so wie es auch bei den sogenannten hysterischen Anfällen beschrieben wird (arc de circle). Nach längerdauernden Anfällen können die dadurch erschöpften Kinder auch in einen ausgiebigen Nachschlaf versinken. Die Dramatik der Anfälle ist geeignet, die ganze Familie „in Atem" zu halten.

6.3 Der gewalttätige Patient; das hoch aggressive Kind

Auftreten oder Ankündigen von plötzlichen gewalttätigen Handlungen bei Personen, von denen eine körperliche oder psychiatrische Erkrankung (noch) nicht bekannt ist und Symptome des psychomotorischen Erregungszustandes nicht unmittelbar sichtbar sind

Risikofaktoren

- Alkohol- und Drogenmißbrauch
- Verbale Gewaltbereitschaft
- Geistig und körperlich behinderte Kinder/Jugendliche oder Kinder/Jugendliche aus verwahrlostem Millieu

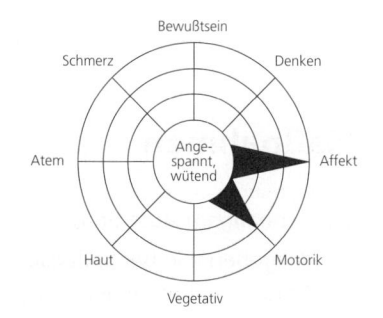

- Jung, männlich, Angehörige einer sozialen Randgruppe
- Symptome des akuten Erregungszustandes
- Psychotische Symptome (Verfolgungswahn, MDK- und schizoaffektive Patienten)
- Intensive psychotherapeutische Arbeit mit Auftreten von intensiven Übertragungsphänomenen
- Borderline- oder antisoziale Persönlichkeiten
- Hirnorganisches Psychosyndrom
- Gewalterfahrung passiv und aktiv in der Anamnese

Leitsymptome
der unmittelbar bevorstehenden Gewalt/Aggression

- ❏ Verbale Ankündigung von Aggression
- ❏ Trotziges, rebellisches Verhalten
- ❏ Sprachveränderungen (laut, fluchend, drohend)
- ❏ Verharren in einer unbequemen Köperhaltung (z.B. zum Sprung bereit in einer Ecke sitzend, Hände verschränkend)
- ❏ Hyperkinetisches Verhalten
- ❏ Festhalten von gefährlichen Gegenständen
- ❏ Überkontrolliertes Verhalten bei brüchigem Schutzsystem

6.3.1 Erscheinungsformen

A) Der noch still verharrende oder bereits agitiert drohende Patient

Maßnahmen

→ Beruhigendes Zureden
→ Langsam sprechen, öfters Wiederholungen einbauen
→ Zuziehen von Dritten
→ Zuziehen einer vertrauten Person
→ Wiederholtes Spiegeln des Zustandes des Klienten bzw. dessen, was wahrnehmbar ist
→ Bestimmt und klar Grenzen setzen, ohne dabei das Gefühl zu vermitteln, es läge eine dramatische, nicht zu beherrschende oder sogar gefährliche Situation vor
→ Kann kein Kontakt hergestellt werden und beginnt die Situation zu eskalieren, sofort Polizei (oder Polizeiarzt) und Rettung rufen
→ Für ausreichenden Selbstschutz sorgen

Bei Kindern

→ Plötzliches, unerwartetes Anschreien kann eine kurze Schreckreaktion hervorrufen und dadurch zu einer Unterbrechung der Aggressionsspirale führen.
→ Stellt sich dadurch kein Erfolg ein, ist das Kind so lange festzuhalten, bis die Erregung abgeklungen ist.
→ Verlassen des Raumes, Kind/Jugendlichen zum Verlassen des Raumes auffordern

Erläuterungen der Maßnahmen

In der Begegnung mit einer gewalttätigen Person, deren Handlung der Situation völlig unangemessen erscheint, ist das Vorliegen einer Erkrankung – wie beim akuten Erregungszustand beschrieben – nie auszuschließen. Solche Menschen können unter Umständen verwirrt sein, Angst haben, ihre Kontrolle zu verlieren oder unter einer Paranoia leiden, aber auch Stimmen hören, die ihnen gewalttätige Handlungen anordnen. Daher ist langsames Sprechen mit Wiederholungen angeraten, den Patienten ängstigende Aktivitäten, wie z.B. für ihn unvorhergesehene Handlungen, sind zu vermeiden. Das Erklären getroffener Maßnahmen ist im Sinne einer Entängstigung empfehlenswert.

Für den Helfer ist es wichtig, selbst nicht die Ruhe oder die Beherrschung zu verlieren, um eine zusätzliche Eskalation zu verhindern. Zur eigenen und zur Beruhigung des betroffenen Patienten kann es hilfreich sein, den wahrgenommenen Zustand zu spiegeln und dadurch Kontakt herzustellen. Eine stimmige Spiegelung erzeugt das Gefühl des Verstandenwerdens; es kann dem Patienten helfen, sich selbst wieder besser unter Kontrolle zu bringen. Keinesfalls sollte der Eindruck erweckt werden, daß der Zustand des Betroffenen extrem gefährlich oder krankhaft ist, da dies unter Umständen die Angst des Erregten, verrückt zu sein, verstärken wird.

Bei beginnender Eskalation ist der Betroffene zu fixieren, was allerdings nur von dafür geschulten Personen durchgeführt werden sollte. Das rechtzeitige Verständigen von Polizei und Rettungsarzt ist unbedingt anzuraten.

Grundsätzlich anders ist die Situation bei Kindern. Unerwartet gesetzte Handlungen wie zum Beispiel lautes Anschreien kann die Gewaltspirale noch rechtzeitig unterbrechen.

In der Kinderpsychotherapie ist bei „Risikokindern" bzw. bei allen, denen das Nichteinhalten von Regeln zum vorherrschenden Verhaltensmuster geworden ist, eine klare, genau strukturierte Themenvorgabe in der therapeutischen Sitzung von der ersten Therapieminute an notwendig. Körperliche Aggressionsdurchbrüche sind bei Kindern in der Regel ohne Hilfe von Dritten durch Festhalten beherrschbar. Genaues Erklären der Maßnahme und das Aufrechterhalten des Kontaktes sind dabei sehr wichtig. Das Festhalten selbst darf nie den Charakter einer Erniedrigung bekommen, sondern soll vielmehr ein Haltgeben bedeuten.

Kritischer Moment in der Auseinandersetzung mit einem aggressiven Kind ist jene Situation, in der der Therapeut bemerkt, daß er in seiner Aktivität blockiert ist. Alles was dazu dient daß der Therapeut in „Bewegung" bleibt, verhindert das Gefühl der eigenen Lähmung und die Chance des Kindes/Jugendlichen, die Regie gänzlich an sich zu reißen. So kann – falls Maßnahmen wie Schreien oder Festhalten nicht zielführend oder passend erscheinen – ein Ausweg in der Situation darin bestehen, einfach das Zimmer zu verlassen oder z.B. in therapeutischen Wohngemeinschaften vom Kind/Jugendlichen zu verlangen, sich in seinem eigenen Zimmer auszutoben.

Fallbeispiel

In die Praxis eines Praktischen Arztes und Psychotherapeuten kommt ein dem Arzt seit langem bekannter etwa 50jähriger Mann, der seit seiner vor einigen Monaten stattgefundenen Scheidung erhebliche Alkoholprobleme hat. Wegen seines großen Alkoholkonsums hat er bereits am Arbeitsplatz und auch im Bekanntenkreis große Schwierigkeiten, er wird immer mehr zum gemiedenen Außenseiter. Schon bei der Anmeldung fällt er der Sprechstundenhilfe durch sein zwar noch beherrschtes aber doch schon merklich spürbares „geladenes" Verhalten auf. Als er schließlich dem Arzt gegenübersitzt, beschreibt er seine heftigen Magenschmerzen, die er seit kurzem hat und verlangt ein „gscheites Medikament, das wirklich hilft, net irgendwelche Pulverln". Da der Patient seit Jahren eine durchaus vertrauensvolle Beziehung zu seinem Hausarzt hat, ist es für diesen selbstverständlich, nun auch – wie er denkt, einfühlend und taktvoll – die momentane persönliche Situation des Patienten und die damit zusammenhängende Alkoholproblematik anzusprechen. Da springt der Patient plötzlich auf und zieht aus seiner Jacke einen Revolver, den er mit den Worten: „Du kommst auch noch dran, die letzte Kugel gehört Dir" auf den Arzt richtet. Dieser bemüht sich nun, ruhig zu bleiben (was ihm nicht unbedingt leicht fällt) und in Kontakt mit dem Patienten zu kommen, indem er ihn direkt anschaut, mit dem Namen anspricht, beruhigend, aber bestimmt auf ihn einredet. Wichtig erscheint es ihm, dem Patienten auch sein Verständnis für die subjektiv offensichtlich so aussichtslos erscheinende Situation mitzuteilen. Dann fordert er ihn auf, die Waffe auf den Schreibtisch zu legen und „keine Dummheiten" zu machen. Nach einigen bangen Sekunden fügt sich der Patient und es wird möglich, mit ihm ein Gespräch zu führen, in dem er schließlich seine große Verzweiflung erstmals eingestehen kann.

Nach reiflicher Überlegung entschließt sich der Hausarzt zu folgendem weiterem Vorgehen: Er bewahrt die – wie sich herausstellt, geladene – Waffe auf und vereinbart ein weiteres Gespräch für den nächsten Tag. Außerdem trifft er mit dem Patienten eine Abmachung, daß dieser den Rest des Tages bei Bekannten verbringt, die gerne bereit sind, sich um ihn zu kümmern und ihm schon wiederholt ihre Hilfe angetragen haben. Auf Grund des jahrelangen guten Rapportes zwischen Hausarzt und Patient kann bei weiteren Gesprächen schließlich auch eine gewisse Krankheitseinsicht erreicht werden und der Patient ist bereit, sich an einen niedergelassenen Psychotherapeuten weiterverweisen zu lassen.

Daß dieser Fall so glimpflich verlaufen ist, liegt zum Teil zwar wohl an dem besonnenen Verhalten des Therapeuten, das es ihm trotz der bedrohlichen Situation ermöglichte, auf die hinter der Aggression liegende Verzweiflung und Ausweglosigkeit einzugehen und dem Patienten damit in seiner immer stärker werdenden gesellschaftlichen Isolierung doch auch Hoffnung zu geben, verstanden zu werden. Andererseits darf jedoch der bereits seit langer Zeit bestehende und bislang gute, vertrauensvolle Kontakt zwischen Arzt und Patient nicht außer Acht gelassen werden. Es soll daher an dieser Stelle ausdrücklich darauf hingewiesen werden, daß auch „richtiges" Therapeutenverhalten nicht genügen muß, um solch eine angespannte Situation zu entschärfen bzw. den dekompensierenden Patienten unter Kontrolle zu bringen. Es sei nochmals betont, daß oftmals in Fällen eskalierender Gewalt, die Hinzuziehung dritter Personen (auch Polizei oder Gendarmerie) unbedingt notwendig sein kann.

B) Der schlagende Gewalttätige

Maßnahmen

→ Keine verbalen Interventionen. Diese sind selten effektiv und führen unter Umständen zu Verstärkung der Eskalation.
→ Zuziehen von Dritten
→ Für eigenen Schutz sorgen
☏ Polizei (Polizeiarzt) verständigen
→ Rettung verständigen

Für Kinder gelten in diesem Fall die selben Maßnahmen wie unter A) beschrieben. Vorrangig wird das Kind so lange festgehalten, bis der Erregungszustand abgeklungen ist. Eine Abklärung des Kindes in einer neuropädiatrischen bzw. psychiatrischen Ambulanz/Klinik ist bei anhaltender Symptomatik sofort, in weniger dramatischen Fällen so rasch als möglich zu organisieren.

Hintergrundwissen

Über Gewalt in der Psychiatrie wird selten geredet. Nach einer Studie in deutschen Kliniken ergeben sich jedoch einige geradezu dramatische Ergebnisse, was die Häufigkeit der Gewaltanwendung von Patienten gegen die in der Institution Beschäftigten betrifft. Über die Hälfte aller in der Psychiatrie Tätigen wurde im Laufe ihrer Tätigkeit ernsthaft von Patienten angegriffen, 33% von diesen sogar mehrfach. Psychologen, Psychotherapeuten und Ärzte sind dabei häufiger betroffen als etwa Sozialarbeiter. Frauen haben signifikant weniger Gewalterfahrung als ihre männlichen Kollegen. Bei 30% der Betroffenen wurden Schläge und Tritte ausgeteilt, die aber alle vorher angekündigt waren. 7% der gewalttätigen Patienten bedrohten ihre Therapeuten mit Waffen. Je 4% der Aggressionshandlungen entfielen auf Werfen mit Gegenständen, Würgen und Morddrohungen. Schwere körperliche Verletzungen sind allerdings sehr selten. Nur ein Drittel der Gewaltanwendungen findet in den Therapiezimmern der Psychotherapeuten statt, die Mehrzahl ereignet sich auf den Krankenstationen. Intensivere therapeutische Beziehungen schützen nicht vor Gewaltanwendungen, über 50% der Opfer hatten eine therapeutische Beziehung zu den Klienten.

Die Erkrankungen der vorwiegend männlichen Täter umfassen das gesamte Spektrum der psychiatrischen Erkrankungen, wobei der Anteil der Patienten mit Diagnose Schizophrenie etwa 30% beträgt, der Anteil der Drogenpatienten etwa 20%.

6.4 Psychoreaktive Zustände

Akute emotionale Reaktionen im Sinne eines psychischen Ausnahmezustandes, in direktem zeitlichen und verstehbarem Zusammenhang zu einem (manchmal, jedoch nicht immer plötzlichen) überwältigenden Ereignis, z.B. dem Tod einer nahestehenden Person, dem Erleben einer Gewaltanwendung, einer (Natur-) Katastrophe, einem Verlusterlebnis.

6.4.1 Der psychische Schock

Reaktion auf ein plötzlich eintretendes überwältigendes Erlebnis

Synonyma: Akute Krisenreaktion, akute Belastungsreaktion, posttraumatische Belastungsstörung
Engl.: Psychogenical shock

Leitsymptome

- Betäubung, Erstarrung bis zum Stupor
- Ungläubigkeit
- Verwirrtheit
- Wiederholt sich aufdrängende Erinnerungen (Nachhallerinnerungen)
- Stottern bis Sprachverlust (Aphasie) oder Stimmverlust (Aphonie)
- Dann Zusammenbruch (Astasie, Kataplexie)
- Verbunden mit Gefühlsausbruch (seelischer Schmerz, Trauer, Angst, Zorn)
- Vegetative Symptome (Tachykardie, Schwitzen, Blaßwerden, Erbrechen, Zittern ...)

- Im Extremfall: – Abwehrmechanismus der Leugnung
  – Angstanfall
  – Dissoziative Zustände

Verlauf

Die Leitsymptome verstehen sich als aufeinanderfolgende Geschehen, die meist innerhalb kurzer Zeit, etwa Minuten bis Stunden, eintreten.

Maßnahmen

→ Den zusammenbrechenden Patienten halten
→ Verständnis signalisieren
→ Ärztliche Hilfe organisieren

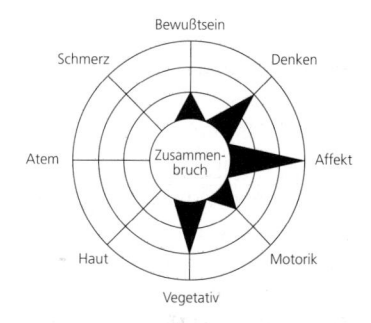

→ Wenn nötig, (sparsame) medikamentöse Behandlung (veranlassen)
→ Zuhören
→ Informationen geben, wenn vom Patienten erfragt
→ Gefühle spiegeln
☏ Personen zur Versorgung des Betroffenen ausfindig machen
☏ Nötigenfalls stationären Aufenthalt organisieren
→ Suizidalität abklären
→ An die Möglichkeit der Hyperventilation denken!
→ Bei stuporösem Zustandsbild: – An die Möglichkeit des Kippens in einen akuten Erregungszustand denken (Vorsicht!)
 – Geduldige Zuwendung bis Besserung

Erläuterung der Maßnahmen

Das beschriebene Syndrom des psychischen Schockes wird dem Psychotherapeuten möglicherweise in sehr unterschiedlicher Erscheinungsform und bei verschiedensten Patienten begegnen.

Zum einen können (vor allem bei institutioneller psychotherapeutischer Tätigkeit) Personen auftreten, die ganz unmittelbar von einem Ereignis wie oben beschrieben betroffen sind, also z.B. Angehörige eines eben im Krankenhaus Verstorbenen, vergewaltigte Frauen, die eine Frauennotrufstelle aufsuchen, bedrohte Frauen und Kinder, die sich an ein Frauenhaus wenden, Katastrophenopfer in einer Auffangstelle usw., zum anderen können Psychotherapiepatienten in einer Phase der intensiven psychotherapeutischen Bearbeitung eines schweren Verlustes einen Zusammenbruch erleben, während sie bei der Verarbeitung des Erlebnisses sich ihrer Gefühle bewußt werden.

Immer bleibt die wichtigste Notfallmaßnahme ein Halten (ob nun wirklich im körperlichen Sinne oder nicht) des Betroffenen und die Ermöglichung der Artikulation sämtlicher Gefühle, die mit dem Trauma verbunden sind. Bei Patienten, vor allem solchen, die gefühlsmäßig erstarrt sind, kann es hilfreich sein, zu „spiegeln". Darunter ist das Aus- oder Ansprechen möglicher Gefühle des Patienten durch den Therapeuten zu verstehen, das durch einfühlsame Wahrnehmung des Patienten, seiner Situation, seiner Körpersprache usw. möglich ist. Sehr oft stellen Patienten ihre Gefühle in Frage, vor allem wenn es sich um sozial weniger akzeptierte Gefühle wie Wut und Haß oder Ekel handelt. Hier ist es sehr wichtig zu vermitteln, daß all das zur Bewältigung eines traumatischen Erlebnisses gehört und „normal" ist.

Eine Vorbereitung auf die zu erwartenden depressiven Gefühle, die sich meist nach der ersten akuten Erschütterung einstellen, ist mittelfristig für den Patienten sicher wichtig. Er wird dann von Symptomen wie Schlaflosigkeit, Appetitverlust, Libidostörungen, Schuldgefühlen, sozialem Rückzugsverhalten usw. nicht überrascht und kann sie als durchaus normale Reaktionen, die im allgemeinen zeitlich begrenzt sind, einordnen.

In manchen Fällen wird auch der Hinweis auf die Möglichkeit einer (psychotherapeutisch) unterstützten Aufarbeitung des Ereignisses eine Maßnahme sein, die Betroffene in ihrer Hilflosigkeit und Hoffnungslosigkeit nicht verzweifeln läßt.

Geduldige Zuwendung und Herstellen einer beruhigenden, schützenden Atmosphäre ist bei stuporösen Zustandsbildern (siehe Kap. 5.4) besonders wichtig.

Beim Stupor ist daran zu denken, daß es plötzlich zu einem Kippen der Symptomatik kommen kann und der Patient unter Umständen auch in einen unkontrollierten tobsüchtigen Erregungszustand zu wechseln im Stande ist. Löst sich der stuporöse Zustand nach psychotherapeutischer Intervention nicht auf, so ist eine medizinische Abklärung und eventuelle Intervention notwendig.

Hintergrundwissen

Der Zusammenbruch des Betroffenen kann sich entweder in einem wirklichen Zusammen-Brechen, einer vasovagalen Synkope äußern, kann aber auch lediglich als heftigster Gefühlsausbruch mit Weinen, Schreien, Schluchzen und eventuell (im Hintergrund) vegetativen Symptomen erfolgen. Bei manchen Menschen ist der Zusammenbruch nach außen hin wiederum kaum sichtbar, vielmehr ist das innerliche Zusammenbrechen spürbar, auch wenn der Betreffende „Haltung" bewahrt.

Der Ansturm von Affekten führt im Extremfall zum psychogenen Stupor (siehe dort), also einer maximalen Apathie bei erhaltenem Bewußtsein auf Grund einer Blockade fast aller psychischen Funktionen (Totstellreflex). Häufiger werden aber nicht alle psychischen Funktionen gehemmt, sondern nur einzelne und so kann der Patient zum Beispiel unter Ausschaltung aller Affekte (Angst) bei Aufrechterhaltung der Denkfunktionen klare und überlegte Handlungen setzen, um die aktuelle Lage zu verbessern (etwa in Katastrophensituationen). Diese Fähigkeit, die Emotionalität bei großer Gefahr kurzfristig auszuschalten, steht in der Regel im Dienste einer gesunden Abwehr. Der stuporöse Zustand kann unter Umständen auch plötzlich in einen aggressiven Erregungssturm bzw. einen katatonen Erregungszustand kippen. Kinder (seltener auch Erwachsene) können in dieser Situation erbrechen, Urin- und Stuhlabgang haben.

Stupor und Erregungssturm stellen gewissermaßen die akuten Dekompensationsmechanismen des psychogenen Schockes dar und sind psychodynamisch gesehen „maligne" Regressionsformen.

Fallbeispiel

Eine 18jährige Maturantin, die soeben mit einer Ausbildung als physikalische Therapeutin begonnen hat, wird während eines Besuchs bei ihren Eltern von ihrer Mutter gebeten, auf die jüngere, eineinhalbjährige Schwester aufzupassen. Im Garten des Elternhauses verläßt sie das Kind für etwa fünf Minuten, um im Haus etwas zu erledigen. Als sie wieder in den Garten kommt, sieht sie die kleine Schwester im – ungesicherten – Schwimmbecken liegen. Sie versucht, das Kind wiederzubeleben, doch die Chancen für eine Rettung stehen schlecht, da die Kleine mit Sicherheit einige Minuten im Wasser trieb.

Während ihre Schwester auf der Intensivstation behandelt wird, findet eine psychotherapeutische Begleitung nach den Regeln der Krisenintervention bei der 18jährigen statt. Sie hofft eine Woche lang auf das Überleben der Schwester, natürlich mit der Angst vor einer bleibenden Behinderung. Ihren eigenen Zustand beschreibt die junge Frau als emotionalen Schock, wobei sie zur Zeit gar nicht in der Lage sei, Gefühle auszudrücken oder wahrzunehmen. Während der Vernehmung durch die Polizei wurde ihr auch mitgeteilt, daß im Todesfall der Schwester eine Haftstrafe für sie nicht auszuschließen ist. In den Sitzungen beschäftigt sie sich unter anderem besonders mit ihren Schuldgefühlen, der außergewöhnlich starken emotionalen Verbindung zu bzw. Abhängigkeit von ihrer Mutter und den eigenen Suizidgedanken, die nicht erst in der aktuellen Situation sondern schon seit Jahren immer wieder auftauchen. Als die Schwester nach 14tägigem Aufenthalt auf der Intensivstation schließlich stirbt, wird ihr dies, als sie sich gerade zu einem Besuch einfindet, mitgeteilt. In Anwesenheit ihrer Eltern kommt es dann plötzlich in dem für Besprechungen reservierten Raum zu einem Zusammenbruch. Unmittelbar vor dem Zusammenbruch teilt der Vater ihr mit, daß eine Obduktion der Schwester von den Ärzten unbedingt gewünscht werde und versucht in betont sachlicher Weise das Thema auf die bevorstehende Beerdigung zu lenken! Ohne besondere vorherige Ankündigung sinkt sie daraufhin zu Boden. Die Eltern sind zu diesem Zeitpunkt mit der Tochter alleine und holen vorerst keine Hilfe. Die Tochter reagiert nicht auf den Versuch der Eltern, mit ihr in Kontakt zu treten, und beginnt plötzlich, die Hände und Füße zu verkrampfen (Hyperventilationstetanie). Daraufhin holt die Mutter sofort Hilfe. Die zuerst eintreffende Krankenschwester findet die Tochter am Boden liegend, mit rötlich gefärbten Wangen und geschlossenen Augen, und führt sogleich eine Blutdruckmessung und Pulszählung durch. Sie stellt fest, daß alle Werte im Normbereich sind. Kurze Zeit später findet sich auch ein Arzt ein. Die Patientin ist nicht tief bewußtlos, sie reagiert auf Schmerz, kann oder will aber die Augen nicht öffnen und zeigt bei genauer Beobachtung durchaus Reaktionen auf die Umgebung. Über die „Gefahrlosigkeit" des Zustandes sind sich alle Beteiligten sicher. Die Patientin wird auf ein Sofa gelegt, mit ihren Eltern wieder alleine gelassen und der auf der Station beschäftigte Psychotherapeut verständigt. Dieser bittet die Eltern, ihn mit der ihm bereits vertrauten Patientin alleine zu lassen. Er versucht, auf sie beruhigend einzuwirken, wobei er ihr sein Verständnis für die momentane Situation mitteilt. Von Bedeutung für den weiteren Verlauf ist auch das Aussprechen seiner eigenen Gefühle in dieser Situation. Die Patientin beginnt daraufhin zu sprechen und weint einige Zeit lang. Der Therapeut legt zeitweise seine Hand unterstützend auf den Rücken der Patientin, fordert sie auf, ruhig und langsam durchzuatmen und gibt ihr reichlich Taschentücher. Unvermittelt steht sie plötzlich auf und erklärt, daß sie jetzt eigentlich wünsche, in Ruhe gelassen zu werden, vor allem möchte sie ihre Eltern nicht sehen. Vom Therapeuten genauer befragt, wo sie jetzt sein möchte, meint sie, in ihrer Garconniere, vielleicht könne sie es auch bei ihrem Freund aushalten. Sie schließt eine suizidale Handlung ausdrücklich aus und vereinbart mit dem Therapeuten, zu ihrem Freund zu fahren. Inzwischen spricht der Therapeut mit den Eltern und bittet diese, die Reaktion der Tochter zu respektieren. Die Mutter, deren einziger Halt ihre Tochter ist, reagiert sehr enttäuscht über den Wunsch der Tochter, alleine sein zu wollen, und erwähnt, daß sie nicht sicher sei, ob sie sich nicht selbst etwas antun werde, da sie von ihrem Mann seit vielen Jahren und besonders jetzt nur Aggression und Ablehnung spüre. Ein nun hinzugezogener Psychiater verordnet der Mutter ein Antidepressivum in Kombination mit einem Tranquilyzer. Die Tochter, die sich gerade auf den Weg machen will, um zu ihrem Freund zu fahren, hatte in Anwesenheit des Therapeuten einen nochmaligen Hyperventilationsanfall mit kurzer Bewußtlosigkeit. Sie nimmt danach das Angebot an, ein Medikament zu nehmen, will aber auf keinen Fall stationär aufgenommen werden. Da ihr Freund sie nicht abholen kann, entschließt sich der Therapeut, (ausnahmsweise!) die Patientin selbst mit dem Auto zu ihrem Freund zu bringen. In den folgenden Tagen finden noch regelmäßig Gespräche statt, die Patientin beginnt zwei Monate nach dem Ereignis mit einer Psychotherapie, um ihre Problematik mit den Eltern und dem Unfall aufzuarbeiten. Die Eltern sind nicht bereit, an ihrer schweren Beziehungsstörung therapeutisch zu arbeiten, die Mutter nimmt allerdings noch längere Zeit die antidepressiven Medikamente.

6.4.2 Die akute Trauerreaktion

Sonderfall der reaktiven Depression nach schwerwiegendem Trennungserlebnis, vorrangig Verlust einer nahestehenden Person

Synonyma: Akute Verlustreaktion, einfache Trauer
Engl.: Uncomplicated bereavement

Leitsymptome

❏ Depressive, ängstliche, verzweifelte Stimmung
❏ Antriebshemmung
❏ Innere Leere

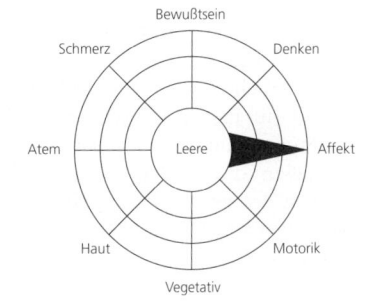

- ❏ Somatische Beschwerden wahrscheinlich (Appetitlosigkeit, Schlafstörungen, Obstipation, Durchfälle, Atembeschwerden)
- ❏ Sozialer Rückzug
- ❏ Eventuell Vollbild einer endogenen Depression

Maßnahmen

→ Möglichkeit geben, über die erlebten Gefühle zu sprechen
→ Verständnis und Akzeptanz signalisieren
→ „Halten" des Betroffenen
→ Soziales Netz aktivieren (nahestehende Personen informieren und als Unterstützung herbeiholen)
→ Nötigenfalls ärztliche Hilfe veranlassen
→ Eventuell sparsame Medikation (veranlassen)
→ Suizidalität abklären

Hintergrundwissen

Die Trauer- oder Verlustreaktion kann als Antwort auf verschiedenste Verlusterlebnisse entstehen. So sind als Ursachen neben Todesfällen von Familienmitgliedern und sonstigen engen Bezugspersonen auch Trennungen, schwere berufliche Enttäuschungen und Entwurzelungserlebnisse häufig.

Die Reaktionen eines Menschen auf ein Verlusterlebnis sind natürlich abhängig von der jeweiligen Persönlichkeitsstruktur, seinen aktuellen Lebensumständen, aber auch vom kulturellen Hintergrund. Bei der Therapie von Trauerreaktionen sind das wichtige Beurteilungsfaktoren für Diagnose und Prognose.

Trauerreaktionen sind immer ein mehrphasiger Prozeß. Die Initialphase, die für gewöhnlich die ersten Stunden bis Tage nach dem Verlusterlebnis andauert, ist häufig durch deutliche Schockphänomene gekennzeichnet. Viele Menschen sind gerade in dieser Phase „Notfallpatienten", wenn sie z.B. als Familienangehörige von Unfallopfern oder Intensivpatienten direkt mit einem Todesfall konfrontiert sind und professionelle Helfer bereits zur Stelle sind.

Der kurzfristigen Reaktion folgt mittelfristig in den ersten Wochen bis Monaten ein Prozeß der Realisation des Verlustes, bei dem sich depressive Symptome wie Schlafstörungen, Appetitlosigkeit, Interessensverlust zu Gefühlen der Trauer, Wut, Schuld und Hoffnungslosigkeit hinzugesellen. In dieser Phase suchen Betroffene häufig manchmal von sich aus Hilfe, weil die depressiven Gefühle übermächtig werden und die Patienten in ihrem sozialen Rückzug auch nicht mehr genug Stützung erfahren und häufig suizidal sind.

Bei einer „normalen" Trauerreaktion erfolgt in der dritten Phase, die etwa die Zeit bis zum Ende des ersten Jahres nach dem Verlust bezeichnet, eine Reorganisation auf psychischer und sozialer Ebene. Dieser zeitliche Rahmen kann jedoch je nach Schwere des erlittenen Traumas und nach psychischer Belastbarkeit des Patienten erheblich variieren.

Im Falle einer pathologischen, d.h. einer ungelösten Trauer- oder Verlustreaktion können über einen langen Zeitraum (mehrere Jahre) hinweg schwere depressive, suizidale oder psychotische Zustandsbilder auftreten.

6.4.3 Die Kurzschlußhandlung

Nach überwältigendem persönlichen Erlebnis explosionsartig einsetzende Affektentladung

Synonym: Reaktiver Erregungszustand
Engl.: *Intermittent explosive disorder*

Leitsymptome

- Psychomotorische Erregung oder Hemmung
- Hohe innere Spannung
- Heftige Affekte (Angst, Wut, Verzweiflung)
- Impulshaftes Verhalten, heftige Entladung
- Ziellose Hypermotorik (Umsichschlagen, dranghaftes Fortlaufen, aggressiver Bewegungsdrang – „Amoklauf")
- Bewußtseinseinengung (keine bewußte Planung möglich)
- Anschließende Amnesie

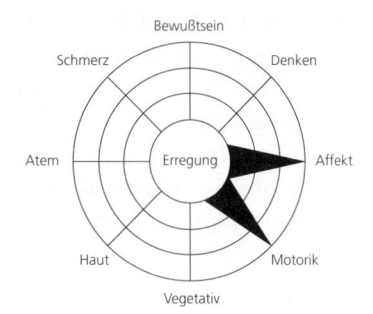

Maßnahmen

→ Festhalten, Fixierung
→ Hilfe holen (Rettung, Notarzt, gegebenenfalls Polizei)
→ Für die Sicherheit (auch unbeteiligter) Dritter sorgen
→ Für eigene Sicherheit sorgen
→ Suizidalität einberechnen und für Schutz sorgen
→ Ärztliche Hilfe holen (medikamentöse Behandlung nötig!)

Hintergrundwissen

Auslöser für Kurzschlußreaktionen sind immer heftige affektive Erregungen, die zeitlich zu einem Erlebnis des Patienten in direktem Zusammenhang stehen, für einen Außenstehenden aber in ihrer Schwere und Bedeutung nicht unbedingt verstehbar sind. Daher ist die Voraussehbarkeit so schwer und, wenn überhaupt, nur bei sehr genauer, intensiver Kenntnis der inneren Realität des Patienten möglich. Heftigste Angst-, Enttäuschungs- oder Wutgefühle führen in unmittelbarer Folge zu reflexhaften Reaktionen, sodaß meist für Nothelfer kaum Bewegungsspielraum übrig bleibt und die vorrangigste Aufgabe der Schutz dritter Personen ist.

Hochdestruktive Handlungen wie Brandstiftung, Kindesweglegung unmittelbar nach der (heimlichen) Geburt, Kindestötung und der sogenannte „erweiterte Suizid" können (aber müssen nicht) im Rahmen einer Kurzschlußhandlung erfolgen.

6.4.4 Dissoziative Störungen

Plötzliche Änderung der normalen Funktionen von Bewußtsein, Identität oder des motorischen Verhaltens. Zeitlich begrenzt, immer reaktiv, meist vollständige Wiederherstellung möglich (außer im Fall der Störung: Multiple Persönlichkeit).

Nicht alle dissoziativen Zustände beeindrucken auch als Notfälle, in denen Erste Hilfe-Maßnahmen notwendig erscheinen. Alle dissoziativen Störungen sind jedoch – nicht nur auf Grund der aktuell auftretenden schwer behindernden Symptomatik, sondern vor allem wegen der zugrundeliegenden massiven seelischen (oft gleichzeitig körperlichen) Traumata dringendst psychotherapiebedürftig.

Zu den dissoziativen Störungen gezählt werden:

1. Das Depersonalisationssyndrom
2. Die räumliche Dissoziation
3. Psychogene Amnesie
4. Körperliche Dissoziationen
5. Die Multiple Persönlichkeit (hier nicht weiter ausgeführt)

Synonyma: Hysterische Neurose, dissoziativer Typ
Engl.: Dissociative disorder, hysterical neurosis, dissociative type

Leitsymptome (der Depersonalisation)

- Selbstwahrnehmung (eigene Realität) verändert oder verloren, sensorische Störungen
- Gefühl, eigene Handlungen (auch Sprache) nicht zu beherrschen
- Gefühl der Unwirklichkeit („wie im Traum")
- Derealisation (Umwelt, Gegenstände verändert)
- Störung des Zeitempfindens (z.B. „wie in Zeitlupe")

zusätzlich häufig:

- Diffuse Angst, Angst verrückt zu sein/werden
- Depressive Empfindungen, Suizidgedanken
- Zwangsgedanken
- Schwindel

Verlauf

Die Depersonalisation setzt für gewöhnlich plötzlich ein und geht nur allmählich zurück. Das Depersonalisationssyndrom, also das Auftreten von einer oder mehreren Episoden von Depersonalisationen, verläuft eher chronisch mit immer wieder auftretenden Rückfällen.

Auslöser

↗ Schwere Traumen wie Katastrophen, Krieg, Unfälle
↗ Aber auch nach Intoxikationen, Hypnose, schweren körperlichen Schmerzen

Maßnahmen

→ Empathie für subjektives Erleben des Patienten und sichere, fürsorgliche Atmosphäre schaffen
→ Entängstigen, Beruhigen
→ Vorsichtige, gemeinsame Realitätsüberprüfung
→ Information über Zustand
→ Versichern, daß die Störung zurückgehen wird
→ Versichern, daß der Patient nicht verrückt ist/wird
→ Notwendigkeit von Psychotherapie unterstreichen
→ Medizinisch abklären – differentialdiagnostisch abgrenzen

Leitsymptome (der räumlichen Dissoziationen)

- Psychogenes Weglaufen, auch Schlafwandeln
- Plötzliches, unerwartetes Weggehen aus gewohnter Umgebung bei gleichzeitiger Annahme einer neuen Identität
- Unfähigkeit, die eigene Identität zu erinnern
- Neue Identität häufig hemmungsloser als die ursprüngliche
- Zielgerichtet
- Kurze Dauer
- Nachher keine Erinnerung an die dissoziative Phase

Selten:
- Verwirrtheit
- Desorientiertheit
- Gewalttätigkeiten

Auslöser

↗ Schwere psychosoziale Belastung wie Krieg, Gewalterleben, (Natur-)Katastrophe
↗ Massives persönliches Verlusterlebnis

Verlauf

Plötzliches Auftreten, meist kurze Dauer (Stunden bis Tage), schnelle und völlige Wiederherstellung, Rückfälle sind selten. Nur äußerst selten dauert psychogenes Weglaufen länger, etwa Monate, und umfaßt komplexere, zielgerichtete Reisen.

Maßnahmen

→ Weggelaufenen Patienten suchen, vor allem, wenn Gewalttätigkeiten zu befürchten sind, um ihn vor den negativen sozialen Folgen zu schützen (vor allem bei Kindern und Jugendlichen wichtig!)

Psychoreaktive Zustände

- → Nach Wiederherstellung über Zustand der Dissoziation informieren
- → Psychotherapeutische Aufarbeitung des zugrundeliegenden Traumas dringend empfehlen
- → Schlafwandelnde Kinder oder Erwachsene grundsätzlich nicht wecken, sondern begleiten und für Sicherheit sorgen
- → Medizinisch abklären – differentialdiagnostisch abgrenzen

Leitsymptome (der psychogenen Amnesie)

- ❏ Bewußtseinsveränderung
- ❏ Erinnerungsstörung:
    - – Alle Ereignisse eines bestimmten Zeitraumes werden vergessen (lokalisiert)
    - – Einige Ereignisse eines bestimmten Zeitraumes werden vergessen (selektiv)
    - – Alle Ereignisse des ganzen Lebens werden vergessen (generalisiert)
    - – Ereignisse seit einem bestimmten Zeitpunkt bis in die Gegenwart werden vergessen

Außerdem manchmal:
- → Verwirrtheit
- → Desorientiertheit
- → Zielloses Umherlaufen

Verlauf

Plötzlich einsetzend, plötzlich beendet. Vollständige Wiederherstellung.

Auslöser

- ↗ Schwer traumatisierende Erlebnisse (Gewalt, Katastrophen, Todesgefahr) sowie
- ↗ subjektiv unerträgliche Lebenssituation, oft im Zusammenhang mit Verlust einer wichtigen Bezugsperson

Maßnahmen

Da schnelle Wiederherstellung wahrscheinlich:
- → Abwarten, währenddessen für geschützte Atmosphäre sorgen
- → Verständnis für zugrundeliegende Belastung zeigen
- → Versichern, daß Patient nicht alleine gelassen wird
- → Beruhigen
- → Versichern, daß die Störung behebbar ist (wenn Bewußtheit über Störung)
- → Nach Wiederherstellung: psychotherapeutische Aufarbeitung der zugrundeliegenden Situation weiterführen / in Angriff nehmen

Leitsymptome (der körperlichen Dissoziationen)

- Lähmung (vollständig oder teilweise)
- Langsame Bewegungen
- Mangelnde Koordination (Ataxie); bizzarer Gang, Gehstörung; Unfähigkeit, stehen zu können (Astasie)
- Zittern oder Schütteln (des Körpers oder der Gliedmaßen)
- Stimmlosigkeit

- Empfindungslosigkeit der Haut
- Visuelle Störungen wie Verlust der Sehschärfe und Verschwommensehen
- Taubheit

- Hinstürzen
- Tonisch-klonische Bewegungen
  (Meist) kein Zungenbiß, (meist) keine schweren Verletzungen beim Sturz, (meist) keine Harn- und Stuhlinkontinenz
- Stupor- oder tranceähnlicher Zustand statt Bewußtseinsverlust
- Fehlen oder Verlust willkürlicher Bewegungen
- Reaktionslosigkeit
- Sprachlosigkeit

Verlauf

Plötzliches Einsetzen, aber auch langsame Entwicklung möglich. Eher chronisch! Rezidive häufig.

Auslöser

- ↗ Akut belastende Lebenssituation
- ↗ Traumatische Erfahrungen
- ↗ Massive Beziehungsprobleme

Maßnahmen

- → Umgang unter der Annahme, daß es sich um eine körperliche Störung handelt (siehe jeweilige Störung)
- → Patienten in seiner Symptomatik ernst nehmen
- → Zugrundeliegende Belastung bzw. seelischen Konflikt einbeziehen
- → Unbedingt medizinisch abklären
- → Sensibilität für im Zusammenhang stehende psychische Konflikte fördern
- → Psychotherapeutische Behandlung empfehlen

Hintergrundwissen

Die dissoziativen Störungen 1 bis 4 können durchaus als Notfall auftreten, vor allem dort, wo Patienten die Störung als psychisch existentiell bedrohlich erleben oder sie von Außenstehenden (Psychotherapeut, Angehörige) als Ausdruck eines – möglicherweise nicht bewußten – existentiellen Bedrohtseins verstanden werden müssen.

Es wurden hier nur solche dissoziative Störungen näher beschrieben, bei denen Notfallmaßnahmen nützlich und möglich sind. Aus diesem Grunde wurde darauf verzichtet, die äußerst seltene Störung Multiple Persönlichkeit mit Leitsymptomen und Maßnahmen anzuführen; sie erfordert wegen des chronischen Verlaufes, der Schwere und Komplexität der Störung – teilweise mit psychotischen Episoden einhergehend – jahrelange intensivste psychotherapeutische Behandlung.

Die dissoziativen Störungen (oder Konversionsstörungen) wurden früher als Formen der Hysterie eingeordnet. Sie sind psychogen, das heißt der Zusammenhang zwischen schwerer psychosozialer Belastung, auch unerträglicher Beziehungssituation und Störung ist evident, wenngleich er vom Patienten selbst häufig nicht gesehen werden kann oder will. Dissoziative Zustände setzen für gewöhnlich plötzlich ein und enden auch abrupt, chronische Verlaufsformen sind eher selten; sie sind bekannt z.B. bei körperlichen Dissoziationen wie den Lähmungen und natürlich bei der Multiplen Persönlichkeit.

Die Diagnosestellung ist im allgemeinen nicht einfach und erfordert immer genaueste medizinische Abklärung und den Ausschluß körperlicher Erkrankungen, die die Symptome erklären könnten.

Häufig beobachtbar sind dissoziative Störungen als Folge, manchmal auch Spätfolge schwerer Mißhandlung oder sexuellen Mißbrauches von Kindern und Jugendlichen, aber auch bei sexuell mißhandelten oder vergewaltigten Frauen sowie bei Gewaltopfern (auch geistiger Gewalt, z.B. Sektenopfer) treten als Akut- oder Langzeitfolgen Dissoziationen auf. Die Störung hat somit für den Patienten eine Funktion als Selbstschutzmechanismus; sie stellt den Versuch dar, die extreme Bedrohung der körperlich-seelischen Integrität durch „Aufspaltung" zu bewältigen.

Gerade in Therapiesitzungen können Patienten durch therapeutische Techniken (z.B. Hypnose, Entspannung) oder das Wiedererinnern traumatischer lebensgeschichtlicher Ereignisse in Situationen kommen, in denen die Angst so groß wird, daß (wieder) auf den Mechanismus der Aufspaltung zurückgegriffen wird.

Alle Störungen müssen im akuten Notfall so behandelt werden, als seien sie körperlicher Genese – auch wenn der Psychotherapeut bereits den Verdacht psychogen hat –, weil für eine eindeutige Diagnose immer organische Bedingtheit erst ausgeschlossen werden muß. Für alle dissoziativen Störungen gibt es etliche wichtige Differentialdiagnosen, einige seien hier angeführt:

Auch im Rahmen organisch bedingter Psychosen kommt *Weglaufen* vor, ist jedoch nicht so zielgerichtet und komplex und sozial unauffällig, sondern eher Umherlaufen oder gar -irren.

Ebenso ist bei Temporallappenepilepsie zwar Weglaufen oder Reisen möglich, aber auch hier weniger komplex und ohne Annahme einer neuen Identität.

Die *psychogene Amnesie* ist abzugrenzen gegenüber organisch bedingten psychischen Störungen einmal durch das Fehlen der auslösenden schweren psychosozialen Belastung, weiters durch die bei organischer Erkrankung nur langsame und unvollständige Wiederherstellung des Gedächtnisses im Gegensatz zur abrupten und vollständigen der dissoziativen Störung. Ebenso gibt es bei substanzinduzierter Intoxikation keine vollständige Wiederherstellung der Erinnerung. Alkoholbedingte Amnesien betreffen das Kurzzeitgedächtnis, nicht das unmittelbare wie bei psychogener Amnesie, außerdem gibt es im Zusammenhang mit Alkohol den abgeflachten Affekt und die Konfabulation. Die Abgrenzung zur Epilepsie kann durch andere Charakteristika der epileptischen Erkrankung erfolgen.

Frühe Stadien progressiver neurologischer Störungen wie der Multiplen Sklerose können ein ähnliches Bild bieten wie die *dissoziativen Bewegungsstörungen*, ebenso können bei Schizophrenie und schwerer Depression einzelne dissoziative Symptome vorhanden sein. *Krampfanfälle* psychogener Art gehen ohne Bewußtseinsverlust ab, genauso fehlen Zungenbiß und Inkontinenz.

Depersonalisationen können im Rahmen vieler verschiedener Störungen auftreten, z.B. bei Schizophrenien, bei affektiven Psychosen, bei Intoxikationen und Entzug, bei Angstsyndrom,

Epilepsie und Persönlichkeitsstörungen. Vom dissoziativen Depersonalisationssyndrom kann jedoch nur gesprochen werden, wenn das Auftreten in unmittelbarem Zusammenhang zu einem psychosozialen Trauma steht und nicht Folge einer körperlichen Erkrankung ist.

6.5 Gewaltopfer

In Punkt 6.4 Psychoreaktive Zustände sind zum Teil bereits die psychischen Folgesymptome der Opfer von Gewalttaten beschrieben. Da der Personenkreis, der vom hier beschriebenen Syndrom betroffen ist, ein sehr weiter ist – trauernde Angehörige, Überlebende von Katastrophen, mißbrauchte Kinder, Vergewaltigungsopfer, mißhandelte Personen, Rettungspersonal ... können die angeführten Maßnahmen nur als grobes Raster angesehen werden.

Psychotherapeuten werden in ihrer Arbeit häufig mit den sogenannten posttraumatischen Folgen von Gewalt zu tun haben, Organneurosen etwa, psychischen Symptomen wie Zwangsgedanken und Schuldgefühlen, autoaggressivem Verhalten und verschiedensten vegetativen Symptomen.

Notarzt, Krankenhaus- und Rettungspersonal werden in Fällen schwerer Gewalteinwirkung das Augenmerk auf körperliche Traumen und medizinische Hilfestellung lenken.

In vielen akuten Notfällen, bei denen es um Gewalteinwirkung geht, steht allerdings eine Psychische Erste Hilfe im Vordergrund und die erlittenen emotionalen Verletzungen sind massiver als die körperlichen Schäden.

Es ist uns daher ein Anliegen, die spezielle Symptomatik der Opfer der verschiedenen Gewalterlebnisse (Vergewaltigung, Kindesmißhandlung, sexueller Mißbrauch) und vor allem auch die speziellen und doch unterschiedlichen, notwendigen Hilfsmaßnahmen differenziert anzuführen.

6.5.1 Vergewaltigungsopfer, das Vergewaltigungssyndrom

Die Vergewaltigung ist eine kriminelle Tat, deren Ziel nicht sosehr die Triebbefriedigung des Täters ist, sondern vielmehr die Ausübung sexualisierter Gewalt, Demütigung und Herabsetzung des Opfers; in annähernd 100% der Fälle ist das Opfer eine Frau.

Relativ unabhängig vom Vorhandensein bzw. dem Schweregrad körperlicher Traumen sind die unmittelbaren Reaktionen und die mittel- bis langfristigen psychischen Folgen.

Ähnlich wie bei anderen Gewaltopfern gibt es hier einen Erlebens- und Verarbeitungsablauf in unterschiedlichen Phasen.

Unter dem Vergewaltigungssyndrom sind die seelischen Reaktionen bei Opfern von Vergewaltigung zu verstehen.
1. Unmittelbare Reaktion (während der Vergewaltigung bis Stunden nachher)
    Dann Beginn des sogenannten Vergewaltigungssyndroms:
2. Phase der Sofortreaktion (bis zu einigen Wochen nachher)
3. Langzeitreaktion (bis zu zwei Jahren)

Engl.: Rape trauma syndrome

Leitsymptome (unmittelbar)

- ❏ Substupor (motorische Aktionsunfähigkeit)
- ❏ Angst, Todesangst
- ❏ Schockzustand
- ❏ Gefühl der Erniedrigung, des Ausgeliefertseins, der Nichtkontrolle
- ❏ Somatische Symptome (z.B. Kopfschmerzen, Erschöpfung ...)
- ❏ (Eventuell) körperliche Traumen

Maßnahmen

→ Beruhigen
→ Empathisches Zuhören
→ Verständnis und Unterstützung signalisieren
→ Falls notwendig, medizinische Versorgung von Verletzungen
→ Soziales Netz der Patientin aktivieren (Freundin, Partner, Eltern als Unterstützung holen und informieren)
→ Weitere ärztliche (gynäkologische) Behandlung und Abklärung veranlassen
→ Patientin darin unterstützen, die Vergewaltigung anzuzeigen
→ Begleitung zur Polizei organisieren

Leitsymptome (des Vergewaltigungssyndroms)

Sofortreaktion

- ❏ Affektsturm (Weinen, Zittern, Schreien) oder emotionale Distanziertheit, Fassungslosigkeit
- ❏ Derealisation, Depersonalisation
- ❏ Nicht allein sein können
- ❏ Angstzustände, Panik
- ❏ Schuld- und Schamgefühle
- ❏ Depression, eventuell sogar Suizidalität
- ❏ Dissoziative Zustände
- ❏ Später aggressive Gefühle, Zorn
- ❏ Schlafstörungen

Maßnahmen

→ Emotionales Halten
→ Zuhören
→ Verständnis für alle aufkommenden Gefühle zeigen
→ Klarstellen, daß diese Gefühle normale Reaktionen auf erlebtes Trauma sind

→ Notwendigkeit einer psychotherapeutischen Aufarbeitung unterstreichen, eventuell ärztliche Betreuung (Medikamente) empfehlen
→ Ansonsten Vorgehen, wie dem jeweiligen speziellen Symptom angemessen

Erläuterung der Maßnahmen

Die Vergewaltigungsreaktion als eine Form der posttraumatischen Belastungsstörung tritt mit verschiedener Symptomatik auf. Die unmittelbare Reaktion einer betroffenen Frau stellt natürlich immer, in seiner körperlich und seelisch existentiellen Bedrohung, einen klassischen Notfall dar, auch wenn die Patientin einen gefaßten Eindruck macht.

Wenn es körperliche Verletzungen gibt, ist die medizinische Versorgung vorrangig, zugleich sollte jedoch immer die seelische Verletztheit der Patientin mitbehandelt werden, etwa auch durch besondere Rücksichtnahme bei Untersuchungen. Es erscheint durchaus notwendig, daß Vergewaltigungsopfer – falls irgendwie möglich – von weiblichem medizinischem Personal betreut werden.

Ganz besonders wichtig ist es, dem Opfer eine (weibliche) Person zur Seite zu stellen, die bei allfälligen Kontakten mit der Polizei als Stütze und Schutz anwesend ist. Wenngleich sich in den letzten Jahren sicher in breiten Kreisen eine erhöhte Sensibilität gegenüber Vergewaltigungsopfern eingestellt hat, ist doch die Gefahr der „Zweiten Viktimisierung" (durch Befragung durch Polizei oder Gericht, die das Trauma wieder aufleben läßt bzw. vorhandene Schuldgefühle nährt) nicht zu unterschätzen. Kann das Opfer nicht auf Unterstützung aus dem eigenen sozialen Umfeld zurückgreifen, empfiehlt es sich, z.B. die Hilfe des „Notrufes für vergewaltigte Frauen und Mädchen" in Anspruch zu nehmen, wo es sehr umfassende (psychisch, medizinisch, juristisch, organisatorisch) Angebote gibt.

Auf Grund der, je nach Persönlichkeitsstruktur des Opfers, Schwere des erlittenen Traumas und den persönlichen Verarbeitungsmöglichkeiten, sehr verschiedenartigen Symptome, die auch mittel- und langfristig auftreten, können Vergewaltigungsopfer in allen Stadien des Syndromes zum Notfall werden. Suizidale Handlungen im Zusammenhang mit sexueller Gewalt passieren häufig in späteren Phasen, wenn Schuldgefühle sich verfestigen. Auch dissoziative Zustände treten meist später auf und sind manchmal ein Zeichen für verzögerte Reaktionen bei Frauen, die lange Zeit ihre Gefühle stark kontrolliert haben. Gerade auch in psychotherapeutischen Sitzungen kann es während der Bearbeitung des Vergewaltigungsgeschehens zu Dissoziationen kommen, wenn Patientinnen sich nicht in der Lage fühlen, die unerträgliche Bedrohung der leib-seelischen Integrität zu ertragen. Die wichtigste Hilfestellung in diesem Fall kann ein körperliches Halten sein, das der betroffenen Frau das Gefühl vermittelt, daß sie jetzt, im Erinnern, nicht alleine und schutzlos der Gefahr gegenüber steht.

Auch langzeitlich, das meint einen Zeitraum bis zu zwei Jahren, aber doch in relativ vielen Fällen auch darüber hinaus, treten bei Vergewaltigungsopfern massive psychische und psychosomatische Beeinträchtigungen auf, die in klarem und eindeutigem Zusammenhang zum Trauma stehen. So sind häufig phobische Reaktionen, z.B. auf Dunkelheit, auf Alleinesein, auf verschiedenen Situationen im Kontakt zu Männern, zu bemerken. Depressive Symptomatiken, bei denen vor allem Selbstwertkrisen und Schuldgefühle im Vordergrund stehen, können immer wieder phasenweise auftreten. Psychosomatische Störungen verschiedenster Art, sehr häufig natürlich auch sexuelle Störungen, vom Libidoverlust bis zur Anorgasmie, gehören ebenfalls zu den bei viele Opfern zu beobachtenden Spätfolgen. In besonders schweren Fällen treten auch dissoziative Störungen auf. Bei all den aufgelisteten Symptomen, die gelegentlich auch im Sinne eines Notfalles auftreten können, müssen die Interventionen natürlich je nach speziell vorherrschender Symptomatik getroffen werden. Generell ist jedoch bei allen Langzeitreaktionen die wichtigste Maßnahme die Psychotherapie.

6.5.2 Gewalt gegen Kinder und Jugendliche

6.5.2.1 Die Kindesmißhandlung

Nicht zufällige, (un)bewußte, gewaltsame, psychische oder physische Schädigung, die zu Verletzungen/Entwicklungshemmungen oder zum Tod führt und das Wohl und die Rechte des Kindes beeinträchtigt und bedroht.

Sie umfaßt sowohl die körperliche Mißhandlung bzw. Vernachlässigung, als auch die emotionale Mißhandlung oder Vernachlässigung.

Synonyma: Nicht zufällige Verletzung des Kindes, Ablehnung und Vernachlässigung des Kindes
Engl.: Child neglect and abuse, battered child, battered child syndrom, non-accidental injury

Allgemeine Verdachtzeichen

- Bizarre und oft unstimmige Antworten sowohl von Eltern als auch von Kindern auf die Fragen des Psychotherapeuten /Arztes/Pflegepersonals
- Darstellung im Widerspruch zum körperlichen und/oder seelischen Befund
- Ungewöhnliche Ereignisse und ungeklärte therapieresistente Symptome
- Verletzungen vor dem Stehen- oder Gehenlernen
- Unerklärlich rasche Zustandsbesserung nach Aufnahme im Krankenhaus

Spezielle körperliche Ausdrucksformen

- Allgemeine Zeichen:
  - Zahlreiche Verletzungen in verschiedenen Abheilungsphasen
  - Verschiedene Verletzungen (Frakturen, Blutergüsse, Verbrennungen …) an den unterschiedlichsten Körperstellen (aber besonders oft zentral)
  - Schlechter Ernährungszustand, körperliche Verwahrlosung, starke Unterkühlung
  - Störungen mit möglicher psychosomatischer Genese (Kopfschmerzen, Bauchschmerzen, Schwindel)

- ❑ Veränderungen an der Haut: Hautrötungen, Gewebsschwellungen, Blutergüsse, Narben, Striemen, Kratz- und Bißwunden, Verbrennungen, Brandnarben von Zigaretten, Verbrühungen
- ❑ Frakturen: Im Bereich des Schädels, der Extremitäten, Rippen; insbesonders vor dem Stehen- oder Gehenlernen, aber auch im Kleinkindalter
- ❑ Akute Bauchschmerzen (Leber-, Milz-, Darm- und Blasenruptur, Blutungen im Bauchraum)
- ❑ Bewußtseinsstörungen (z.B. Hirnblutung nach Schütteltrauma)

Psychische Ausdrucksformen

- ❑ Verhaltensauffälligkeiten beim Kind:
  - Sehr ängstlich (ängstlich lauernder Blick), Angst vor (heißem) Wasser, kontaktscheu, resignierende Apathie, „eingefrorene Aufmerksamkeit", vermindertes Spiel- und Bewegungsbedürfnis
  - Auffallend distanzloses Verhalten, geht sofort mit Fremden mit, stellt gerne Körperkontakt her, unangemessen starkes Lächeln gegenüber Fremden, klammert sich an
  - Kind ist unruhig und sehr stimmungslabil
  - Kind ist besonders aggressiv

- ❑ Verhaltensauffälligkeiten in der Eltern-Kind-Interaktion:
  - Eltern vermeiden Blick- und vor allem Körperkontakt mit dem Kind
  - Eltern übergehen deutliche Signale des Kindes, Fütterungsprobleme, Umgang mit dem Kind ist ärgerlich, angespannt und vorwurfsvoll
  - Indirekte Ablehnung des Kindes den Eltern gegenüber (wenig freudvolle Begrüßung oder bei stationärem Aufenthalt auch die Mitteilung, daß es gerne hier beiben möchte)
  - Auffallend naher Körperkontakt des einen Elternteiles (z.B. Vater) mit dem Kind, bei gleichzeitig sehr distanziertem Verhältnis des anderen Elternteiles (z.B. Mutter)

- ❑ Auffälligkeiten in der Eltern-Helfer-Interaktion
  - Langes Warten, bis (ärztliche) Hilfe in Anspruch genommen wird
  - Wiederholtes und unbegründetes Vorstellen des Kindes bei immer neuen Ärzten (Helfern) oder Institutionen
  - Aggressiver Umgang der Eltern mit Helfern, wenig Kooperationsbereitschaft und häufig vorwurfsvolle oder unangemessen kritische Haltung gegenüber notwendigen medizinischen Interventionen
  - Eltern kommen häufig in der Nacht
  - Eltern erwecken den Eindruck von übertriebener Sorge (schlechtes Gewissen)
  - Gegenübertragungsreaktion: „ungutes" Gefühl

Maßnahmen

Kurzfristig

→ Körperliche Erste Hilfe, Psychische Erste Hilfe
→ Das Kind nicht alleine lassen, ihm das Gefühl geben, es zu schützen und ihm zu glauben
→ Auch bei geringstgradigen Verletzungen großzügige Indikation für die Durchführung einer ärztlichen Abklärung gegebenenfalls Notarzt und stationäre Aufnahme
→ Genaue Erhebung des Unfallherganges; wenn nicht beide Elternteile beim Erstkontakt anwesend sind, dann mit jedem getrennt. Genaue psychosoziale Anamnese erstellen
→ In aller Offenheit das Gespräch suchen und eine bestehende subjektive Belastung der Eltern differenziert ermitteln
→ Offene und ehrliche Haltung, und über die geplanten Maßnahmen informieren
→ Verständigung der Kinderschutzgruppe, eines psychosozialen Teams oder eines anderen Expertenteams – falls vorhanden
→ Medizinische Diagnostik bestehender und eventueller früherer Mißhandlungsfolgen veranlassen sowie Anlegen einer photographischen Dokumentation. Körperliche Untersuchung, falls möglich, im Beisein einer Vertrauensperson des Kindes

Mittelfristig

→ Genügend Zeit für eine Abklärung schaffen, nötigenfalls auch unter Betonung einer medizinischen Notwendigkeit
→ Erweiterte diagnostische Abklärung des Kindes, Diagnostik der Eltern und der Interaktionen von Eltern und Kind
→ Kontaktaufnahme mit Jugendamt, Schule, Kindergarten falls für Diagnostik und Therapieplanung notwendig
→ Psychotherapeutisches Begleiten des Kindes nach den Regeln der Krisenintervention. Auch die Ressourcen des Kindes erkunden
→ Gespräche mit den Eltern und angemessene Konfrontation mit dem wahrgenommenen Verdacht einer Kindesmißhandlung. Weg vom medizinischen Problem, hin zum Beziehungsproblem und zum Verhalten
→ Gleichzeitig großzügiges Angebot für das Erarbeiten von gemeinsamen Lösungsmöglichkeiten
→ Klarstellung der ethischen und gesetzlichen Norm (z.B. „Schlagen ist nicht in Ordnung"), trotzdem keine Verurteilung und Abwertung des Täters durch den Therapeuten
→ Schwerpunkt der Interventionen liegt immer auf einem Hilfsangebot und längerfristig auf Kontrolle, nur selten sollte er auf der Strafe liegen

Erläuterung der Maßnahmen

Durch die stationäre Abklärung wird eine der Säulen einer Krisenintervention im Falle einer Kindesmißhandlung möglich, nämlich das Kind zumindest für kurze Zeit von der Krisenfamilie zu trennen (Aufnahme = Schutz für das Kind). Die zweite Chance, die sich durch eine Aufnahme ergibt, ist, daß sowohl die Persönlichkeit des Kindes als auch sein psychosoziales Umfeld unter Umständen erstmals von Unbeteiligten wahrgenommen werden (Aufnahme = Abklärung). Was während eines stationären Aufenthaltes an Maßnahmen nicht durchgeführt werden kann, läßt sich in der Regel ambulant kaum mehr erreichen.

Bei der genauen Erhebung des „Unfallherganges" lassen sich meist schon die ersten versteckten Hinweise für eine Mißhandlung finden. Die getrennte Anamneseerhebung mit beiden Eltern hat den Vorteil, daß sich Widersprüche besser herausarbeiten lassen. Schon die erste Anamnese sollte immer auch psychosoziale Daten (Herkunft der Familie, kulturelle Identität, Anzahl der Kinder, Familienstand der Eltern, berufliche und wirtschaftliche Situation ect.) enthalten.

Für eine solide Diagnostik und für die Umsetzung von Maßnahmen ist es notwendig, ausreichend Zeit zu schaffen. Bei mangelnder Kooperation der Eltern kann es daher hilfreich sein, als „Einstieg" die Betonung auf die Notwendigkeit von medizinischen Maßnahmen zu legen. Besteht der begründete Verdacht, daß das Kind akut gefährdet ist und die Erziehungsberechtigten den notwendigen medizinisch – diagnostischen Maßnahmen nicht zustimmen, so muß die Vormundschaftsbehörde (Jugendamt) eingeschaltet werden, um eine Entlassung des Kindes aus dem Krankenhaus (Gefahr in Verzugmeldung nach § 176 ABGB) kurzfristig zu verhindern. Ist die Behörde nicht erreichbar, etwa an Wochenenden, kann der Arzt bei Vorliegen von „Gefahr in Verzug" auch gegen den Willen der Erziehungsberechtigten eine Behandlung veranlassen, da er nach einhelliger Auffassung in diesem Falle rechtmäßig handelt. Dieser Standpunkt wird nicht nur durch die Judikatur, sondern auch durch § 8 Abs. 3 des Krankenanstaltengesetzes gerechtfertigt. Dort heißt es: „... die Zustimmung zu besonderen Heilbehandlungen einschließlich operativer Eingriffe ist nicht erforderlich, wenn die Behandlung so dringend notwendig ist, daß der mit der Einholung der Zustimmung des gesetzlichen Vertreters verbundene Aufschub das Leben gefährden würde oder mit der Gefahr einer schweren Schädigung der Gesundheit verbunden wäre".

Ziel des Klinikaufenthaltes ist immer, dem Kind Sicherheit zu bieten, eine umfassende Diagnostik im medizinischen, psychologischen und sozialen Bereich zu erstellen und darüberhinaus eine Entlastung in einer Krisensituation zu ermöglichen.

Zu Beginn der Diagnostik steht die Frage, ob das Kind mißhandlungsspezifische körperliche Symptome aufweist. Sind diese vorhanden, so ist die Diagnose Kindesmißhandlung so gut wie gesichert. Die körperliche Untersuchung sollte abgesehen vom Symptom, das zur Aufnahme des Kindes geführt hat, klären, ob Hautverletzungen, Hämatome, ein stumpfes Bauchtrauma (insbesonders Ultraschall und eventuell Labordiagnostik), Frakturen verschiedenen Alters (Skelettszintigraphie – für lange zurückliegende Frakturen), neurologische Auffälligkeiten, Verschmutzung, Verletzungen im Anogenitalbereich, sexuell übertragbare Krankheiten und bei Säuglingen eventuell auch ein subdurales Hämatom (Computertomographie des Schädels bei Verdacht auf Schütteltrauma) vorhanden sind.

Es ist unerläßlich, die auf eine Kindesmißhandlung hinweisenden Symptome so rasch als möglich zu dokumentieren, da diese oft nur während weniger Stunden vorhanden sind oder der Zugriff auf das Kind später nicht mehr möglich ist.

Unspezifische Symptome werden erfahrungsgemäß etwa 10mal häufiger wahrgenommen als die spezifischen Mißhandlungszeichen. Beim Vorliegen von unspezifischen Hinweisen muß eine weiterführende Diagnostik angeschlossen werden.

Die erweiterte Diagnosik beinhaltet die Frage nach eventuellen Gedeihstörungen, nach bereits früher stattgefundenen Mißhandlungen und die Prüfung, ob Verhaltensauffälligkeiten (siehe Leitsymptome) zur Beobachtung gelangen. Besonderes Augenmerk ist auf die Entwicklung von spezifischen Interaktionsmustern (siehe Leitsymptome) zu legen. Die Psychodiagnostik ermöglicht mit Hilfe von projektiven Tests, Puppentheater oder Malen einen meist sehr unverfälschten Eindruck über das Ausmaß und die Dynamik der seelischen Mißhandlung bzw Vernachlässigung. Für die Diagnostik kann die Außenanamnese sehr wertvoll sein. Dazu ist es notwenig, mit dem betreffenden Kinderarzt/Hausarzt, dem Kindergarten oder Schule und dem Jugendamt Kontakt herzustellen. Die Zustimmung der Eltern für derartige Gespräche ist zwar günstig, sie können aber auch ohne Zustimmung aufgenommen werden, wenn die akute Gefährdung des Kindes angenommen werden muß. Die Diagnostik der Eltern sollte neben der Beurteilung ihres Verhaltens auch eine nochmalige genaue Anamnese miteinschließen. Dabei sind die Fragen nach eventuellem Suchtverhalten (Alkohol, Zigaretten, Medikamente), nach chronischen Krankheiten, bestehenden akuten Belastungsfaktoren, dem Umgang mit Streßsituationen (coping), der Partnersituation und nach Schlafstörungen von Bedeutung. Wichtig ist ferner auch die Frage, ob die Schwangerschaft(en) gewollt war(en). Zur Eltern-Kind-Interaktionsdiagnostik gehört die Klärung, inwieweit Probleme im Umgang mit dem Kind (Schlaf, Essen, Hypermotorik, Aggressivität) bestehen. Sehr wichtig sind auch die Fragen, wie und auch wo! das Kind schläft, ob es Verzögerungen in der motorischen, sprachlichen oder Sauberkeitsentwicklung gibt, wie oft das Kind krank war bzw. wie oft es bereits im Krankenhaus war, und welche Trennungen das Kind bereits erlebte.

Die Auffälligkeiten auf der Eltern-Helfer-Interaktion und der Eltern-Kind-Interaktion sollten unbedingt angesprochen werden, da dies die Möglichkeit bietet, einen Wechsel von der rein medizinisch-diagnostischen Ebene auf die viel wichtigere Beziehungsebene herzustellen. Das meist angespannte, indirekt aggressive Klima kann auf diese Weise einem konstruktiven Gesprächskontakt weichen.

Das Kind darf niemals zu irgendwelchen Aussagen über Eltern oder Unfallgeschehen gedrängt werden. Es soll wissen, daß seine Eltern nur dann vom Inhalt des Gespräches informiert werden, wenn das mit ihm besprochen ist und daraus nicht eine Gefährdung oder Schwierigkeiten für das Kind entstehen.

Die gesetzlichen Regelungen bezüglich Anzeige- und Verschwiegenheitspflicht sind am Beginn des Buches im Abschnitt „Rechtliche Grundlagen" nachzulesen.

In der Praxis ist es so, daß eine Meldung an das Jugendamt nicht gleichbedeutend mit einer Anzeige ist. Die „Nicht-Anzeige" kann in einzelnen Fällen auch gezielt als Option für eine Mitarbeit der Erziehungsberechtigten eingesetzt werden. Man kann aber auch wegen einer Anzeige nicht der üblen Nachrede bezichtigt werden, sofern der Verdacht einer Mißhandlung begründet ist.

Grundsätzlich hat die Hilfe für die gesamte Familie, allen voran natürlich für das Opfer, aber auch für die Verursacher, immer Vorrang vor der 100%igen Klärung dessen, was vorgefallen ist.

Hintergrundwissen

Kindesmißhandlung ist wesentlich häufiger, als gemeinhin angenommen wird. Die tatsächliche Häufigkeit kann auf Grund der hohen Dunkelziffer nicht festgestellt werden. In den USA werden jährlich auf tausend Einwohner ca. vier Kindesmißhandlungen gemeldet (in den USA besteht Meldepflicht!). Die statistischen Angaben schwanken, je nachdem wie weit oder eng der Mißhandlungsbegriff gestellt wird. Auf Grund der Tatsache, daß eine „falsch-negative" Klassifikation ein sehr hohes Risiko für die betroffenen Kinder bedeutet, wird allgemein der Mißhandlungsbegriff weit gestellt und sollte also auffallende Ablehnung des Kindes und Vernachlässigung mit einschließen. Die Angaben schwanken zwischen 16%* für einen weiten und 1,5% für einen sehr eng (ausgeprägte Mißhandlung) gestellten Begriff.

Wiederholte Untersuchungen bei Eltern ergaben übereinstimmend, daß etwa 10–20% der anonym Befragten zugaben, ihre Kinder häufig, auch unter Zuhilfenahme gefährlicher Gegenstände (Gürtel, Stock ...), zu verprügeln. Die Mißhandlungsrate ist bei Säuglingen und Kleinkindern, insbesonders während der Trotzphase, wesentlich höher als bei Kinder im Schulalter. Außerdem sind Buben mehr betroffen als Mädchen. Typische Konstellationen aus mehreren körperlichen Symptomen finden sich bei Kindesmißhandlung nicht.

Im stationären Bereich geht man davon aus, daß etwa 10% aller im Krankenhaus aufgenommenen Kinder direkt oder (häufiger) indirekt unter den Folgen einer Kindesmißhandlung leiden!

Eine immer wieder gestellte Frage ist die nach den *Merkmalen der Risikogruppe* für „Gewalt in der Familie". Wissenschaftlich gesichert sind allerdings nur wenig Kriterien. Vorerst einige Korrekturen zu häufigen Vorurteilen:

– Es besteht kein Zusammenhang zwischen sozialer Schicht der Eltern und der Häufigkeit der Mißhandlung.
– Soziale Isolation ist nicht das vordringliche Problem der betroffenen Familien.
– Schlagende Eltern unterscheiden sich von nicht-gewalttätigen Eltern im Hinblick auf ihre Vorerfahrung mit Gewalt und Ablehnung in ihrer eigenen Kindheit. Das heißt, es gibt natürlich Eltern, die selbst Gewalt erlitten haben, aber trotzdem oder gerade deswegen mit ihren Kindern anders umgehen wollen. Zugleich ist es aber doch so, daß ein Großteil der Erwachsenen, die mißhandeln oder mißbrauchen, selbst mißhandelt oder mißbraucht wurde.

---

* Prozent beziehen sich auf ein zufällig ausgewähltes Kollektiv.

Weiters ließen sich folgende Risikofaktoren als signifikant nachweisen: Eltern mit Gewaltproblemen haben deutlich mehr mit seelischen Problemen wie Depressivität, Nervosität und Erschöpfung, konfliktbelasteten Partnerbeziehungen und chronischen Erkrankungen zu tun. Das Verhalten der Kinder wird aus elterlicher Sicht immer als schwierig (= viel schreien, untröstbar, aggresssiv, ungehorsam, lustlos usw.) beschrieben. Typisch scheint auch ein Gefühl der Überforderung auf der einen Seite und auf der anderen Seite eine Art Perfektionismus, alles in der Erziehung richtig machen zu wollen, zu sein. Das Zusammentreffen von „strengem Erziehungsstil", elterlicher Erschöpfung und problematisch erlebten Verhaltensweisen der Kinder scheint eine bedeutende Trias für den Ausbruch von elterlicher Gewalt zu sein.

Zu den gesicherten psychosozialen Risikofaktoren gehören die ungewollte Schwangerschaft, unvollständige Familie, schlechte Bewältigung (coping) von Streßsituationen, emotionale Unreife, mangelnde Bildung, beengende Wohnverhältnisse und psychische Störungen. Generell kann man sagen, je höher die psychosoziale Belastung einer Familie ist, desto größer ist die Mißhandlungsbereitschaft, bzw. desto geringer die Fähigkeit, auf die kindlichen Bedürfnisse angemessen zu reagieren.

Eine ablehnende bzw. abwertende Haltung der Eltern gegenüber dem Kind läßt sich aus aus folgenden Kriterien ableiten:

– strenger Erziehungsstil,
– wenig Körperkontakt bzw. Zärtlichkeit,
– wenig erkennbare Freude im Umgang mit dem Kind,
– übermäßige Betonung der Belastung durch das Kind und häufige grundlose Übertragung der Betreuung des Kindes an Dritte.

Als Kriterien zur Abschätzung des Vernachlässigungsgrades dienen: mangelnde oder inadäquate Anregung für das Kind, mangelnde Aufsicht über das Kind, mangelnde oder inadäquate Pflege und Mißachtung der Gesundheit.

Welche Auffälligkeiten zeigen nun die mißhandelten Kinder selbst, abgesehen von auffälligen körperlichen Symptomen?

Mißhandelte Säuglinge fallen dadurch auf, daß sie häufiger und lange schreien (dysphorisch), hinsichtlich ihrer biologischen Bedürfnisse wie Trinken, Essen, Schlafen für die Eltern unberechenbar sind (dysrhythmisch), und ihre Aufmerksamkeit schwer zu erregen oder aufrechtzuerhalten ist, da sie ängstlich und abweisend reagieren (Aufmerksamkeitsstörung). Säuglinge, die mit einer organischen Erkrankung belastet sind, zeigen kein erhöhtes Risiko, mißhandelt zu werden.

Bei *Kleinkindern* im Alter zwischen zwei und drei Jahren, treten signifikant häufig die Verzögerung der psychomotorischen Entwicklung, ein verstärktes hypermotorisches Verhalten und die bereits bei den Säulingen vorhandene Belastbarkeits- und Aufmerksamkeitsstörung auf. Hinzu kommen oft Auffälligkeiten im Sozialkontakt (distanzlos-abweisend), die Neigung zu aggressiven Durchbrüchen und Schlafstörungen. Eßstörungen und dysphorische und dysrhythmische Symptome fehlen weitgehend. Es gibt zahlreiche Verhaltensauffälligkeiten stationär aufgenommener Kinder, mit denen man den Verdacht auf eine Kindesmißhandlung verbindet. Interessanterweise hat sich nur eines, und zwar das Symptom „das Kind zeigt keine Freude am Besuch der Eltern" als eindeutig mit einer Kindesmißhandlung korreliert, herausgestellt. Dieses Merkmal kann also ein Hinweis auf ein depressives Kind sein oder auf eines, bei dem große Schwierigkeiten in der Eltern-Kind-Beziehung bestehen. Da Kinder immer mit ihren Eltern loyal sind und Angst um ihre Eltern (Bestrafung!) sowie Sorge um ihre Geschwister haben, zeigen sie die Ablehnung gegenüber den Eltern sehr oft in verschlüsselter Form. Häufig sagen dann diese Kinder, daß es ihnen im Krankenhaus extrem gut gefällt und daß sie, ganz im Gegensatz zum tatsächlichen Krankheitsverlauf, eigentlich gar nicht gesund werden wollen!

Andere Verhaltensauffälligkeiten wie Stimmungslabilität, Depressivität, Ängstlichkeit, Aggressivität, mangelndes Selbstvertrauen, Hyperaktivität, Schwierigkeiten bei der Nahrungsaufnahme, beim Kontakt mit anderen Kindern und mit Erwachsenen, unkindliches altkluges Verhalten, sind häufig auch mit ganz anderen psychischen Erkrankungen oder psychosozialen Auffälligkeiten kombiniert.

Auf ein Merkmal, das sich gehäuft bei mißhandelten Kindern findet, sei noch hingewiesen: die sogenannte „gefrorene Aufmerksamkeit". Darunter versteht man Kinder, die still auf ihrem Platz sitzen und ihre Umgebung aus den Augenwinkeln heraus betrachten, ohne sich zu bewegen. Das Kind bewegt sich erst dann, wenn es sich selbst unbeobachtet glaubt.

Bei größeren Kindern können Unfälle bzw. Verletzungen, die den Eindruck eines indirekten, unbewußten Suizidversuches erwecken, auch ein Hinweis auf ein eventuell mißhandeltes Kind sein. Zuletzt sei noch angemerkt, daß das sich häufig einstellende „ungute" Gefühl des Ersthelfers bei der Begegnung mit dem Kind, den Eltern eine entscheidende Bedeutung hat. Gerade Psychotherapeuten wissen, welchen großen diagnostischen Wert die Übertragungs bzw. in diesem Fall Gegenübertragungsgefühle haben können.

Eine besonders perfide Art der Kindesmißhandlung stellen wiederholte Schläge auf den Bauch und das wiederholte Schütteln des Säuglings dar.

Bei wiederholten schweren Schlägen auf den Bauch kann es zur Verletzung innerer Organe mit nachfolgender tödlicher Blutung in den Bauchraum kommen. So können die Kinder bei einem Einriß des Dünndarmes unter den Folgen der sich durch die (leichte) Blutung in den Bauchraum ergebende Bauchfellentzündung und anschließendem Kreislaufversagen sterben. Eine andere Ursache für ein akutes Abdomen im Rahmen einer Kindesmißhandlung ist die Leberruptur als Folge eines stumpfen Bauchtraumas. Auch an dieser Verletzung können die Kinder zu Tode kommen. Nicht selten findet man bei mißhandelten Kindern erhöhte Werte der Leberenzyme, die darauf zurückzuführen sind, daß im Rahmen der „Schläge" auch das Leberparenchym verletzt wurde.

Wenn ein Säugling geschüttelt wird, ist vor allem sein Schädel betroffen. Bei Säuglingen sind die subduralen Brückenvenen noch so fragil, daß schon leichtes Schütteln ausreicht, um ein Hämatom auszulösen. Das (chronisch) subdurale Hämatom entsteht durch (wiederholtes) Einbluten von abgerissenen Brückenvenen zwischen die weichen Hirnhäute. Dadurch kommt es zu einer unter Umständen lebensbedrohlichen Raumforderung im Schädel (sogenanntes Schütteltrauma). Etwa 95% aller subduralen (chronischen) Hämatome im Säuglingsalter, bei denen nicht eindeutig ein Sturz in der Anamnese nachzuweisen ist, entstehen durch Kindesmißhandlung. Das Ausmaß der letalen Folgen bei Kindesmißhandlungen allgemein ist wesentlich höher als man vermuten mag. So finden sich Angaben von bis zu 20% tödlichen Ausgängen bei schweren Kindesmißhandlungen.

Eine besondere und auch seltene Form der Kindesmißhandlung stellt das Münchhausen-Stellvertreter-Syndrom dar. Darunter versteht man Eltern, die in der Klinik ein positives Bild von sich erwecken, zugleich aber entweder Symptome erfinden, die ihr Kind haben soll (z.B. Fieber, Blutungen, Krämpfe ...) oder solche Symptome durch verschiedenste Manipulationen auch selbst erzeugen. Das bedeutet dann zahlreiche unnötige medizinische Abklärungen und Eingriffe.

Generell ist man heutzutage bestrebt, beim Begriff Kindesmißhandlung bzw. sexueller Mißbrauch weniger an eine Diagnose im herkömmlichen Sinne zu denken, wie z.B. bei einer Fraktur, sondern vielmehr an die Rekonstruktion einer Handlungssequenz zwischen Eltern und Kind, die in weiterer Folge eventuell auch zu einer medizinischen Diagnose (z.B. Hämatom) führen kann. Der Versuch einer „somato-psycho-sozialen Rekonstruktion" beinhaltet gleichzeitig den Anspruch, nicht in erster Linie eine Diagnostik zu betreiben, die im wesentlichen die Tat, den Täter und das Opfer beschreibt, und diese mit Maßnahmen festlegt, sondern man legt vielmehr den Schwerpunkt auf eine professsionelle Beziehungsarbeit, durch die der Familie in der Entwicklung ihrer Beziehungen geholfen werden soll.

6.5.2.2 Der sexuelle Mißbrauch

Unter sexuellem Mißbrauch von Kindern und Jugendlichen versteht man ihre Beteiligung an sexuellen Handlungen, die sie auf Grund ihres Entwicklungsstandes nicht verstehen, dazu kein wissentliches Einverständnis geben können, die die sexuellen Tabus der Familie und Gesellschaft verletzen und die zur sexuellen Befriedigung eines nicht Gleichaltrigen oder eines Erwachsenen dienen.

Synonyma: Sexuelle Ausbeutung, sexueller Übergriff
Engl.: Sexual abuse

Verdachtzeichen

- Verdacht/Gewißheit von Bezugspersonen
- Verhaltensauffälligkeiten
- Körperliche Symptome
- Bericht (Bemerkung) des Kindes selbst

Mögliche Folgen bzw. Ausdrucksformen des Traumas

Frühkindlich

- Unangemessenes genital-sexuelles Spiel, sexuelle Andeutungen
- Psychosomatische Störungen wie Bettnässen, Schlafstörungen, Schlafwandeln, Eßstörungen
- Spezifische körperliche Verletzungen und/oder Erkrankungen im Anogenitalbereich, rezidivierende, nicht erklärbare Harnwegsinfekte

Kinder/Jugendliche

- Verhaltensauffälligkeiten: Sozialer Rückzug, Schulschwierigkeiten, Konzentrationsschwierigkeiten, Weglaufen von zu Hause
Vorpubertät: Sexuell provozierendes Verhalten, sexualisierendes Verhalten
Jugendliche: Prostitution, Promiskuität, Depression, Suizidalität, Drogenkonsum
- Psychosomatische Störungen wie: Eßstörungen, Schlafstörungen, Dissoziative Störungen, Kopfschmerzen, Bauchschmerzen, Obstipation, Enkopresis
- Verletzungen und Erkrankungen im genitalen und analen Bereich, rezidivierende Harnwegsinfekte und ungeklärte Schwangerschaft bei Jugendlichen

Maßnahmen

→ Allgemeines Vorgehen wie bei „Kindesmißhandlung"

Zusätzlich:

→ Die (Verdachts-)Diagnose mit dem Kind allein erhärten und eventuell einen Ansprechpartner herausfinden
→ Tempo der diagnostischen und therapeutischen Maßnahmen der Realität des Kindes anpassen
! Keine Versprechungen machen, die nicht gehalten werden können
! Keine Suggestivfragen stellen, dem Kind glauben
→ Für spezifische bzw. weiterführende Maßnahmen Zustimmung von Eltern/Obsorgeträger einholen
→ Gynäkologische Abklärung nur nach Aufklärung und Einverständnis des Kindes/Jugendlichen, sofern dies der Entwicklungsstand zuläßt. Kleinkinder sollten in Narkose untersucht werden.
→ Die gynäkologische Untersuchung sollte, wenn möglich, im Beisein einer Vertrauensperson und erst nach strenger Indikationsstellung erfolgen. Das Kind sollte wissen, daß es jederzeit die Möglichkeit hat, die Untersuchung abzubrechen.
→ Liegt ein vermuteter sexueller Übergriff mehr als 4 Tage zurück, so ist eine notfallmäßige gynäkologische Untersuchung kontraindiziert
→ Diagnostik so lange fortsetzen, bis Klarheit besteht
→ Gespräch mit den Eltern (eventuell in Beisein des Kindes)

Erläuterungen zu den Maßnahmen

Um diagnostisch tätig werden zu können, ist es notwendig abzuklären, wer die Vertrauensperson des Kindes ist. Diese kann gemeinsam mit dem Kind herausfinden, wer Ansprechpartner für die Problematik sein könnte (z.B. ... „zu wem würdest du gehen wenn du ein Problem hättest?"). Vielleicht kann mit seiner Hilfe eine Bereitschaft für eine die Diagnose sichernde Untersuchung ermöglicht werden.

Die Gesprächshaltung gegenüber dem Kind sollte davon geprägt sein, daß man es mit einem „möglicherweise" sexuell mißbrauchten Kind zu tun hat. Dem Kind ist grundsätzlich immer zu glauben. Das indirekte Gespräch mit dem Kind über die Situation durch das Einbeziehen von Geschichten in den Dialog kann den Aufdeckungsprozeß erleichtern, wie überhaupt die Arbeit mit Symbolen einen wesentlichen Zugang zum Kind und seiner Problematik sein kann. Besteht ein dringender Verdacht auf einen Mißbrauch, so ist es durchaus angemessen, auch direkte Fragen zum sexuellen Mißbrauch zu stellen (z.B.: „...hat dich jemand auf eine Art berührt, die Du nicht mochtest oder die dir wehgetan hat?").

Die Ambivalenz des Helfers zwischen dem Gefühl, das Kind schützen zu wollen einerseits und andererseits die notwendigen Interventionen zum Schutz des Kindeswohls setzen zu müssen, sollten nicht dazu verleiten, Versprechungen zu machen, die nicht gehalten werden können oder über geplante Maßnahmen nicht zu informieren. Solche Versprechungen betreffen naturgemäß meist den Umgang mit dem anvertrauten „Geheimnis" über den Mißbrauch oder die Art der geplanten Maßnahmen.

Verständlicherweise besteht ein Druck, rasch zu diagnostisch verwertbaren Ergebnissen oder konkreten soziotherapeutischen Maßnahmen zu kommen. Es ist wichtig, daß genügend Zeit für alle Beteiligten zur Evaluierung besteht, und daß das Tempo der diagnostischen und therapeutischen Maßnahmen der persönlichen Situation bzw. dem Entwicklungsstand des Kindes angepaßt ist. Man kann so lange über ein Geheimnis reden, solange dieses nicht benannt wird. Wenn es benannt wird, dann muß es aufgedeckt werden. Dabei sollte vermieden werden, daß das Kind oder die möglichen Täter Angst bekommen oder in Panik geraten, sich schuldig fühlen und sich verschließen. Der Moment der Aufdeckung kann vor der zu erwartenden längerfristigen Entlastung eine schwere Krisensituation mit eventuell auch psychiatrischen Symptomen beim Kind nach sich ziehen.

Im Zusammenhang mit der gynäkologischen Untersuchung ist zu bedenken, daß selbst bei vollzogener vaginaler oder analer Penetration nur bei knapp einem Drittel der Kinder auffällige somatische Befunde erhoben werden können. Liegt ein Mißbrauch mehr als 72 Stunden zurück, so ist die Wahrscheinlichkeit, einen positiven Befund erheben zu können, derart minimal, daß vielmehr die Gefahr besteht, durch einen „falsch negativen" Befund dem Kind den Eindruck zu vermitteln, es habe gelogen.

Die gynäkologische Untersuchung ist immer zweitrangig. Eine klare Indikation für eine gynäkologische Untersuchung bei einem Verdacht bzw. beim Vorliegen eines sexuellen Mißbrauches ist extrem selten gegeben. In Fällen einer Erkrankung der Anogenitalregion sind Untersuchungen aus medizinisch-therapeutischen Gründen notwendig, z.B. bei schweren Verletzungen, Fluor usw. Die Glaubwürdigkeit des Kindes sollte niemals durch eine Untersuchung bewiesen werden müssen, ebenso wie sie nicht die Bedingung für eine Entlassung aus dem Krankenhaus sein darf.

Hintergrundwissen

Es gibt etliche Definitionen davon, was alles unter sexuellem Mißbrauch zu verstehen ist. Die sexuellen Handlungen, auf die sich diese Definitionen beziehen, können direkter und indirekter Art sein.

Zu den *direkten* zählt man genitalen oder analen sexuellen Kontakt zwischen Kind und Erwachsenen, Penetration (anal, vaginal oder oral) und andere Handlungen, bei denen das Kind zum Objekt des sexuellen Erlebens des Erwachsenen wird (z.B. Festbinden, Ejakulation auf das Kind, masturbatorische Aktivitäten, sexuelle Stimulierung zwischen den Schenkeln des Kindes).

Zu den *indirekten* werden etwa das Entblößen von Genitalien, Herstellung von pornographischem Material, Anleitung zweier Kinder zu gemeinsamen sexuellen Aktivitäten, die Präsentation von pornographischem Material vor Kindern gezählt.

Sexuelle Ausbeutung beschreibt das Abhängigkeitsverhältnis zwischen dem Kind und der anderen Person zum Zeitpunkt der ersten sexuellen Handlungen. Wenn die Handlung anfangs ungewollt war und dabei das Alter, die Autorität und die Geschlechterrollen mißbraucht wurden, spricht man von sexueller Ausbeutung.

Man kann davon ausgehen, daß interfamiliärer sexueller Mißbrauch in 5–10% aller Familien vorkommt, die Dunkelziffer ist enorm hoch. Etwa jedes 4. bis 15. Kind wird sexuell ausgebeutet, Mädchen sind signifikant häufiger betroffen als Buben, in der Mehrzahl der Fälle sind die Täter Männer, der Häufigkeit nach erstens Väter, dann Brüder, Onkeln und Nachbarn, schließlich Stiefväter, Bekannte und fremde Personen. In der Hälfte der Fälle wissen die Mütter Bescheid über den Mißbrauch, werten das Geschehen jedoch häufig aus Angst, Scham und Abhängigkeit ab oder verleugnen es. Fast immer ist der Mißbrauch nicht ein singuläres Ereignis, sondern besteht über viele Jahre.

Es findet eine Verschiebung zu immer jüngeren Altersgruppen bei den Opfern statt, das Altersmaximum bei Mißhandlungsbeginn befindet sich mit ca. 42% zwischen 6 und 10 Jahren, die zweitgrößte Opfergruppe mit 27% stellen die 0 bis 5jährigen. Über 50% der Fälle werden erst in der Pubertät zwischen 11 und 15 Jahren aufgedeckt.

Fast 70% der Opfer geben an, daß sie schwerwiegend mißbraucht wurden, immerhin 25% geben an, daß der sexuelle Mißbrauch mit körperlicher Gewaltanwendung verbunden war, über 10% berichten von Morddrohungen.

Die Symptome, mit denen das Kind auf den seelischen Streß, ausgelöst durch den sexuellen Mißbrauch, reagiert, sind meist unspezifisch im Sinne von Verhaltens- oder Gefühlsstörungen.

Das macht es unter anderem schwierig, wegen des Auftretens von einigen unspezifischen Symptomen schon den Verdacht auf einen sexuellen Mißbrauch auszusprechen, einschließlich der damit verbundenen diagnostischen und soziotherapeutischen Maßnahmen. Die Heterogenität des Symptomenbildes wird dazu von vielen weiteren Parametern wie zusätzliche Kindesmißhandlung, Vernachlässigung, spezielles Milieu und spezielle interfamiliäre Beziehungsmuster usw. bestimmt.

Bei einem großen Prozentsatz der sexuell mißbrauchten Kinder finden sich keine körperlichen Symptome. Unspezifische körperliche Befunde sind Enzündungen des Anogenitalbereichs, oberflächliche strichförmige Haut- bzw. Schleimhautrisse der Schamlippen, des Dammes und am After, vaginaler Ausfluß insbesonders bei unphysiologischer Keimflora sowie eine erweiterte Hymenalöffnung. Anale Befunde bei Mädchen und Jungen sind Rötungen und Schwellungen sowie Venenzeichnung kreisförmig um den Anus eine perianale Pigmentierung sowie Blutergüsse, Narben und Abschürfungen. Falls keine andere Erklärung vorliegt, gelten tiefe Einrisse oder Narben am Hymen, Verdünnungen des Hymens mit Gewebsverlust und tiefe Einrisse oder Narben in der Analschleimhaut einschließlich der umgebenden perianalen Haut als relativ gesicherter Mißbrauchshinweis. Das Verhalten des Kindes während der Untersuchung ist oftmals auffallend. Sowohl eine extreme Abwehrhaltung als auch eine unangemessene Widerstandslosigkeit oder unangemessene Bereitschaft können dabei zu erkennen sein. Abgesehen von den obengenannten körperlichen Symptomen kann ein posttraumatisches Streßsyndrom oder ein Vergewaltigungstrauma vorliegen.

Fest steht, daß es keine spezifischen Verhaltensstörungen oder emotionalen Reaktionen gibt, die beweisend für einen sexuellen Mißbrauch sind. Die Entscheidung, ob ein Mißbrauch vorgefallen ist, wird immer multidisziplinär ermittelt. Schlüsselstellung hat aber dabei immer die Aussage des Kindes.

Literatur

Bleuler E (1983) Lehrbuch der Psychiatrie. Springer, Berlin Heidelberg New York

Brosch R, Juhnke G (Hrsg) (1993) Sucht in Österreich. Ein Leitfaden für Betroffene, Angehörige, Betreuer. Orac, Wien

Diagnostisches und Statistisches Manual psychischer Störungen – DSM III (1984). Beltz, Weinheim

Diederichs P, Blunk R (1988) Psychosomatische Notfallpatienten in der Inneren Medizin. In: Rechenberger HG, Werthmann HV (Hrsg) Psychotherapie und Innere Medizin. Pfeiffer, München

Dubin WR (1993) Handbuch der Notfallpsychiatrie. Huber, Bern

Forth W, Henschler D, Rummel W (Hrsg) (1980) Pharmakologie und Toxikologie. Bibliographisches Institut, Mannheim

Gasch B, Lasogga F (1992) Psychische Erste Hilfe. In: Zeitschrift für Präventivmedizin und Gesundheitsforschung

Gegenfurtner M, Keukens W (Hrsg) (1992) Sexueller Mißbrauch von Kindern und Jugendlichen. Diagnostik, Krisenintervention, Therapie. Wetarp Wissenschaften, Essen

Gorgaß B, Ahnefeld F (1993) Rettungsassistent und Rettungssanitäter. Springer, Berlin Heidelberg New York Tokyo

Greenson RR (1973) Technik und Praxis der Psychoanalyse. Klett, Stuttgart

Jores A (1981) Praktische Psychosomatik. Huber, Bern

Haldane S (1990) Erste Hilfe für die Seele. Scherz, Bern

Huber W (Hrsg) (1991) Psycho-Gesetze. Prugg, Eisenstadt

Hyman SE (1988) Manual der psychiatrischen Notfälle. Enke, Stuttgart

Jones D (1996) Sexueller Mißbrauch von Kindern. Gesprächsführung und körperliche Untersuchung. Thieme, Stuttgart

Kierein M, Pritz A, Sonneck G (1991) Psychologen-Gesetz, Psychotherapie-Gesetz: Kurzkommentar. Orac, Wien

Klußmann R (1992) Psychosomatische Medizin. Eine Übersicht. Springer, Berlin Heidelberg New York Tokyo

Laplanche J, Pontalis J-B (1975) Das Vokabular der Psychoanalyse. Suhrkamp, Frankfurt/M

Lowen A (1975, 1988) Bioenergetik. Therapie der Seele durch Arbeit mit dem Körper. Scherz, Bern

Ludewig R, Lohs KH (1991) Akute Vergiftungen. Fischer, Jena

Martinius J, Frank R (1990) Vernachlässigung, Mißbrauch und Mißhandlung von Kindern. Huber, Bern

Martinius J (1986) Psychische Folgen der Kindesmißhandlung. In: Monatsschrift Kinderheilkunde. Springer, Berlin Heidelberg New York Tokyo

Masur KF, Neumann M (1992) Neurologie. Hippokrates, Stuttgart

Matthes A, Schneble H (1992) Epilepsien. Diagnostik und Therapie für Klinik und Praxis. Thieme, Stuttgart

MDS Sharp und Dohme GmbH (1993) MSD – Manual der Diagnosik und Therapie. Urban und Schwarzenberg, München

Peters UH (1990) Wörterbuch der Psychiatrie und medizinischen Psychologie. Urban und Schwarzenberg, München

Pschyrembel (1994) Klinisches Wörterbuch. de Gruyter, Berlin

Rechenberger HG, Werthmann HV (Hrsg) (1988) Psychotherapie und Innere Medizin. Grundlagen und Anwendungen. Pfeiffer, München

Roche Lexikon Medizin (1993) Urban und Schwarzenberg, München

Schettler G (1980) Innere Medizin. Ein kurzgefaßtes Lehrbuch. Thieme, Stuttgart

Schlegel L (1988) Die Transaktionale Analyse. Ein kritisches Lehrbuch und Nachschlagewerk. Francke, Tübingen

Schnyder U, Sauvant J-D (Hrsg) (1996) Krisenintervention in der Psychiatrie. Huber, Bern

Sigmund D (1994) Die Phänomenologie der hysterischen Persönlichkeitsstörung. In: Der Nervenarzt. Springer, Berlin Heidelberg New York Tokyo

Silbernagl S, Despopoulos A (1991) Taschenatlas der Physiologie. Thieme, Stuttgart New York

Tretter F, Busello-Spieth S, Bender W (Hrsg) (1994) Therapie von Entzugssyndromen. Springer, Berlin Heidelberg New York

Weber H, Fitzal S, Kroesen G, Baubin H (1993) Erste Hilfe zur Herz-Lungen-Wiederbelebung. Maudrich, Wien

WHO (1993) Internationale Klassifikation psychischer Störungen – ICD-10, Kap. V. Huber, Bern

Wirth W, Gloxhuber CH (1994) Toxikologie. Thieme, Stuttgart

Uexküll Th v (1990) Psychosomatische Medizin. Urban und Schwarzenberg, München

Sachverzeichnis

A

Absence 154, 158
Abusus
    Medikamente, Alkohol, Drogen 201, 204
Adrenalin 59
Affekte 18, 28, 238
    plötzliche Veränderung der A. 17
Affektive Störungen 210
Affektkrampf, respiratorischer 227
Akutes Abdomen 75
Alkoholentzugssyndrom 209 ff
Alkoholintoxikation 64, 207 ff
Alkoholschwindel 173
Ambivalenz, Ambivalenzkonflikt 137
Amnesie, psychogene 239
Analgetika 166
Anfall
    dissoziativer 225
    generalisierter 156
    generalisierter tonisch-klonischer 156
    partieller 156
    psychogener 158, 204, 225 ff
    psychomotorischer 155 ff
    tonisch-klonischer 150
Anfallsprophylaxe 133 f, 154
Angina pectoris 102
Angst 60, 103, 122, 141, 155, 170, 180 f, 186, 189, 200, 203, 208, 212, 214, 224, 239, 245, 248
Angstanfall 200 ff, 233
Angstneurose 203
Angstschwindel 171, 173
Antidepressiva 124
Antiepileptika 157
Antriebsverminderung 187
Anzeigepflicht 6 f
Aphonie 177 f, 233
Apnoe 70, 227 f
Arrhythmie 114, 214
Aspiration 96, 213
Asthmaanfall 50, 130 ff

Asthma (bronchiale) 56, 130 ff, 204
    allergisches 134
    endogenes 134
Asystolie 81, 87
Atem 19
Atemfunktionsstörung 128 ff
Ateminsuffizienz 129
Atemkontrolle 110
Atemlähmung 88, 208
Atemnot 16
Atemstillstand 81 ff, 88, 148, 213, 216 f, 219, 221, 227
    Feststellung des A. 82
Atemvolumen 54
Atmung 209, 219
    äußere 55
    Regulation 55
Atmungsmechanik 53
Augenkontakt 33, 35
Aussageverweigerungsrecht 6
Autonome Adenome 149
Anfallskrankheiten 14 ff

B

Behandlungsvertrag 24
Beistand, psychischer 4
Benommenheit 89
Berührung 28
Bewußtlosigkeit 14, 63, 87, 89, 92 f, 215, 219, 227
    Feststellung der B. 82
    vorgetäuschte 64
Bewußtsein 63, 189
Bewußtseinslage feststellen 90
Bewußtseinsstörung 65, 71 f, 88 ff, 210, 248
Bewußtseinstrübung 88 f, 155, 186 f, 210
Bewußtseinsverlust 64, 156, 200, 208
Bewußtseinszustand 18
    Herabsetzung des B. 219
    Veränderung des B. 158
Beziehung, psychotherapeutische 23 f, 28

Sachverzeichnis

Blässe 68
Blutdruck 48, 161
Blutdruckabfall 123
Blutdruckregulationsstörungen 117
Blutgefäßsystem 44
Blutniederdruck 50
Bluthochdruck 50, 59, 167
  -krise 100, 125 ff
Blutung 162
Blutvolumen
Blutzuckererkrankung 64, 72
  Verminderung des B. 50
Bradykardie 113
Bradypnoe 56

D

Dämmerzustand 158
Delir 181, 213 f, 216
  akutes 186 f, 197
Delirantes Zustandsbild 216 f
Delirium tremens 210
Denken 18
  plötzliche Veränderung 17
Denkstörung 155, 186, 192, 197
Depersonalisation 200, 243, 245
Depersonalisationssyndrom 239
Depression(en) 75, 192, 223, 234, 239, 245
  reaktive 236
Dissoziative Störungen 233, 239 ff, 240, 245, 255
Distanz 31
Drehschwindel 172
Drogenintoxikation 64
Drogenkonsum, Drogenabusus 87, 156, 187, 191 f, 232
Drogennotfall 56
Durchblutungsmangel 161 f
Durchblutungsstörungen 161, 172
Dyspnoe 70, 215

E

Ecstasy 222 f
Einweisung, zwangsweise 5
Eltern-Kind-Interaktion 248, 251
Enthemmung 209
Entspannung 37
Entzug
  von Alkohol, Medikamenten und Drogen 205 ff
  Opiatentzugssyndrom 219 ff
  Sedativae 213 f
Epilepsie 64, 86, 91, 124, 185, 227

Epileptischer Anfall 150 ff, 163, 213, 216, 243
Erregung, Erregungszustand 188, 222
  akuter 179 ff, 229
  katatoner 192
  psychomotorische(r) 180, 186, 192, 197, 207 f, 238
  reaktiver 238
Erregungsleitungssystem 43
Ersticken 96
Exspiration 54

F

Flucht- und Vermeidungsverhalten 202
Fokaler Anfall 155 ff
Fremdgefährdung 5

G

Gallenkolik 77
Garantenstellung 6
Gasaustausch 54
Gefahr in Verzug 5, 195, 250
Gegenübertragung 30,
Gehirnblutung 64, 86, 126, 162, 205
Gehirntumor 64
Gewalterfahrung 232, 241, 243, 245, 247, 257
Gewalttätigkeit 180, 221, 228, 240
Gleichgewichtsstörungen 171
Gleichgewichtssystem 171
Globusgefühl 176 f
Grand mal-Status 157

H

Halluzinationen 186, 197, 210, 213, 221
Halten 28, 234, 237, 245
Haut 18
Heimlich-Handgriff 130
Herz 43 ff
Herzaktion 47
Herzdruckmassage 85
Herzerkrankungen 161
Herzfrequenz 46, 59
Herzinfarkt 50, 64, 100 ff, 127, 185, 203
Herzinsuffizienz 56, 64, 91, 98 ff, 185
Herzkraft 49, 50
Herzkranzgefäße 44
Herz-Kreislaufsystem 43 ff, 185
Herz-Kreislaufstillstand 81 ff, 208, 221
Herzleistung 49
Herz-Lungenwiederbelebung 82
Herzneurose 103
Herzphobie 200

Herzrhythmusstörung 50, 63 f, 91, 100, 113 ff,
  181, 185, 203 f, 208, 213, 216 f, 221, 223
Herzstillstand 49, 81, 87
  plötzlicher 62, 81, 87 f
  reflektorischer 129
Herztod, plötzlicher 81, 87, 100, 203, 214
Hilfeleistung 4
Hilfs-Ich 33
Hirndruck 65
Hirndrucksteigerung 66
Hirnnerven 57, 61
Hitzeohnmacht 64
Hörminderung, psychogene 175
Hörsturz 175 f
Hypoglykämie 64 f, 144 ff, 158, 163, 205, 209
Hyperthyreose 148, 185, 204
Hypertonie 125 ff, 185, 192
Hyperventilation, Hyperventilationssyndrom 55,
  89, 103, 132, 138 ff, 158, 200, 202, 204, 207,
  210, 225, 234
Hyperventilationstetanie 141
Hypotonie 124, 185, 211 f, 214, 216
Hypoxie 65, 185, 205
Hysterischer Anfall 64, 158
  großer 225
  kleiner 226
Hysterische Neurose 239

I
Inspiration 53
Insulinmangel 147
Interessensabwägung 7
Intoxikation(en) 18, 61, 66, 87 f, 181, 185, 197,
  205 ff, 239
  durch Antidepressiva 214 ff
  mit Alkohol 207 ff
  mit Kokain 221 ff
  mit Neuroleptika 216 f
  mit Opiaten
  mit Sedativa und Barbituraten 211 ff
Ischämie 162

K
Kataplexie 159
Katathymes Bilderleben 33, 38
Katatonie 190 ff
Kehlkopf 51
Kinder 158, 167, 175, 228, 235, 254
  aggressives 228
Kindesmißhandlung 247 ff
Kohlendioxydanstieg 55

Koma 89, 208, 213, 217, 219, 240
  diabetisches 147
  hyperglykämisches 146 ff
  hypoglykämisches 144 f
  vorgetäuschtes 91, 189
Kommunikation 35, 188
Kommunikation, verbale, nonverbale 28
Kontakt 31, 35
  verbaler 33
Kooperation 13
Kooperationsfähigkeit 13
Kopfschmerz 163 ff, 213, 255
Koronararterien 44
Koronare Herzkrankheit 105
Körperkontakt 27 f, 35, 153
Krampfanfälle 156
Krämpfe 15, 90, 206
Kreislaufkollaps 123
Kreislaufregulation 48, 124
Kreislaufschock 60, 108 ff, 185, 216
Kreislaufstillstand 87 f, 111, 216, 223
  Feststellung des K. 84
Kreislaufstörung 49 f, 89, 97, 124, 204
Kreislaufversagen 97, 211
Krise 12
  thyreotoxische 148
Krisenintervention 12, 193, 195, 215, 249
Krisenpatienten 13
Krisenreaktion 233
Kurzschlußhandlung 238

L
Lagerungschwindel 172
Lähmungen 15, 162
Leitsymptome, klinische 14
Linksherzinsuffizienz 99
Luftröhre 52
Luftwege 50 ff
Lunge 53
Lungenembolie 50, 56, 86, 100, 126 ff
Lungenödem 99

M
Medikamentenvergiftung 196
Meniérsche Erkrankung 172
Migräne 164 f, 167 f
Mißhandlung
  emotionale 247
  körperliche 247
Mitgefühl 35
MNS 191

Sachverzeichnis

Morbus Basedow 149
Motorik 18
Motorische Unruhe 201, 209
Münchhausen-Stellvertreter-Syndrom 254
Mund-zu-Mund-Beatmung 83 f
Muskelschmerzen 220, 224
Muskelzuckungen 90, 157, 220
Myokardinfarkt 87, 101 ff

N
Nachschlafphase 153
Narkolepsie 64, 159
Nasenraum 50
Nebennieren 59
Nervenbahnen, sympathische 62
Nervensystem, vegetatives 57 ff
Neuroleptika, Überdosierung 191
Nicht-Suizid-Vereinbarung
Nierenkolik 76
Notfall
    Definition 12
    des Alters 185
Notfälle, psychosomatische 8 ff, 61, 178
Notfälle, somatische 10
Notfallintervention 12
Notfallpatient 13, 67
Notfallsituation und
    adrenerges System 59
    vegetatives Nervensystem 60

O
Ohnmacht 117, 120
Orthostatischer Kollaps 64, 123, 185, 219

P
Panikattacke 62 f, 181, 200 ff, 223
Parasuizid 196
Parasympathikus 57 ff
Pfötchenstellung 143
Phänomenologie 14
Plötzlicher Herztod 87
Pneumothorax 53
Postkonvulsive (postiktale) Phase 157, 205
Posttraumatische Belastungsreaktion 233, 246
Prodromalerscheinungen 151, 156
Psychische Erste Hilfe 32 ff, 35
    Maßnahmen 33
Psychomotorik 188
Psychomotorische Unruhe 186, 210, 213
Psychoreaktive Zustände 233

Psychose 186, 192
    akute 197 ff
    manische 197
    paranoide 197, 210
    schizophrene 197
Psychotische Symptome 209
Psychovegetatives Herzsyndrom 103
Puls 69, 110
Pulslosigkeit 87
Pupillen 68, 87, 89, 156, 206, 214, 217, 224

R
Rachenraum 50
Rauschzustand 222
Reanimation 82 ff
Rechtliche Grundlagen 4 f
Rechtsherzinsuffizienz 100
Regression 24 ff, 35, 189
    pathologische 24, 235
Respiratorische Störung 70 f
Retikuläres System 60, 63

S
Säuglinge 252
Schädel-Hirn-Trauma 64, 91, 185, 205
Schilddrüsenerkrankungen 149
Schilddrüsenüberfunktion 148, 181, 202
Schlaflosigkeit 214, 219, 223
Schlafmittelvergiftung 64
Schlafstörungen 212, 220, 245, 255
Schlaganfall 56, 64, 160 ff, 185
Schlagvolumen 46
Schmerz, Schmerzen 16, 18, 73 ff, 167, 228
Schmerzbekämpfung 37
Schmerzerleben 75
Schmerzwahrnehmung 37
Schnappatmung 71
Schock 50, 110, 245
    anaphylaktischer 110 ff
    dissoziativer 189
    kardiogener 50
    neurogener 111
    psychogener 64, 181, 189, 233
    septischer 111
Schockzustand 110
Schuldgefühle 208
Schwindelattacke 169 ff
Seitenlagerung 93 ff
Selbstbestimmungsrecht 5
Selbstgefährdung 5
Setting, psychotherapeutisches 23

Sexuelle Störungen 247
Sexueller Mißbrauch 243, 254
  Definition 256 f
Somnolenz 89, 208, 217
Sopor 89
Spannungskopfschmerzen 167
Spiegeln 33, 230, 234
Status asthmatikus 136
Stimmverlust 177 f
Stoffwechselstörungen 185, 197
Störungen, funktionelle 10
Streß 60, 175 f, 203
Streßreaktion 61, 75
Stridor 71
Stupor 187 ff, 242
  katatoner 189, 192
  psychogener 235
Suizidabsicht, Suizidversuch 5 f, 115, 192 ff, 205, 214, 216, 234, 237, 245
Symbiose 26 f
  funktionelle 26
  Mutter–Kind 26
Sympathikus, Sympathisches Nervensystem 57 ff, 87, 126, 136, 141, 145, 203, 221, 222
Symptome-Kreis 18 f
Synkope 64, 90, 158, 163, 185
  vasovagale 117 ff, 200, 235

T
Tachykardie 50, 113 f
Tachypnoe 56
TIA 64, 91, 162, 185
Thoraxschmerzen 104
Tod
  biologischer 87
  klinischer 81, 87
Todesangst 103
Todesursachen 86, 161, 195, 253
Tonische Verkrampfung 148, 225

Totraumvolumen 54
Tranquilizer 96, 124
Trauerreaktion, akute 236 f
Tremor 210, 213

U
Übertragung 29
  Gegenübertragung 29 ff
Unruhe 220
  psychomotorische 210, 213
Unterbringungsgesetz 5, 195 f

V
Vasovagale Synkope 61, 117 ff
Vegetativ 18, 59
Vegetative Symptome 200, 209 f
Vergewaltigungssyndrom 244, 257
Verhaltensauffälligkeit 248, 253, 255, 257
Verhaltensvertrag 25
Verlusterlebnis 233, 237, 240
Vernachlässigung 247
Verschwiegenheitpflicht 5 f
Verwirrtheit 91, 211, 217, 233
Verwirrtheitszustand, akuter 182 ff
Vitale Störung 68 ff
Vitalfunktionen 67
Volumenmangel 109

W
Wahnideen 197
Willkürmotorik, Störungen 190
Wohlbefinden, plötzliche Beinträchtigung 16
Wut 60, 75, 141, 181, 227, 234, 238

Z
Zirkulatorische Störung 68 ff
Zittern 225 f, 233, 242
Zwischenhirn 61
Zyanose 68, 70, 156, 206, 219, 227

SpringerNews

Alfred Pritz (Hrsg.)

Psychotherapie – eine neue Wissenschaft vom Menschen

1996. 11 Abbildungen. XII, 365 Seiten.
Broschiert DM 89,–, öS 625,–
ISBN 3-211-82832-X

Die Psychotherapie tritt zunehmend als gesellschaftlich wirksame und verändernde Kraft hervor. Es ist daher naheliegend, eine Grundlagendiskussion zu führen, wie es Autoren aus Österreich, der Schweiz, Deutschland, Großbritannien und der Ukraine in diesem Band tun. Dabei stehen, ausgehend vom österreichischen Psychotherapiegesetz, zwei Fragen im Vordergrund: Was sind die spezifischen Merkmale einer Psychotherapie auf wissenschaftlicher Grundlage? Wodurch grenzt sich die moderne Psychotherapie von benachbarten Disziplinen, insbesondere von der Medizin, der Psychologie, der Pädagogik und der Theologie ab? Dabei wird deutlich, wie differenziert und vielschichtig sich der Diskurs um diese junge Wissenschaft entwickelt und gleichzeitig neue Fragen für die nächsten Jahrzehnte aufwirft.

SpringerPsychotherapie

SpringerWienNewYork

P.O.Box 89, A-1201 Wien • New York, NY 10010, 175 Fifth Avenue
Heidelberger Platz 3, D-14197 Berlin • Tokyo 113, 3-13, Hongo 3-chome, Bunkyo-ku

SpringerNews

Renate Hutterer-Krisch (Hrsg.)

Psychotherapie
mit psychotischen Menschen

Zweite, erweiterte Auflage
1996. 24 Abbildungen. XXVII, 877 Seiten.
Broschiert DM 160,–, öS 1120,–
ISBN 3-211-82838-9

Dieses Buch gibt einen Überblick über den Stand der derzeit vorliegenden Möglichkeiten auf dem Gebiet der psychotherapeutischen Behandlung psychotischer Störungen. Theoretische und praktische Aspekte der Behandlung psychotischer Störungen werden aus der Sicht bekannter Vertreter verschiedener psychotherapeutischer Schulen (tiefenpsychologische, verhaltenstherapeutische, humanistische, systemische Methoden usw.) dargestellt. Dabei wird deutlich, wie wichtig Psychotherapie als Ergänzung zur psychiatrisch medikamentösen Behandlung ist, um eine angemessene Behandlung zu gewährleisten. Bei der zweiten, erweiterten Auflage wurde die Gelegenheit wahrgenommen, Beiträge aus der Sicht der Bürgerhilfe, der Psychiatriebetroffenen, einer psychotherapeutisch orientierten psychiatrischen Station und medikamentenfrei arbeitender Psychotherapeuten/Fachärzte für Psychiatrie und Neurologie zu ergänzen.

SpringerPsychotherapie

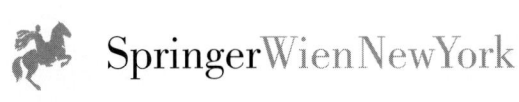

SpringerWienNewYork

P.O.Box 89, A-1201 Wien • New York, NY 10010, 175 Fifth Avenue
Heidelberger Platz 3, D-14197 Berlin • Tokyo 113, 3-13, Hongo 3-chome, Bunkyo-ku

SpringerNewsPsychotherapie

Barbara Erlacher-Farkas, Christian Jorda (Hrsg.)

Monodrama

Heilende Begegnung
Vom Psychodrama zur Einzeltherapie

1996. 9 Abbildungen. XVIII, 255 Seiten.
Broschiert DM 69,–, öS 485,–
ISBN 3-211-82835-4

Die deutlich zunehmende Individualisierung erfordert immer stärker therapeutische Methoden für die Einzelarbeit. Nach zwei Jahrzehnten Praxis legen die Herausgeber ein Handbuch vor, in dem die Gruppenmethode des Psychodramas, das von dem Wiener Arzt und Künstler Jacob Levy Moreno entwickelt wurde, für die Einzelarbeit weiterentwickelt und vertieft wird. Neben der Darstellung der theoretischen Grundlagen und der Methoden wird auch der historische und religionsphilosophische Kontext, der sich aus dem Leben und der Person Morenos ergibt, beleuchtet. Die praktische Anwendung des Monodramas wird dokumentiert anhand einer Fülle von Beispielen aus der therapeutischen Arbeit mit Kindern, Jugendlichen und Erwachsenen sowie Beispielen aus dem Psychiatrie-, Gefängnis- und Sexualtherapiebereich. Eine übersichtliche Darstellung zur Indikation gibt eine Orientierung bei der Entscheidung zur Anwendung.

SpringerWienNewYork

P.O.Box 89, A-1201 Wien • New York, NY 10010, 175 Fifth Avenue
Heidelberger Platz 3, D-14197 Berlin • Tokyo 113, 3-13, Hongo 3-chome, Bunkyo-ku

Springer-Verlag und Umwelt

ALS INTERNATIONALER WISSENSCHAFTLICHER VERLAG sind wir uns unserer besonderen Verpflichtung der Umwelt gegenüber bewußt und beziehen umweltorientierte Grundsätze in Unternehmensentscheidungen mit ein.

VON UNSEREN GESCHÄFTSPARTNERN (DRUCKEREIEN, Papierfabriken, Verpackungsherstellern usw.) verlangen wir, daß sie sowohl beim Herstellungsprozeß selbst als auch beim Einsatz der zur Verwendung kommenden Materialien ökologische Gesichtspunkte berücksichtigen.

DAS FÜR DIESES BUCH VERWENDETE PAPIER IST AUS chlorfrei hergestelltem Zellstoff gefertigt und im pH-Wert neutral.